Robert Tisserand

Das AROMATHERAPIE Heilbuch

Wie Düfte heilen.
Die Grundlagen der Aromatherapie.
Mit praktischen Anwendungsbeispielen
und Rezepten

WINDPFERD
Verlagsgesellschaft mbH.

Titel der Originalausgabe *Aromatherapy for Everyone*
Erschienen bei Penguin Books Ltd. Harmondsworth, Middlesex, England

Aus dem Englischen übertragen von Christopher Baker und Ines Saler

Robert Tisserand ist eine der führenden Autoritäten auf dem Gebiet der Aromatherapie. Er lehrt in Großbritannien, hält Vorträge in Übersee, ist Mitbegründer zweier Gesellschaften für Aromatherapie und Herausgeber der Zeitschrift International Journal of Aromatherapy. Sein erstes Buch, »Aromatherapie - Heilung durch Duftstoffe«, erschienen bei C. W. Daniels, erlebte seit der Erstveröffentlichung 1977 fünf Neuauflagen und wurde in sechs Sprachen übersetzt.

1. Auflage 1990
2. Auflage 1991

Umschlaggestaltung: Wolfgang Jünemann
Gesamtherstellung: Schneelöwe, Aitrang
ISBN 3-89385-055-4

Printed in Germany

Inhaltsangabe

Danksagung	4
Einführung	5
1. Aromatherapie heute	15
2. Nichts Neues	31
3. Wirkungsweise	63
4. Ein breites Spektrum von Krankheiten	107
5. Die Psyche	133
6. Die Behandlung	167
7. Ätherische Öle	181
8. Hausmittel	225
Nützliche Adressen	236
Quellennachweis	238
Literaturhinweise	244
Index	245

Danksagung

Ich schulde zahlreichen Menschen Dank für ihre wertvolle Hilfe bei der Entstehung dieses Buches, darunter insbesondere Christopher Dean, dem Vorsitzenden der Australian Tea-Tree Industry Association; Plaxy Kinney, Oxford Nursing Development Unit, Radcliffe Infirmary, Oxford; Arne Meander, Bio-Energetisk Institut, Redding, Dänemark; Dr. Peter Nixon, Facharzt für Kardiologie am Charing Cross Hospital, London; Prof. Shizuo Toro, Medizinische Fakultät der Toho Universität in Tokio, Japan, sowie Dr. C. Van Toller, Warwick Olfaction Research Group (Geruchssinn-Forschungsgruppe) an der Universität von Warwick, Großbritannien. Mein Dank gilt auch allen, die mir Fallbeispiele zur Verfügung gestellt haben: Patricia Davis, Robert Gibson, Geraldine Howard, Susan Murdoch, Sandra Staplehurst, Christine Westwood und Valerie Worwood. Besonders danke ich Sue Robinson für ihre zahlreichen stilistischen und inhaltlichen Verbesserungsvorschläge.

Robert Tisserand, Juni 1987

Einführung

Die Geschichte des Duftes ist zugleich eine Geschichte der menschlichen Sprache, des menschlichen Strebens nach einem Ausdruck für seine Gefühle und Empfindungen. Die Wahrnehmung von Duft ist mit allen Sinnen unauflöslich verbunden, mit dem Geschmacksempfinden, mit der Wahrnehmung von Farbe und Klang sowie mit dem Gedächtnis und unterliegt in besonderer Weise dem psychologischen Phänomen der Suggestion.

Edward Sagarin

Während der ersten amerikanischen Langzeit-Raumflüge litten die Astronauten unter einem Mangel an Gerüchen. Außer Erfrischungstüchern mit Zitronenduft gab es nichts Angenehmes zu riechen, und so wurden diese bald zu einem gehüteten Schatz. Man benutzte sie nicht mehr zur Hygiene, sondern sparte sie sich für »Schnuppersitzungen« auf. Auf späteren Flügen führte man daher zahlreiche duftende Gegenstände mit und gab den Astronauten manchmal sogar in Flaschen abgefüllte Gerüche aus ihrem eigenen Heim als Mittel gegen Heimweh mit. Zweifellos ist der Geruchssinn der erinnerungsträchtigste und zugleich abstrakteste aller Sinne: erinnerungsträchtig, weil Düfte Empfindungen oder Erinnerungen so wirkungsvoll hervorrufen können; abstrakt, weil wir keine Sprache entwickelt haben, die ihn angemessen beschreiben könnte. Wenn wir über Düfte sprechen, benutzen wir immer Vergleiche: »Es riecht wie ein Pfirsich« sagt jedermann etwas. Die Sprache der Parfümbranche jedoch ist ungenau und benutzt Worte wie »grün«, »blumig« und »orientalisch«, womit nur Dufttypen umschrieben sind. Daß wir nicht in der Lage sind, den Duft eines Pfirsichs exakt zu beschreiben, mag daran liegen, daß Düfte so beziehungsreich und komplex sind. Auf Düfte reagieren wir eher gefühlsmäßig als rational. Jeder kann zwar sofort sagen, ob er einen Duft mag oder nicht, aber ihn zu beschreiben oder zu erkennen wird sicher länger dauern und mehr Anstrengung kosten.

Wir benutzen unsere Nase viel öfter, als uns vermutlich bewußt ist. Wir sind ständig von angenehmen und weniger angenehmen Gerüchen umgeben, und das, was wir als »Geschmack« bezeichnen, setzt sich in Wirklichkeit zu 80 Prozent aus Gerüchen zusammen. Unsere Nahrung schmecken wir mit unserer Zunge, aber auch die Nase »schmeckt« jedesmal mit, wenn wir ausatmen. Geschmack ist eine ganz elementare Sinneswahrnehmung, und alle subtilen Aromanuancen werden in Wirklichkeit von der Nase und nicht der Zunge wahrgenommen. Wir können ja auch den Geruch von Speisen genießen, ohne sie unbedingt essen zu müssen. Ich trinke höchst selten Kaffee, da er mich am Schlafen hindert, und doch finde ich seinen Geruch außerordentlich anregend und angenehm. Unser Geschmack kann sich natürlich auch im Lauf der Zeit verändern. Vor zwanzig Jahren bin ich Vegetarier geworden, und obwohl ich früher Bratengeruch sehr mochte, empfinde ich ihn jetzt als ausgesprochen unangenehm: Der Geruch selbst hat sich nicht verändert, wohl aber meine Einstellung dazu. Viele unserer Assoziationen im Zusammenhang mit Düften und Gerüchen sind individuell oder erlernt, aber einige davon sind auch rein instinktiv. Viele sind der Ansicht, daß Kleinkinder lernen müssen, welche Gerüche und Dinge als unangenehm gelten. Bevor es das gelernt hat, wird ein Baby einfach alles in den Mund stecken, auch Sachen, die wir als ausgesprochen ekelhaft empfinden wie Spinnen oder Schnecken. Als ich etwa ein Jahr alt war, habe ich, wie es heißt, eine kleine Flasche französisches Parfüm namens *Crème de Zofali* in die Finger bekommen, den Stöpsel entfernt und den Inhalt getrunken: Das war mein erster Kontakt mit der Aromatherapie!

Im Gegensatz zu den vorher erwähnten Astronauten fehlt es den meisten von uns nicht an angenehmen Gerüchen. Wir finden sie in der Natur, in Toilettenartikeln und in vielen anderen Haushaltswaren. Woran es uns jedoch möglicherweise mangelt, ist die Berührung, der körperliche Kontakt. In unserer Kultur ist Körperkontakt in Gesellschaft sehr eingeschränkt, und auch innerhalb des herkömmlichen medizinischen Systems spielen Berührung und Körperkontakt nur eine untergeordnete Rolle. Die meisten Säugetiere sterben, wenn sie nicht von ihren Müttern geleckt werden, und es ist erwiesen, daß dabei die Berührung das Wesentliche ist. Auch wir Menschen haben als Erwachsene ein kaum geringeres Bedürfnis nach Berührung. Dieses ist uns allen gemeinsam und ebenso nötig für unser Wohlbefinden wie Wohlgerüche, deren Vorhandensein die meisten von uns für selbstverständlich halten. Einen Mangel an Körperkontakt gleichen wir auf mannigfache Weise aus: Wir nehmen ein Bad oder eine Dusche, wechseln die Kleider, gehen zum Friseur, schlagen die Beine übereinander, berühren unser Gesicht und so fort. Das Bedürfnis nach Berührung ist den meisten von uns nicht bewußt oder wird nur mit Sexualität in Verbindung gebracht.

Die Aromatherapie macht Gebrauch von diesen beiden eng miteinander verbundenen Sinnen, dem Tastsinn und dem Geruchssinn. Sie ist nicht nur eine wohltuende Therapieform, sondern die dabei verwendeten ätherischen Öle haben auch medizinische Eigenschaften. So sind zum Beispiel einige davon stark mikrobentötend und konkurrieren in ihrer Wirksamkeit mit Antibiotika. Andere können psychotherapeutisch eingesetzt werden und lindern Depressionen, Schlaflosigkeit und das prämenstruelle Syndrom. Die Aromatherapie ist eine der vielfältigen Möglichkeiten, die Kräfte der Natur für Heilzwecke zu nutzen. Während ich dieses Buch schreibe, gehört sie zwar noch nicht zu den bekanntesten Therapieformen, ist aber vermutlich diejenige, die sich am meisten einer wachsenden Beliebtheit erfreut. Noch vor zehn Jahren wußte kaum jemand außerhalb Frankreichs etwas davon. Obwohl die Aromatherapie auf eine 5000jährige Geschichte zurückblicken kann, wurde der Begriff selbst erst im Jahre 1937 geprägt und hat sich erst in den letzten zwanzig oder dreißig Jahren etabliert, während die altehrwürdige und hochwirksame therapeutische Verbindung aromatischer Öle mit Massage eine Renaissance erlebte.

Als ich das erste Mal den Begriff Aromatherapie hörte, fand ich, daß er fremdartig klang, und war dennoch gefesselt. Man hat diesen Begriff als falsch und irreführend bezeichnet, weil es die flüssigen ätherischen Öle sind, die zur Anwendung kommen, und nicht nur deren Aromen. In der Tat macht die Aromatherapie vollen Gebrauch von beidem, und ich bin der Meinung, daß das Wort genau das ausdrückt, was Aromatherapie ausmacht: das Heilen mit aromatischen Substanzen. Wie wir sehen werden, handelt es sich dabei um eine Therapie von großer Vielseitigkeit und Reichweite, die viele andere Bereiche berührt. Dieses Buch möchte die Aromatherapie und ihren aktuellen Stand auf interessante und unterhaltsame Weise behandeln. Es ist kein Fachbuch für den Therapeuten, aber auch keine Do-it-yourself-Anleitung für den engagierten Laien, und doch wünsche ich mir, daß dieses Buch bei beiden Gruppen Anklang finden möge. Gleichzeitig möchte es eine sehr umfassende Einführung in die Aromatherapie und ihre vielen Aspekte geben und enthält einige nützliche Richtlinien für die Selbstbehandlung sowie Hinweise für diejenigen, die sich einer Aromatherapie unterziehen möchten. Eine Selbstbehandlung ist ganz unbedenklich, vorausgesetzt, daß die Öle korrekt angewendet werden. Eine Selbstdiagnose hingegen ist nicht empfehlenswert, ebensowenig eine Selbstbehandlung bei ernsteren Erkrankungen.

Man schätzt, daß es auf unserer Erde rund 400 000 verschiedene Düfte gibt. Die menschliche Nase ist zwar nicht so empfindlich wie die vieler anderer Lebewesen, aber sie vermag trotzdem, jeden dieser Gerüche wahrzunehmen. Es würde uns nicht schaden, wenn wir diese Fähigkeit bewußter einsetzen würden, als wir das normalerweise tun. Nach meiner Erfahrung haben viele Menschen keinen sehr entwickelten Geruchssinn, weil sie ihn zuwenig einsetzen. Als Folge davon werden die Zusammenhänge zwischen Düften und Gefühlen, Farbe, Geschmack und Sinngehalten nicht wahrgenommen. Wie wir sehen werden, enthalten Gerüche Botschaften, sie üben eine subtile Wirkung auf uns aus, auch wenn wir uns nicht bewußt sind, etwas zu riechen. Eine Schulung des Geruchssinns haben die wenigsten erhalten. Man bringt uns Gehen, Sprechen und Musizieren bei, das einzige dagegen, was die meisten über Gerüche lernen, ist etwas Negatives: nämlich was schlechte Gerüche sind. Ich bin der Meinung, daß duftende Pflanzen und ihre ätherischen Öle sozusagen den »Rahmen« oder die Grundlage unserer Geruchswahrnehmung bilden sollten und nicht die handelsüblichen Parfüms, Seifen und Shampoos mit ihren meist synthetischen Duftstoffen. Eine Sensibilisierung und Schulung des Geruchssinns könnte ohne weiteres und mit verhältnismäßig wenig Zeitaufwand in den Schulen gelehrt werden. Eine meiner beiden Töchter, die zehnjährige Lucy, hat sich seit ihrem fünften Lebensjahr für Düfte interessiert. Im Alter von sechs Jahren hat sie mit ein wenig väterlicher Hilfe ihr erstes Parfüm hergestellt, und sie besitzt eine ausgezeichnete Nase. Ein entwickelter Geruchssinn verbessert auch das Geschmacksempfinden. Das wäre nicht nur für zukünftige Parfumeure und Aromatherapeuten, sondern auch für spätere Köche, Profis oder nicht, von großem Nutzen. Dieser Gedanke ist doch eine Überlegung wert!

Letztendlich tragen wir selbst die Verantwortung für unsere Gesundheit. Wir entscheiden, wie wir uns ernähren, wieviel Bewegung wir uns verschaffen, wie wir denken und was wir im Krankheitsfall tun. Ärzte und Heiler waren und werden immer nötig sein, aber es würde nicht schaden, wenn wir uns mehr darüber im klaren wären, was Gesundheit alles mit einschließt. Ich meine nicht, daß wir nun alle zu vegetarischen, joggenden, abstinenten Gesundheitsaposteln werden müßten, die an nichts anderes denken. Andererseits gehört mehr zum Gesundsein als der Verzicht auf Tabak, Fleisch sowie raffinierten weißen Zucker und der Verzehr von Vollkornbrot. Massage ist ein weiterer Faktor, mit dem wir nicht so sehr uns selbst, aber den uns Nahestehenden helfen können, und dabei ist Massage auch etwas so Natürliches. Babys entwickeln sich blühend damit, und sie trägt dazu bei, die Bindung zwischen Eltern und Kind zu intensivieren. Mütter und Väter sollten lernen, ihre Kinder zu massieren. Es macht Spaß, fördert in vieler Hinsicht die Gesundheit und das Wohlbefinden und ist zudem von erzieherischem Wert. Kinder lieben Massage und haben sie auch nötig. Es hat mich überrascht, daß meine Kinder selbst im zarten Alter die gleichen Muskelverspannungen hatten wie Erwachsene. Selbstverständlich profitieren auch Erwachsene außerordentlich von Massage, durch die seelische wie körperliche Spannungen abgebaut werden können.

Ätherische Öle

Was genau sind ätherische Öle, und in welchem Sinn sind sie »ätherisch«? Das ätherische Öl ist die Substanz, die einer Rosenblüte oder einem Zweig Rosmarin den besonderen Duft verleiht. Es handelt sich um eine Fiüssigkeit, die in winzigen Tröpfchen oder Beuteln in der Pflanze enthalten ist. Zu bestimmten Jahres- und Tageszeiten steigt der Anteil des ätherischen Öls in der Pflanze, und diese Zeiten sind dann am geeignetsten für die Ernte und Destillation. Diese Öle sind überhaupt nicht fett, im Gegenteil, sie sind sehr flüchtig, was bedeutet, daß sie sehr leicht verdunsten. Wenn sie erhitzt werden, gehen sie sehr schnell vom flüssigen in den dampfförmigen Zustand über. Genau dieses verdampfende ätherische Öl ist es, was wir riechen, wenn wir in die Nähe einer duftenden Blume oder aromatischer (Heil-)Kräuter kommen. Andererseits duften nicht alle Blumen, und nicht alle Kräuter sind aromatisch, das heißt, ätherische Öle sind keineswegs »essentielle« Bestandteile einer Pflanze. Essentiell in diesem Zusammenhang bedeutet, daß es sich bei ätherischen Ölen um hohe Konzentrationen handelt. In den meisten indogermanischen Sprachen ist die Bezeichnung »ätherische Öle« gebräuchlich, ein besserer Begriff als »essentielle Öle«, da es deren subtile, feinstoffliche Eigenschaften treffender zum Ausdruck bringt.

Jedes ätherische Öl hat eine Vielzahl verschiedener Eigenschaften und Nutzanwendungen. Lavendelöl beispielsweise ist ein mildes Sedativum (Beruhigungsmittel) und kann bei nervösen Spannungszuständen eingesetzt werden, aber wir verwenden es auch bei Verbrennungen, Kopfschmerzen und bei vielen anderen Beschwerden. Rosmarinöl ist ein Anregungsmittel und wird verwendet, um die Konzentrationsfähigkeit zu unterstützen, hilft aber auch bei Muskelschmerzen und Grippe. Rosenöl, manchmal als Rosen *otto* bezeichnet, ist besonders teuer, aber auch außerordentlich wertvoll und vielseitig. Es wirkt Leberschädigungen durch Alkoholmißbrauch entgegen und hilft bei Katerzuständen. Zudem mildert es negative Gefühle wie Zorn, Neid und Groll. Die Tatsache, daß natürliche pflanzliche Öle unsere Gefühle beeinflussen, ist eigentlich nicht verwunderlich. Werden wir nicht alle vom Wohlgeruch von Rosen, Hyazinthen und Jasmin magisch angezogen? Erleben wir nicht alle, daß ihr köstlicher Duft uns Freude und Zufriedenheit schenkt? Auf geheimnisvolle Weise geben uns diese wunderbaren Duftstoffe ein Gefühl des Wohlbehagens. Wenn Sie also das nächste Mal spüren, daß Sie reizbar, ärgerlich oder niedergeschlagen werden, dann genießen Sie den Duft einer Blüte oder eines ätherischen Öls und erleben Sie selbst die heilende Wirkung der Aromatherapie.

Einige nützliche Definitionen

Bevor Sie weiterlesen, wäre es sinnvoll, sich mit der unterschiedlichen Bedeutung folgender scheinbar ähnlicher Begriffe vertraut zu machen:

Ätherisches Öl: Eine nicht fette, stark duftende Essenz, die mittels einer Destillation von Pflanzen gewonnen wird. Das Destillationsverfahren ist seit dem 10. Jahrhundert bekannt und kann nicht zu Hause durchgeführt werden.

Auszugsöle: Ein Pflanzenöl, dem man den Duft einer aromatischen Pflanze »zugesetzt« hat, indem man Pflanzenteile und Öl zusammen erhitzt hat. Das Ergebnis ist ein zart duftendes, sehr fettes Öl, das nicht verdampft. Das Verfahren ist seit 5000 Jahren im Gebrauch, und solche Öle lassen sich leicht zu Hause herstellen.

Aromatisches Öl: Ein Begriff, der für ätherische sowie Auszugsöle gebraucht wird. Wird manchmal fälschlich verwendet, um ein Parfümöl zu beschreiben.

Aromatische Chemikalien: Ätherische Öle bestehen aus aromatischen chemischen Substanzen, von der Natur selbst zusammengesetzt. Die meisten ätherischen Öle weisen zwischen 50 und 500 verschiedene chemische Bausteine auf. Parfüme sind von Menschenhand zusammengestellte Mischungen aromatischer chemischer Substanzen und ätherischer Öle. Die chemischen Bestandteile können aus natürlichen Substanzen gewonnen sein, doch sind sie in ihrer Mehrheit synthetisch, und viele von ihnen kommen in der Natur überhaupt nicht vor.

Parfüm: Bis zum 19. Jahrhundert wurden alle Parfüme aus natürlichen aromatischen Ölen zusammengestellt. Moderne Parfüms enthalten im Durchschnitt nur 20 Prozent natürliche Stoffe, der Rest sind aromatische chemische Substanzen. Bei den meisten Parfümen handelt es sich heutzutage um Verdünnungen auf Alkoholbasis. Ein Eau de Toilette oder Eau de Cologne enthält einen geringeren Prozentsatz an Duftstoff als ein Parfüm.

Parfümöl: Ein ungenauer Begriff, der die duftenden Bestandteile eines Parfüms bezeichnen kann, aber häufiger verwendet wird, um ein Parfüm auf einer nichtfetten Ölbasis zu beschreiben.

Kapitel 1

Aromatherapie heute

Die Heilung eines Teils sollte nicht versucht werden ohne eine Behandlung des Ganzen.

Plato, *Chroniken*

Die Aromatherapie mag für Sie neu sein, und doch ist sie so alt wie die Pyramiden. Wie eine so faszinierende und wirkungsvolle Heilmethode fast 5000 Jahre namenlos und aus dem Bewußtsein der Menschheit verbannt bleiben konnte, ist mir immer noch ein Rätsel, aber genau dasselbe scheint auch mit anderen Heilverfahren geschehen zu sein, wie zum Beispiel mit den Reflexzonentherapien. Wenn es auch lange gedauert hat, so hat es sich doch gelohnt, auf das »Auftauchen« der Aromatherapie zu warten, und alle Zeichen deuten heute darauf hin, daß sie endlich wieder voll da ist.

Bei der Aromatherapie haben wir es mit einer ganzheitlichen Heilbehandlung zu tun, die keine toxischen oder aggressiven Arzneimittel verwendet - die ätherischen Öle zeitigen keinerlei unerwünschte Nebenwirkungen. Sie ist eine fürsorgliche Therapieform mit dem Ziel, dem Menschen Entspannung zu verschaffen, seine Energie zu steigern, Streßfolgen zu mildern und das gestörte Gleichgewicht zwischen Geist, Körper und Seele wiederherzustellen. Die Aromatherapie verbündet sich mit den Heilkräften der Natur, nicht gegen sie, und ist so in der Lage, eine echte Heilung zu bewirken. Sie ist keine Therapieform, die Symptome unterdrückt.

In einem bestimmten Sinn ist die Aromatherapie ganz einzigartig unter den Dutzenden von Heilverfahren, die heute praktiziert werden. Sie ist die einzige Behandlungsform, bei der Heilmittel oder Arzneien erfolgreich in Verbindung mit einer Massagetherapie eingesetzt werden. Beide Aspekte sind hier gleich wichtig, im Gegensatz zu anderen Heilverfahren, die das Schwergewicht auf das eine oder andere legen. Es ist die Kombination zwischen Massage und ätherischen Ölen, welche die Aromatherapie so einmalig und wirkungsvoll macht. Aromatherapeuten stützen sich auf beide Behandlungsansätze, was ihnen oft zu einer ungewöhnlichen Einsicht in die Probleme eines Patienten verhilft. Es kommt vor, daß manche Praktiker in zwei Disziplinen ausgebildet sind wie zum Beispiel in Pflanzenheilkunde (Phytotherapie) und Akupunktur, aber diese werden in der Praxis immer noch als zwei verschiedene Heilverfahren unabhängig voneinander eingesetzt.

Genauso wie man Massage ohne ätherische Öle geben kann, werden diese zuweilen ohne Massage verschrieben. Aromatherapie wird in der Tat von verschiedenen Therapeuten unterschiedlich angewendet. Es gibt drei Hauptrichtungen, die man wie folgt definieren kann:

Die ganzheitliche Aromatherapie: Ein Heilverfahren, das ätherische Öle in Verbindung mit Massage verwendet, um eine große Bandbreite sowohl von psychischen wie körperlichen Störungen zu behandeln. Dabei werden in der Regel andere Faktoren wie die Ernährung oder Störungen des energetischen Gleichgewichts mitberücksichtigt.

Medizinische (klinische) Aromatherapie: Diese Therapieform beruht auf Verschreibungen ätherischer Öle vorwiegend zur innerlichen Einnahme. Sie wird von französischen Ärzten gern bei ansteckenden Krankheiten eingesetzt. Heilkräuterzubereitungen werden häufig gleichzeitig verschrieben.

Kosmetische Aromatherapie: Darunter ist der Gebrauch zu verstehen, den Kosmetiker von unseren Ölen, meist in fertigen

Mischungen, machen. Die Behandlung dient der Entspannung, der Unterstützung einer Abmagerungskur oder der Heilung von Hauterscheinungen wie beispielsweise Akne oder Schwangerschaftsstreifen.

Man kann hinzufügen, daß die Selbstbehandlung mit handelsüblichen aromatherapeutischen Erzeugnissen als eigene Kategorie Gültigkeit besitzt.

Ich bin mir bewußt, daß obige Definitionen für Kontroversen und auch für einige Verwirrung sorgen können. Viele kosmetische Aromatherapeuten sehen sich selbst gern als ganzheitliche Aromatherapeuten, auch wenn sich ihre Ausbildung nur auf drei oder vier Tage beschränkte. Auch wurden die Begriffe »ganzheitlich« und »klinisch« schon in einem anderen Sinn gebraucht, und es kommt vor, daß klinische Aromatherapeuten Massage anwenden. Trotzdem bin ich der Ansicht, daß es ganz wesentlich ist, die verschiedenen Ansätze voneinander zu unterscheiden. Letztendlich werden klare Richtlinien und Ausbildungsinhalte für jede dieser Gruppen geschaffen werden müssen. Das bloße Auftragen ätherischer Öle auf den Körper ohne ein echtes Verständnis der zugrunde liegenden Probleme, Ursachen und Wirkungen ist noch keine Form der Heilkunst. Ich möchte hierbei niemanden verunglimpfen oder entmutigen - die kosmetische Aromatherapie hat eine wichtige Funktion, doch sollten ihre Vertreter sie im Rahmen ihrer Möglichkeiten ausüben.

Man hat in der Vergangenheit die Aromatherapie schon als bloße entspannende Massage beschrieben und ihr jeden echten therapeutischen Wert abgesprochen. Dabei mußte die kosmetische Therapie als Richtschnur herhalten, mit der ein ganzes Heilverfahren herabgesetzt wurde. Tatsächlich gibt es eine Fülle von Beweisen für die heilende Wirkung der Aromatherapie - dazu zählen physiologische, experimentelle, empirische und klinische Beweise, auf die ich mich im folgenden oft beziehen werde.

Aromatherapie wurde als Zweig der Pflanzenheilkunde beschrieben (was eine stichhaltige Definition der medizinischen Aromatherapie ist) und als Teil der Schönheitstherapie oder Pflege (dies trifft auf die kosmetische Aromatherapie zu). Die ganzheitliche Aromatherapie ist jedoch keine Unterabteilung von irgend etwas, sondern eine eigenständige Therapieform und verdient es, als solche anerkannt zu werden. Derzeit wird sie zwar noch nicht von sehr vielen Menschen praktiziert, aber der Bedarf wächst schnell. Diese Entwicklung birgt die Gefahr, daß noch mehr »Schnellsiederkurse« angeboten werden, wo nur holistische Lippenbekenntnisse ablegt werden. Um so notwendiger ist es, die Zeugnisse von Aromatherapeuten genau zu prüfen (siehe S. 167). Neben der Verbindung des Begriffs Aromatherapie mit der Pflanzenheilkunde und der Schönheitspflege hat man in letzter Zeit in der Parfümindustrie im Zusammenhang mit »Stimmungsduftnoten« von ihm Gebrauch gemacht. Das halte ich für eine unglückliche Entwicklung, weil der Begriff damit über seine eigentliche Bedeutung hinaus strapaziert wird. Ich hoffe, daß man einen anderen Namen für (hauptsächlich aus chemischen Substanzen bestehende) Parfüms findet, die den Anspruch erheben, verschiedene Stimmungen heraufzubeschwören. Eine Gruppe könnte mit Sicherheit aus der Aromatherapie Nutzen ziehen: die Psychotherapeuten. In ihrem Werk *Herbal Body Book* erwähnt Jeanne Rose den französischen Psychoanalytiker André Virel, der mit Klienten arbeitete, welche unfähig waren, sich an langverdrängte seelische Schmerzen und Traumata zu erinnern. Es gelang ihm, diese Erinnerungen wachzurufen, indem er die Patienten an Wattebäuschen riechen ließ, die mit bestimmten ätherischen Ölen getränkt waren. Es gibt viele Möglichkeiten, ätherische Öle in der Psychotherapie einzusetzen, in Verbindung mit Massage oder auch ohne sie.

Ätherische Öle sind außerordentlich vielseitig und finden in den verschiedensten Zusammenhängen Anwendung. Man findet sie bei der Schönheitspflege, als Arzneien und kennt sie als

Mittel, um bestimmte Stimmungen zu schaffen. Sie sind in Nahrungsmitteln und Tabak enthalten, in Patentmedizinen, Toilettenartikeln, Seifen, Parfüms und Raumaromen. Man verwendet sie entweder wegen ihres Geschmacks, ihres Wohlgeruchs, ihrer kosmetischen Wirkung oder ihrer Heilkraft. Ich meine, daß bei einer therapeutischen Anwendung ein solider Rahmen gegeben sein sollte, ein unterstützendes System, sei es Massage, Psychotherapie, ein klinischer Befund oder eine fundierte ganzheitliche Analyse des Individuums.

Die historische Perspektive

Die moderne Aromatherapie mit ihrer Verwendung ätherischer Öle hat ihren Ursprung im Deutschland des 16. Jahrhunderts und benötigte 400 Jahre, um ihren derzeitigen Entwicklungsstand zu erreichen. Wir können mit Fug und Recht behaupten, daß der Hauptteil dieser Entwicklung in unserem Jahrhundert stattgefunden hat. Es darf aber nicht vergessen werden, daß es eine Form von Aromatherapie gegeben hat, die vor 5000 Jahren praktiziert wurde und die vermutlich auf den Ägypter Imhotep zurückgeht, der später als Gott der Medizin und Heilkunst verehrt wurde. Die Verbindung von aromatischen Ölen mit Massage war in allen alten Kulturen sehr gebräuchlich und galt 4000 Jahre lang als Teil der ärztlichen Kunst. Vor 1000 Jahren begann diese Kunst zu verfallen und wurde erst in den fünfziger Jahren unseres Jahrhunderts wiederbelebt. In den dazwischenliegenden Jahrhunderten wurden ätherische Öle auf vielfältige Weise angewendet und auch therapeutisch eingesetzt, aber nie in Verbindung mit Massage. In diesem Sinn können wir behaupten, daß eine sehr alte Kunst erst seit sehr kurzer Zeit wiederentdeckt worden ist. Warum aber erfreut sich die Aromatherapie gerade in unserer Zeit solcher Beliebtheit?

Ein Grund ist sicherlich, daß sie ein entspannendes Heilverfahren ist. Massage entspannt Körper und Geist, und wir spüren dabei gleichzeitig Zuwendung und Fürsorge. Jede Therapieform, die wirklich entspannt, wirkt den negativen Folgen von Streß entgegen, der heute für so viele Gesundheitsschädigungen verantwortlich ist. Eine Massage an sich ist schon etwas Fürsorgliches. Die therapeutische Berührung unterscheidet sich nicht so sehr von dem liebevollen Kontakt zwischen Mutter und Kind oder dem zwischen zwei Liebenden. Sie verschafft uns Wohlgefühl, und wir brauchen Wohlgefühl; es kann in der Tat der Fall sein, daß Aromatherapie und Massage besonders bei solchen Menschen wirken, die ein liebearmes Leben führen oder als Babys selten von ihren Müttern (oder Vätern) gestreichelt worden sind. Eine 1984 durchgeführte unabhängige Untersuchung verschiedener Therapiearten zeigte, daß die Zufriedenheit der Patienten bei Entspannungstherapien und Massage am größten war (siehe Tabelle 1).

Tabelle 1: Prozentsatz von Patienten, die mit verschiedenen alternativen Heilmethoden zufrieden bzw. unzufrieden waren.

Therapie	zufrieden	unzufrieden
Meditation/Entspannungstherapie	83	12
Massage	82	9
Psychotherapie	75	12
Ostheopathie	73	14
Pflanzenheilkunde	73	18
Geistheilung	68	16
Chiropraktik	68	19
Homöopathie	66	16
Vitamin-/Mineraltherapie	65	12
Akupunktur	50	47
Hypnotherapie	43	50

Anmerkung: Diese Zahlen sind das Ergebnis einer unabhängigen Umfrage unter 2000 Personen. Sie wurde von Research Surveys of Great Britain durchgeführt, einer Abteilung von AGB, Europas größtem Meinungsforschungsinstitut.

Man muß sich bei diesem Ergebnis vor Augen führen, daß es sich dabei um keine absoluten Erfolgszahlen handelt, sondern um die subjektive Einschätzung der Patienten. Es ist gut möglich, daß bedeutende Therapieformen, die hierbei nicht so gut abgeschnitten haben, speziell Akupunktur und Homöopathie, einen größeren und dauerhafteren Heilerfolg bei schwerwiegenderen Erkrankungen haben als Massage und Entspannungstherapien. Bemerkenswert ist auch, daß die Akupunktur sehr schlecht abschneidet, wohl weil sie von manchen Patienten als unangenehm empfunden wird (obwohl ihre *Wirkung* sehr wohltuend sein kann). Die beiden Spitzenreiter dagegen sind Therapien, die ein unmittelbares Wohlbefinden zum Ziel haben.

Die Aromatherapie war zwar nicht Gegenstand der Umfrage, doch schließt sie nach unserer Definition Massage und Wohlgerüche als zusätzliche Dimension mit ein, so daß der Geruchssinn wie auch der Tastsinn eine vorrangige Rolle spielen. Eine aromatherapeutische Massage ist mit Sicherheit eine sehr angenehme Erfahrung. Wenn der Patient sich geborgen und entspannt fühlt, wird er sehr wahrscheinlich gut auf die Behandlung ansprechen, und außerdem besitzen die ätherischen Öle ihre eigenen physiologischen und psychologischen Heileigenschaften. Die Aromatherapie kann einen sehr tiefgehenden Einfluß auf den Geist und das Gemüt ausüben. Neuere Untersuchungen werfen ein Licht auf die komplexen Beziehungen, die zwischen Düften, dem Gehirn und den Gefühlen herrschen. Ätherische Öle werden von der Haut leicht aufgenommen und sind daher ideal für Hauterkrankungen sowie für zahlreiche Störungen, die man über die Haut behandeln kann, wie beispielsweise Rheumatismus, Muskelschmerzen und Krampfadern. Da sie flüchtig sind, eignen sie sich für Inhalationen zur Behandlung von Infektionen der Atemwege und der Nebenhöhlen. Alle ätherischen Öle besitzen antibakterielle Eigenschaften und sind somit eine echte Alternative zu den Antibiotika. Kurz gesagt bieten uns ätherische Öle eine ganz einzigartige Verbindung von Hautdurchlässigkeit, Flüchtigkeit, Wohlgeruch und besitzen zusätzlich noch psychotherapeutische, antiseptische und zahlreiche andere individuelle Eigenschaften.

Therapeutische Perspektive

Streß und Krankheit gehen so häufig Hand in Hand, daß ich den psychologischen Aspekten der Aromatherapie ein eigenes Kapitel gewidmet habe (siehe Kapitel 5). Gesundheitsstörungen, die in Zusammenhang mit Streß stehen wie z. B. das prämenstruelle Syndrom, hoher Blutdruck, zahlreiche Arten von Kopfschmerzen, Verdauungsstörungen und so weiter können durch die Aromatherapie gelindert werden. Viele von diesen Problemen haben ihre Ursache in einer Störung unserer Körperfunktionen. Das normale nervliche Gleichgewicht, unsere Hormonsekretion oder unser Blutdruck können aus den Fugen geraten, wenn wir uns zu viel körperliche oder seelische Belastungen (*Streß*) zumuten. Eine bestimmte Menge Streß ist etwas völlig Gesundes, ja Lebensnotwendiges. Anstatt »Streß« könnte man auch »Aufregung« sagen. Wenn wir jedoch übertreiben und die Umstände so sind, daß unsere Streßbelastung nicht durch ausreichend Schlaf, Bewegung, vernünftige Ernährung und seelische Nahrung ausgeglichen wird, wird unser Körper ein Warnsignal aussenden. Die konventionelle Art, mit diesem »Warnlicht« oder Symptom umzugehen, das sich als Schmerz zeigen kann, besteht darin, diesen einfach auszumerzen: »Nehmen Sie das, und der Schmerz wird verschwinden.« Aber nur den Schmerz zu bekämpfen ist keine Lösung; wir müssen herausfinden, was dahintersteckt.

In der Öffentlichkeit wird man sich immer mehr der Gefahren einer Abhängigkeit von Tranquilizern bewußt, deren Nutzen sehr zweifelhaft ist. Die Aromatherapie ist die alternative Behandlungsform für Störungen, für die Beruhigungsmittel verschrieben werden: Streß, seelische Spannungen, Ängste,

Depressionen usw. Man setzt sie auch ein, um Tablettensucht zu bekämpfen, was sehr schwierig sein kann (siehe S. 138). Die Aromatherapie löst zwar die Streßfaktoren selbst nicht auf, aber sie hilft uns, Abstand dazu zu gewinnen und damit umzugehen. Streß ist niemals etwas rein Physisches oder rein Psychisches. Er ist ein Phänomen, das Körper, Geist und Gemüt umfaßt, und die Aromatherapie kann helfen, indem sie Störungen und Schwächen auf allen diesen Ebenen ausgleicht. Sie ist die geeignete Behandlungsform für das, was ich »Die-Nachtdavor-Zustände« nenne. Der Vortag einer Prüfung, Ihrer Hochzeit, eines Vorstellungsgesprächs und ähnlicher Situationen bietet sich für eine Anwendung an. Aromatherapie eignet sich daher auch besonders für Angehörige des Showgeschäfts sowie für Sportler. Jeder, der gerne Sport treibt und sich fit halten möchte, wird Nutzen aus den muskeltonisierenden, entspannenden und arthritishemmenden Eigenschaften ätherischer Öle in Verbindung mit Massage ziehen.

Die natürlichen Heilverfahren beruhen nicht auf Geheimwaffen oder irgendwelchen Wunderdrogen aus der Naturapotheke. Sie regen die dem Körper innewohnenden Heilkräfte an, und wenn mit der Lebensenergie Mißbrauch getrieben wurde, dann ist größte Sorgfalt und Geduld vonnöten. Ein Körper, mit dem jahrelang durch Alkohol und Nikotin, wertlose Nahrung, Ängste oder durch Überarbeitung und Mangel an Ruhe Raubbau getrieben wurde, kann sich einfach nicht sofort nur durch die Anwendung des richtigen Heilmittels erholen. In solchen Fällen befinden sich Körper und Geist in einem Zustand äußerster Erschöpfung, und der Mensch ist sehr anfällig für alle Arten von Infektionen, chronischen Erkrankungen oder Zusammenbrüchen. Der Körper muß sich von seinen Exzessen und künstlichen Stimulantien erholen, er benötigt eine vollwertige Ernährung, frische Luft, regelmäßige Bewegung und Ruhe. Bei vielen Menschen ist der Schlaf so gestört, daß er ihnen nicht die Erholung verschafft, die sie so dringend nötig hätten, aber Schlaftabletten sind keineswegs die Lösung - sie verschlimmern letztendlich nur das Problem. Hier kann Massage außerordentlich hilfreich sein, indem sie dem Körper hilft, die vergessenen Künste des Ausruhens und Sich-Entspannens wieder zu lernen.

Zur ganzheitlichen Aromatherapie gehört freilich mehr als ätherische Öle und Massage; sie ist ein Heilverfahren, bei dem beide, der Therapeut und der Patient, eine wichtige Rolle spielen. Die Heilkunst ist eine Lebensform, eine Lebensweise, die den Einklang mit sich selbst und der Natur sucht, und stellt eine ständige Herausforderung für den Behandler, aber auch den Patienten dar. Viele von uns erleben ihre Arbeit als eine mystische Erfahrung, bei der jene schwer faßbare »Lebenskraft« oder »Lebensenergie« ein kleines Spiel inszeniert, an dem der Therapeut, der Patient und die ätherischen Öle teilhaben. In der Aromatherapie sind die ätherischen Öle und die Massage die Medien, durch die sich eine Heilung vollzieht.

Da es darum geht, den Kranken und nicht nur die Krankheit zu behandeln, kann man sagen, daß die Aromatherapie immer helfen kann, gleich, um welche Störung es sich handelt. Es verhält sich aber so, daß Aromatherapeuten (außer in Frankreich) keine der ernsteren Erkrankungen behandeln wie beispielsweise solche des Nervensystems (multiple Sklerose, Parkinsonsche Krankheit, Epilepsie usw.), Krebs und schwere Infektionen wie Hepatitis, Diphtherie, Meningitis (Gehirnhautentzündung), Aids, Geschlechtskrankheiten usw. Aromatherapie leistet Bedeutendes bei der Bekämpfung der üblichen, streßbedingten Störungen, für die der durchschnittliche praktische Arzt keine befriedigenden Lösungen anbieten kann. Dazu gehören die Beschwerden der Wechseljahre, menstruelle Probleme einschließlich des prämenstruellen Syndroms, mittelschwere Ängste und Depressionen, Schlafstörungen, Impotenz und Frigidität, gewisse Schmerzen, Verdauungsstörungen, Migräne, Hautprobleme wie Akne und Ekzeme sowie weniger schwerwiegende Infektionserkrankungen wie Blasenentzündung, Scheiden- oder Halsentzündung oder akute Bronchitis. Aromatherapie kann auch bei ernsteren Erkrankungen sehr hilfreich sein, bei denen manchmal die Zusammenarbeit mit einem Arzt empfehlenswert ist.

Aromatherapie hilft bei akuten und chronischen Zuständen. Eine Selbstbehandlung mit Inhalationen z. B. kann bei Erkältungen, Grippe und akuter Bronchitis außerordentlich hilfreich sein, doch sollte man in solchen Fällen am besten mit seinem Aromatherapeuten sprechen. Auch bei seelischen Störungen schafft sie Erleichterung, doch sollte man in schwereren Fällen einen Psychotherapeuten zu Rate ziehen. (Nahrungsmittelallergien können übrigens manchmal seelische Störungen hervorrufen). Kleinkindern kann mit Aromatherapie geholfen werden, man muß jedoch bei der Behandlung von unter Fünfjährigen besondere Sorgfalt walten lassen. Auch für Senioren mit ihren besonderen Problemen ist die Aromatherapie wertvoll. Manche Behandler machen Hausbesuche, was natürlich für Gehbehinderte gut ist. Auch während der Schwangerschaft und in der oft schwierigen Zeit nach der Geburt leistet die Aromatherapie wertvolle Dienste. Auch hier muß mit besonderer Sorgfalt behandelt werden.

Die natürlichen Heilverfahren befassen sich nicht nur mit den Symptomen, sondern auch mit den Ursachen, und wirken deshalb vorbeugend, das heißt, sie ersticken die Krankheit im Keim. Scheinbar unbedeutende Gesundheitsprobleme wie Schlaf- und Verdauungsstörungen usw. können sich unter Umständen zu schweren Erkrankungen entwickeln. Mit Hilfe der Aromatherapie können wir das Gleichgewicht in den gestörten Bereichen wiederherstellen, etwa im Endokrinum (inneres Drüsensystem), welches die Hormonausschüttung kontrolliert, im Immunsystem, das uns vor Infektionen schützt, und im Nervensystem, das zahlreiche Körperfunktionen regelt, wie z. B. den Blutdruck. Indem wir Verfahren wie Muskel- und Reflexprüfungen anwenden, können wir die Schwächung eines Organs oder einer Körperregion feststellen, lang ehe diese ein klinisches Stadium erreicht hat. Als Richtschnur dient ganz einfach Ihr Befinden. Suchen Sie einen (Aroma-)Therapeuten auf, wenn Sie sich nicht wohl fühlen, und wenn es Ihnen danach besser geht, wissen Sie, daß Ihnen etwas Gutes widerfahren ist, auch wenn Sie möglicherweise nicht ganz erfassen, was geschehen ist. Vorbeugen ist wirklich besser als Heilen: Es ist einfacher, erspart Ihnen viel Mühe und ist auch billiger.

Die Aromatherapie ist mit allen anderen natürlichen Heilverfahren vereinbar, allenfalls mit Ausnahme der Homöopathie. Die meisten Praktiker werden jedoch darauf bestehen, daß Sie sich jeweils auf eine einzige Therapieform beschränken. Wenn Sie z. B. gleichzeitig einen Akupunkteur und einen Aromatherapeuten aufsuchen, wird keiner feststellen können, welche Wirkung nun seine Behandlung hat. Im Lauf der Zeit wird sich diese Einstellung vielleicht ändern und einer größeren Zusammenarbeit zwischen den einzelnen Disziplinen Platz machen. Es besteht eine gewisse Unvereinbarkeit zwischen Homöopathie und Aromatherapie. Man glaubt, daß die ätherischen Öle die Wirkung der sehr subtilen homöopathischen Arzneimittel beeinträchtigen. Ob das für alle oder nur einige ätherische Öle gilt, kann bis jetzt nur vermutet werden, doch wird zweifellos die Zeit Gewißheit darüber bringen. Derzeit sollte man diese Therapieformen nicht miteinander verbinden. Es gibt viele gute Gründe dafür, warum Aromatherapeuten und Ärzte enger zusammenarbeiten sollten - dies würde sicherlich im ureigensten Interesse der Patienten liegen. Es gibt auch bereits viele - noch unverbundene - Bereiche der Kooperation; wir wollen hoffen, daß diese Entwicklung weitergeht.

Ob ätherische Öle mit chemischen Arzneimitteln vereinbar sind, hängt von unserer Definition des Begriffs ab. Soweit bekannt, gibt es keine gefährlichen Zusammenstellungen, und somit ist eine Kombination kein Risiko. Andererseits ist ihre Wirkungsweise eher gegensätzlich und nicht gerade harmonisch, so daß eine Einnahme starker Medikamente die Wirkung einer Aromatherapie eher beeinträchtigt.

Sehr viel spricht dafür, ätherische Öle in Krankenhäusern zu verwenden. Erstens sind sie aufgrund ihrer flüchtigen Natur und ihrer antiseptischen Eigenschaften die ideale Waffe gegen Infektionen, die durch die Luft übertragen werden, was in vielen Hospitälern ein Problem darstellt. (In den dreißiger Jahren wurden ätherische Öle auf diese Weise in französischen Krankenhäusern eingesetzt.) Zweitens könnten sie in vielerlei Hinsicht für alle von Nutzen sein, die regelmäßigen direkten Kontakt mit Kranken haben, wie Schwestern und Angehörige der verschiedenen Heilberufe, und es scheint ganz so, als fände hier eine besondere Entwicklung statt. So erhalten Patienten im Radcliffe-Krankenhaus in Oxford häufig Aromatherapie-Massagen von eigens darin ausgebildeten Krankenschwestern. In derselben Abteilung wird mit Geranien-, Lavendel-, Zitronengras- und Teebaumöl als Ersatz für chemische Desinfektions- und Antisepsismittel experimentiert. Sollte das der Anfang einer neuen, heilsameren Atmosphäre in unseren Krankenhäusern sein?

Ein weibliches Phänomen?

Derzeit haben wesentlich mehr Frauen als Männer mit Aromatherapie zu tun, sei es als Therapeutinnen, Patientinnen oder einfach, indem sie die Öle daheim verwenden. In Großbritannien ist dies darauf zurückzuführen, daß vor allem die Frauenzeitschriften dieses Heilverfahren publik gemacht haben und daß die kosmetische Aromatherapie in den Schönheitssalons weit verbreitet ist. Dieser Sachverhalt ändert sich jedoch allmählich, und wenn wir nach Frankreich blicken, wo die klinische Aromatherapie einen anerkannten Platz innerhalb des Gesundheitssystems innehat, sehen wir, daß keines der Geschlechter dominiert. Als kosmetische Behandlungsform spricht sie natürlich eher Frauen an, aber sollte es wirklich einen Grund geben, warum sie als Therapie für Frauen wertvoller ist als für Männer?

Eine Untersuchung im Auftrag der niederländischen Regierung aus dem Jahr 1983[2] weist nach, daß die weibliche Haut durchlässiger für toxische Substanzen ist als die männliche. Das bedeutet, daß Frauenhaut auch für ätherische Öle aufnahmefähiger ist, natürlich nicht, weil diese toxisch sind, sondern weil sie von der Haut absorbiert werden. Dies gilt jedoch nur für unverdünnte ätherische Öle - sobald diese mit pflanzlichen Ölen vermischt werden, wie es in der aromatherapeutischen Praxis der Fall ist, trifft diese Unterscheidung nicht mehr zu. Wir erleben es in der Praxis, daß die Aufnahmefähigkeit der Haut individuell verschieden ist und nicht das geringste mit dem Geschlecht zu tun hat. Möglicherweise nimmt die weibliche Haut in Wasser gelöste ätherische Öle, z. B. in Bädern und Kompressen, besser auf als die männliche, doch ist der Unterschied nur sehr geringfügig.

Der holländische Bericht weist darauf hin, daß der Anteil an Körperfett bei Frauen doppelt so hoch ist wie bei Männern: 20 - 25 Prozent des Körpergewichts im Vergleich zu 10 - 15 Prozent bei Männern. Daraus wird geschlossen, daß fettlösliche Substanzen wie die ätherischen Öle länger im weiblichen Körper verbleiben. Das scheint logisch und mag wohl einen kleinen Vorteil für den weiblichen Patienten bedeuten. Andererseits wäre Übergewicht ein störender Faktor, denn die Öle müßten erst viel Fettgewebe durchdringen, bevor sie die behandlungsbedürftigen Organe erreichten. Eine Studie aus dem Jahr 1956[3] zeigt, daß fettleibige Menschen einen schlechteren Geruchssinn besitzen als Normalgewichtige, so daß also Übergewicht auf keinen Fall ein Plus bei der Aromatherapie ist. Eine Behandlung, besonders bei psychischen und streßbedingten Störungen, hängt ebensosehr vom Einatmen der Düfte wie von der Absorption der Öle ab, und daher kann ein gutentwickelter Geruchssinn nur von Vorteil sein.

Eine vergleichende Untersuchung aus dem Jahr 1970[4] kommt zu dem Schluß, daß Frauen einen besseren Geruchssinn haben als Männer, der außerdem morgens am empfindlichsten ist. Es mag strittig sein, ob Geruchsempfindlichkeit mit seelischer

Empfänglichkeit zusammenhängt. Sollte das jedoch der Fall sein, wäre es für Patientinnen mit streßbedingten Störungen nur von Vorteil, eher früh am Tag behandelt zu werden. Interessanterweise läßt der weibliche Geruchssinn im Lauf des Tages nach, während er beim Mann gleich bleibt und am Nachmittag dem der Frau entspricht. Demzufolge ist der Zeitpunkt einer Behandlung beim Mann nicht ausschlaggebend. Auch das Alter spielt in diesem Zusammenhang eine Rolle. Wir wissen, daß der Geruchssinn mit zunehmendem Alter allmählich nachläßt.[5]

Es sei hier erwähnt, daß die Aromatherapie eine besonders geeignete Behandlungsform während der Schwangerschaft sowie für die meisten »Frauenleiden« ist. Wir haben ihre Wirksamkeit bei vaginalen Infektionen sowie allen Arten von Menstruationsbeschwerden erwähnt und weisen auf ihre positive Wirkung bei Störungen im Zusammenhang mit den Wechseljahren hin. Während der Schwangerschaft verschafft die Aromatherapie Erleichterung bei Beschwerden wie morgendlicher Übelkeit und Rückenschmerzen, und die Massage ist gleichzeitig eine hervorragende Vorbereitung auf die Entbindung. Man kann Wehenschmerzen, Schwangerschaftsstreifen sowie die postnatale Depression mit Aromatherapie erfolgreich behandeln. Eine sehr wichtige Rolle kann ihr bei der Tonisierung des Körpers und dem Ausgleich von Stimmungsschwankungen nach der Geburt zukommen.

Kapitel 2

Nichts Neues

Was geschehen ist, wird wieder geschehen, was man getan hat, wird man wieder tun: Es gibt nichts Neues unter der Sonne.

Buch Kohelet 1, 9

Die Geschichte der Aromatherapie beginnt mit den ältesten Zivilisationen. An ihrem Anfang steht ein Rätsel, das geeignet erscheint, ein ganz neues Licht auf die Menschheitsgeschichte zu werfen. Im Taxila-Museum in Pakistan befindet sich ein Gegenstand aus Ton, der nach Expertenschätzungen 5000 Jahre alt ist[1]. Es besteht kein Zweifel darüber, wofür der Gegenstand benutzt wurde: Es handelt sich um einen Destillierapparat zur Herstellung aromatischer Duftwässer oder vielleicht auch ätherischer Öle aus Pflanzen. Das Rätselhafte daran ist, daß das Destillationsverfahren erst vor 1000 Jahren erfunden wurde und wir keinen Hinweis darauf haben, daß es in den dazwischenliegenden 4000 Jahren irgendwo auf der Welt bekannt war. Dieses Destilliergerät aus Ton, das zusammen mit einigen Parfüm- und Kosmetikgefäßen gefunden wurde, wird den alten Indus bzw. den arabischen Zivilisationen zugerechnet. Ist es möglich, daß die Menschen dort vor 5000 Jahren weiter entwickelt waren, als wir bisher angenommen haben?

René Noorbergen entwickelt in seinem Werk *Secrets of the Lost Races*[2] eine faszinierende Theorie, die unsere Vorstellungen über die alte Geschichte vollständig über den Haufen wirft. Er vertritt die These, daß eine sehr hoch entwickelte Zivilisation vor Tausenden von Jahren unsere Erde bewohnte, welche von einer ungeheuren Flutkatastrophe zerstört wurde - der Sintflut des Alten Testaments. Die Sintflut ereignete sich vor ziemlich genau 5000 Jahren, und die Überlebenden konnten nur sehr wenig von ihrer Technologie retten. Trotzdem haben einige Gegenstände überlebt, die diese Theorie erhärten.

Das Leben im dynastischen Ägypten läßt sich 3000 wechselvolle Jahre zurückverfolgen. Wenn überhaupt, könnte man hier erwarten, Hinweise auf diese fast vollständig verlorene Technologie zu finden, verborgen und verdeckt unter den Spuren einer notgedrungen viel primitiveren Kultur. Schon die Existenz der Pyramiden stellt uns vor Rätsel, die noch zu lösen sind. Wir wissen immer noch nicht, wie sie erbaut wurden, und auch heute wäre ihre Errichtung eine schier unmögliche Aufgabe. Sie sind mit unglaublicher Exaktheit konstruiert, und die Planer und Baumeister müssen ein hervorragendes Wissen in Mathematik und Architektur gehabt sowie über hochentwickelte Transportverfahren verfügt haben.

Im 19. Jahrhundert entdeckte der französische Archäologe Auguste Mariette in der Nähe der Sphinx antiken Goldschmuck, der durch Galvanisierung oder ein ähnliches Verfahren hergestellt worden war. Diese Technik ist aber erst im 19. Jahrhundert erfunden worden! Im Irak fand man Batterien, die man auf 250 bis 650 vor Christus datiert, und ein Grab in Saqqara, Ägypten, barg bis zu seiner Entdeckung 1898 ein Flugzeugmodell. Man schätzte sein Alter auf mindestens 2200 Jahre, und da man damals noch keine Flugzeuge kannte, wurde es als »Vogelobjekt« klassifiziert. Es wurde 1969 im Keller des Kairoer Museums wiederentdeckt und als das erkannt, was es tatsächlich war. Untersuchungen durch Flugzeugingenieure ergaben, daß der »Saqqaravogel« sehr viel mehr ist als ein Spielzeug. Es handelt sich um ein maßstabgetreues, detailgenaues Modell eines aerodynamisch perfekten Flugzeuges. Das scheint darauf hinzuweisen, daß es damals solche Flugzeuge gab. Man glaubt, daß das Modell das Abbild eines großen Frachtflugzeugs ist. Haben vielleicht solche Flugzeuge die Steinblöcke für den Pyramidenbau transportiert?

Der Destillierapparat aus Ton ist ein weiterer stummer Hinweis auf ein noch größeres verlorenes Wissen. Wer hat den Apparat gebaut und wozu? Hat man ihn zur Parfümgewinnung oder für Aromatherapie benutzt? Kannte man ätherische Öle und die Kunst der Aromatherapie schon vor über 5000 Jahren, vor der Sintflut? Die Tatsache, daß das Destillationsverfahren in den 4000 Jahren nach der Entdeckung eines Destillierapparats unbekannt war, weist darauf hin, daß das Wissen zur Herstellung des Apparats aus einer früheren Zeit stammt. Der Destillierapparat wurde vermutlich zu einer Zeit hergestellt, in der diese Kunst im Schwinden begriffen war erst Tausende von Jahren später wiederentdeckt werden sollte.

Das alte Ägypten

Der althergebrachten Geschichtsschreibung zufolge beginnt die Zivilisation vor rund 5300 Jahren mit den alten Ägyptern. Die älteste Pyramide, die sogenannte Stufenpyramide, wurde während der dritten Dynastie um 3000 v. Chr. von König Zoser erbaut, dessen Name »der Heilige« bedeutet. Nach griechischen Quellen besaß König Zoser eine profunde Kenntnis medizinischer Dinge, aber auch sein oberster Architekt, ein Mann namens Imhotep, war zugleich ein angesehener Arzt.

Imhotep war der erste unter den wenigen Menschen des alten Ägypten, deren Leben uns überliefert ist, obwohl sie nicht königlichen Geblüts waren. Er war für den Entwurf und Bau der ersten Pyramide verantwortlich, und man schreibt ihm die rasche Entwicklung der Baukunst in der damaligen Zeit zu. Er wird als eigenständiger Denker und Genie beschrieben und muß wirklich ein bemerkenswerter Mann gewesen sein: oberster Architekt, Leibarzt des Königs, Astronom, Schreiber (leider ist keine seiner Schriften überliefert), Kanzler des Königs und Hoherpriester in Heliopolis. Später wurde er als Schutzpatron der Schreiber verehrt und sogar zum Gott der Medizin und

Heilkunst erhoben. Er hat sicher viel zur Entwicklung der Medizin beigetragen, und da die ägyptische Heilkunst sich so gern aromatischer Öle und Salben bediente, können wir ihn wohl mit Recht als Ahnherrn der Aromatherapie bezeichnen. König Zoser wurde in Saqqara begraben, dem Standort der Stufenpyramide und Fundort des »Vogels«. Dort befindet sich auch das Grab eines Arztes mit einem Wandgemälde, das eine Massage zeigt, doch handelt es sich hierbei nicht um das Grab Imhoteps, das unbekannt blieb. Das Wandbild (siehe Abbildung 1) zeigt eine Art Druckpunktmassage, die charakteristischerweise mit den Spitzen von Daumen und Zeigefinger durchgeführt wird. Es könnte eine Art Akupressur sein, doch ist eine Reflexzonenmassage wahrscheinlicher, die an Händen und Füßen durchgeführt wird.

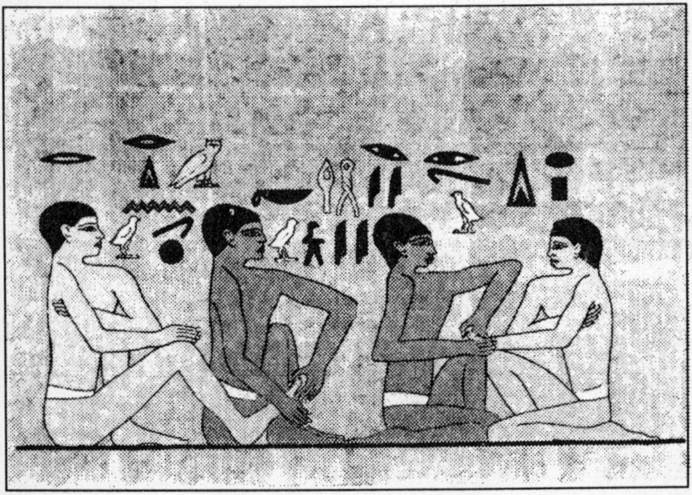

Abbildung 1: Ägyptisches Wandbild um 2300 v. Chr. aus dem Grab Ankhmahors in Saqqara. Die Hieroglyphen besagen: »Tu mir nicht weh« (Patient) und »Du wirst mein Tun loben« (Arzt). (Wiedergabe mit freundlicher Genehmigung des International Institute of Reflexology)

Der *Papyrus Ebers*[3] ist einer der wenigen überlieferten Papyri mit medizinischem Inhalt und vermittelt uns einen äußerst wertvollen Einblick in die altägyptische Heilkunst. Er wurde angeblich in einem Grab entdeckt und von Georg Ebers 1875 in Deutschland veröffentlicht. Man datierte ihn auf 1500 v. Chr. Der Papyrus besteht größenteils aus einer Sammlung von noch älteren Werken, darunter möglicherweise auch einiges aus Imhoteps Schriften. Er enthält Rezepturen und Heilmittel für alle möglichen Leiden. Wie sich erweist, unterscheiden sich die Anwendungen gar nicht so sehr von denen der modernen Pflanzenheilkunde und Aromatherapie. Bei inneren Erkrankungen wurden die Mittel innerlich verabreicht, äußerliche Anwendungen machte man bei Schmerzen, es gab Salben für Hautleiden und Inhalationen für Erkrankungen der Atemwege. Gurgelmittel halfen bei Infektionen der Rachenwege, mit Sitzbädern und Duschen bekämpfte man gynäkologische Probleme und Darmerkrankungen mit Klistieren. Aromatische Substanzen kommen häufig in den verschiedenen Mitteln vor, doch ätherische Öle scheinen unbekannt gewesen zu sein. Aromatische Pflanzen und Gummiharze wurden mittels des Auszugsverfahrens zu heilkräftigen Ölen und Salben verarbeitet. Dabei legt man die Pflanze in Öl oder Fett und stellt sie für einige Tage in die Sonne. Die Wärme überträgt den Duft zusammen mit den medizinischen Eigenschaften der Pflanze auf das Öl bzw. Fett. Aromatische Substanzen wurden für magische, mystische sowie medizinische Zwecke verwendet, wobei es zwischen diesen Bereichen keine scharfe Trennung gab.

Man unterschied drei Gruppen von Heilern im alten Ägypten. Es gab die Ärzte, die Heilmittel verordneten, die Chirurgen, welche Operationen durchführten, und die Zauberer, die magische Amulette verwendeten und Geisteraustreibungen betrieben. Besonders in der Frühzeit waren viele Heilkundige auch Priester. Sie wandten sich an die Göttin Sachmet oder an den Gott Imhotep und beteten an Schreinen, die diesen Gottheiten geweiht waren. Es war üblich, bei medizinischen Anwendungen Beschwörungsformeln oder Gebete zu rezitieren. Eine babylonische Tafel aus früherer Zeit trägt folgende Beschwörungsformel gegen Fieber: »Brennt Zypressenholz und Kräuter, auf daß die großen Götter das Übel von ihm nehmen, auf daß der böse Geist sich entferne.«

Vermutlich wurde von aromatischen Substanzen zuallererst als Rauchopfer Gebrauch gemacht (das Wort Parfüm ist abgeleitet vom Lateinischen *per fumum*, was »durch Rauch« bedeutet). Da der Rauch zum Himmel aufsteigt, erschien es als das natürliche Medium, um Gebete und Opfergaben zum Sitz der Götter zu senden. Die alten Ägypter beteten rund sechzig männliche und weibliche Gottheiten an, und einige ihrer aromatischen Substanzen waren bestimmten Göttern geweiht. Weihrauch war der Sonne zugeordnet und wurde bei Sonnenuntergang als Opfergabe für den Sonnengott Ra verbrannt, während Myrrhe dem Mond geweiht war. Weihrauch war auch als Kosmetikmittel beliebt und Myrrhe verwendete man bei Einbalsamierungen. Bedenkt man, wie oft sie in der Magie, der Medizin und den anderen Heilkünsten Verwendung fanden, dann ist es nicht verwunderlich, daß kostbare (Gummi)-Harze wie diese sehr hoch gehandelt wurden.* Man könnte sie heute vielleicht mit dem besonders teuren Rosen- und Jasminöl vergleichen, obwohl diese nicht genau diesen mystischen Beigeschmack haben.

Eine der frühesten und hochgeschätzten Zubereitungen aromatischer Substanzen bestand aus einer Mischung von 16 verschiedenen aromatischen Stoffen und wurde als *Kyphi* be-

*Es ist bemerkenswert, daß der Hauptbestandteil von Harzen wie Weihrauch und Myrrhe, der Harzalkohol, in seiner chemischen Struktur den menschlichen Steroiden bzw. den männlichen und weiblichen Hormonen sehr ähnlich ist. Es ist nicht bewiesen, ob Harzalkohol eine aphrodisische oder stimulierende Wirkung auf die Hormone ausübt, aber es ist durchaus möglich, daß an der menschlichen Vorliebe für Räucherwerk mehr dran ist als der religiöse Bezug.

zeichnet. Ursprünglich war sie von fester Konsistenz und wurde bei Sonnenuntergang als Opfergabe für den Sonnengott Ra dargebracht. Kyphi muß sich großer Beliebtheit erfreut haben, denn die Ägypter benutzten es schließlich auch in ihren Häusern (nicht mehr nur in den Tempeln), und später war es als flüssiges Parfüm bei den Griechen und Römern begehrt. C. J. Thompson[4] zufolge wurde Kyphi »nicht nur als wohlriechendes Parfüm für Körper und Kleidung gebraucht, sondern auch im Haus geräuchert, um Wohlgeruch zu verbreiten, und *wurde auch für medizinische Zwecke genutzt*« (Hervorhebungen von mir). Der griechische Historiker Plutarch nennt uns die Gründe für die ungeheure Beliebtheit von Kyphi, wenn er schreibt: »Diese aromatischen Substanzen wiegen uns in den Schlaf, zerstreuen unsere Ängste und schenken uns lichte Träume. Kyphi enthält Stoffe, die uns besonders des Nachts erfreuen.«

Das klingt, als handelte es sich bei diesem wahrscheinlich ältesten bekannten volkstümlichen Parfüm um das allererste »Opium des Volkes«. Kyphi besaß mit Sicherheit einschläfernde und narkotisierende Eigenschaften. Wir kennen die Zusammensetzung natürlich nicht genau, doch ist man sich einig, daß darin Gemeiner Kalmus*, Myrrhe, Wacholder, Mastix, Zimt, Kassie, Indische Narde, Cyperus (nicht Zypresse), Henna, Terebinthe und vielleicht Weihrauch sowie Safran enthalten waren. Eines der versiegelten Flakons, die man 1922 im Grab Tutenchamuns fand, enthielt eine Salbe, die noch nach 3300 Jahren einen wahrnehmbaren Duft verströmte.

Die alten Ägypter beeindrucken uns nicht nur wegen der Pyramiden, sondern auch mit ihren Einbalsamierungskünsten. Sie glaubten, daß der Mensch seinen Körper auch im Jenseits benötige, und setzten alles daran, diesen Leib zu erhalten und

*Falls Kyphi wirklich narkotisierend wirkte, dann wegen dieses Bestandteils. 75 Prozent des Kalmusöls besteht aus einer Substanz namens Acorin, die ein starkes Sedativum ist und Halluzinationen hervorrufen kann. Kalmusöl ist zudem hochgiftig und wird in der Aromatherapie nicht verwendet.

dem Verstorbenen alles mit ins Grab zu geben, was er im Totenreich brauchen würde. Viele innere Organe wurden entfernt und die Stellen mit Kassie und Myrrhe ausgefüllt. Man ließ den Leichnam ausbluten und entzog dem Körper alle weitere Flüssigkeit, indem man ihn in ein Natronbad legte. Nach etwa siebzig Tagen wurde dieser daraus entfernt, kosmetisch behandelt und in Hunderte von Metern lange Leinenstreifen gewickelt, welche mit Zedernholzöl und anderen aromatischen Essenzen getränkt waren.[5] Vor dem Begräbnis schmückte man den Leichnam mit Blumen, und die Zeremonie endete mit einem Bittgebet an den Gott Horus, den Toten durch eine Gabe seines göttlichen Parfüms zu ehren.

Die alten Ägypter entwickelten sich zu Meistern der Einbalsamierungskunst - eine Tatsache, die wiederum ein Licht auf die antiseptischen und »konservierenden« Eigenschaften aromatischer Substanzen wirft. Weihrauch ist eines der verschiedenen »verjüngenden« ätherischen Öle, die in der Aromatherapie verwendet werden, obwohl paradoxerweise gerade dieses von den Ägyptern nicht zur Einbalsamierung gebraucht wurde. Sie waren der Ansicht, daß Zedernholz unzerstörbar sei und alles konservieren könne, was davon umgeben war bzw. in Zedernholzöl getränkt wurde. Daher war Zedernholz sehr begehrt zum Bau von Tempeltüren und Gebrauchsgegenständen, beim Schiffbau (um das Leben der Seeleute zu schützen) ebenso wie zum Bau von Särgen. Man benutzte das Öl zur Einbalsamierung und bestrich damit Papyrusrollen, um diese vor Insekten zu schützen.[6] Heute schätzt man diese besondere Art von Zedernholzöl wegen seiner antiseptischen Eigenschaften und setzt es bei Atemwegs- und Blasenentzündungen sowie bei Tuberkulose und Ekzemen ein.

Die alten Ägypter schätzten Bäder und eine darauf folgende Massage sehr. Die wohlhabende Ägypterin zum Beispiel ließ sich nach dem Bad von Sklavinnen mit aromatischen Ölen massieren. Diese früheste Form der Aromatherapie diente der Entspannung, parfümierte den Körper und pflegte die Haut.

Zedernholzöl benutzte man dafür gern, doch gab es auch andere beliebte Öle wie Lilien-, Henna- oder Zimtöl. Im alten Griechenland kam »ägyptisches Parfüm« später sehr in Mode, ähnlich wie »französisches Parfüm« im modernen Europa ein begehrter Artikel war.

Griechenland und Rom

Die alten Griechen verfeinerten die Kunst der aromatischen Öle und Salben weiter und verwendeten sie zu kosmetischen und medizinischen Zwecken, aber auch wegen ihres Wohlgeruchs. Der Arzt Marestheus war vermutlich der erste, der erkannte, daß Blumen entweder anregende oder beruhigende Eigenschaften besitzen. Er bezeichnet Rose und Hyazinthe als erfrischend und belebend im Gegensatz zu Lilie und Narzisse, die als einschläfernd und ermattend geschildert werden. Heutzutage verwendet man in der Aromatherapie Narzissenöl gelegentlich wegen seiner sedierenden Eigenschaften. Die Griechen glaubten, daß ein Parfüm aus Weinblättern den Geist anregen würde, eines aus Veilchen dagegen oft die gegenteilige Wirkung habe und einen in Schlaf versetzen könne. Theophrast bemerkt folgendes zu den therapeutischen Eigenschaften von Parfümen: »Eingedenk der Eigenschaften ihrer Bestandteile ist es nur natürlich, daß Parfüms heilende Kräfte besitzen. Die Wirkung von Pflastern und sogenannten Breiumschlägen beweist dies, da diese Tumore und Abszesse auflösen und heilsam auf den Körper und seine inneren Teile einwirken.» Hier hat Theophrast einen der grundlegenden Sachverhalte der ganzheitlichen Aromatherapie beobachtet, nämlich daß *äußerlich* angewendete Öle auch auf die *inneren* Organe und Gewebe einwirken.

Im 1. Jahrhundert vor Christus schrieb Pedacius Dioscorides aus Anazarba in Sizilien eine großartige Abhandlung über Pflanzenheilkunde.[1] Sein Werk blieb über 1000 Jahre lang ein

Standardwerk der westlichen Medizin, von dem auch viel von unserem heutigen Wissen über Arzneipflanzen sich herleitet. Das Werk umfaßt fünf Abschnitte, darunter einen über aromatische Substanzen, der eine Fülle von Informationen über einfache sowie zusammengesetzte aromatische Essenzen enthält. Zahlreiche Mittel sind auch heute noch in der Aromatherapie gebräuchlich, z. B.:

Myrrhe »stärkt die Zähne und das Zahnfleisch« und ist »einschläfernd«.
Wacholder wird als »Diuretikum« (harntreibendes Mittel) beschrieben.
Majoran wird als »einschläfernd« bezeichnet.
Zypresse ist »für den Durchfall. Auch stillt sie Blutungen.«
Costuswurzel »fördert die Fleischeslust« (Aphrodisiakum).

Wie viele Aromatherapeuten bestätigen können, ist Majoran eines der stärksten Sedativa, Wacholder eines der besten harntreibenden Mittel, und die zusammenziehenden Eigenschaften der Zypresse machen sie zu einem sehr nützlichen Durchfallmittel. Costus ist zwar ein sehr wirksames Aphrodisiakum, wird aber heute gemieden, weil es zu heftigen allergischen Hautreaktionen führen kann. Ähnlich wie das Kyphi in Ägypten erfreuten sich im alten Griechenland viele aromatische Arzneimittelmischungen großer Beliebtheit. Die Mischung *Susinon* mit den Bestandteilen Lilie, Myrrhe, Kalmus und Kardamom wurde als Abführmittel und bei Scheideninfektionen angewendet. *Amarakinon* enthielt viele Ingredienzien, darunter Zimt, Myrrhe, Narde sowie Costuswurzel. Man verwendete es, um die Menstruation anzuregen und Hämorrhoiden zu behandeln, außerdem galt es als wirksam bei Blähungen, um »die Winde zu besänftigen und zu bändigen«. *Nardinon muron* oder Nardensalbe enthielt ebenfalls Myrrhe, Costuswurzel sowie Kardamom. Man setzte es ein bei Husten, Erkältungen und bei »Verlust der Stimme«. Die Aromatherapie hat zwar ihren Ursprung in Ägypten, doch waren es die Griechen, die diese

Kunst erheblich weiterentwickelten. Auch Dioscorides erwähnt Kyphi: »Kyphi ist ein Parfüm, welches den Göttern wohlgefällig ist: Die Priester in Ägypten verwenden es reichlich. Man mischt es auch mit Antidoten (Gegenmitteln) und gibt es Asthmatikern in Getränken.« Da Kyphi eine beruhigende Wirkung hatte konnte es Panikzustände mildern, und seine zahlreichen krampflösenden Bestandteile mögen sehr wohl in der Lage gewesen sein, die Spasmen eines Asthmaanfalls zu lindern.

Einer besonderen Wacholderart schreibt Dioscorides zahlreiche positive Eigenschaften zu, und zwar dem *Juniperus phoenicea*. Sein Öl vernichtete Würmer, Läuse sowie Mücken, es tötete außerdem Würmer in den Ohren und »macht ihrem Lärm und Gezisch ein Ende«. Am interessantesten ist folgende Eigenschaft: »Bestreicht man vor der Vereinigung die Genitalien damit, kommt es zu keiner Empfängnis.« So wurde das Öl dieser Wacholderart vor 2000 Jahren als Verhütungsmittel benutzt.*

Der Bedarf an aromatischen Substanzen war in der Antike sehr groß. So schreibt ein griechischer Autor: »Das Beste für die Gesundheit ist das Einatmen von Wohlgerüchen.« Man kaute Myrrhe, um den »stinkenden Atem« zu bekämpfen, und nahm *Kankamon*, eine aromatische Holzart, von der es hieß: »Sie hat die Macht, dicke Körper schlank zu machen.« In Rom gingen die *Hetairi*, die Prostituierten, aber auch viele Kaiser, verschwenderisch mit aromatischen Stoffen um. Caligula gab ein Vermögen für Duftsalben aus und war überzeugt, daß aromatische Bäder seinen von sexuellen Ausschweifungen geschwächten Körper wiederherstellen könnten. Griechen und Römer glaubten auch, daß aromatische Substanzen die narkotische Wirkung des Alkohols mildern und vor Katerzuständen schüt-

*Versuchen Sie aber nicht, gewöhnliches Wacholderöl als Verhütungsmittel zu benutzen; es ist unwirksam und erzeugt eine unangenehme Reizung.

zen könnten*. Deshalb würzte man Wein mit Myrrhe, Veilchen und Rosen, und stets waren bei den sagenhaften Festgelagen und Orgien reichlich Rosen sowie Rosengerichte zu finden.

Hippokrates lebte vor etwa 2500 Jahren, rund 500 Jahre vor Dioscorides. In den *Aphorismen*[8] macht er eine seiner seltenen Bemerkungen über aromatische Substanzen: »Aromatische Bäder sind gut bei der Behandlung von Frauenleiden.« Er schätzte Massage: »Der Arzt sollte in vielen Dingen erfahren sein, ganz gewiß aber im Reiben ... Denn Reiben kann ein Gelenk festigen, das zu locker ist, und eines lockern, welches zu steif ist.« Oft wird Hippokrates als Ahnherr der Medizin apostrophiert, noch zutreffender wäre es, ihn als geistigen Vater der ganzheitlichen Medizin zu bezeichnen. Rund 300 Jahre nach ihm lebte ein griechischer Arzt, der unserem Konzept der Aromatherapie wahrscheinlich noch näher kam als Hippokrates oder Dioscorides: Asklepiades war ein großer Anhänger der Massage. Ihm wird sogar die Erfindung dieser Kunst zugeschrieben, obwohl man sie natürlich schon lange vor seiner Zeit ausübte. Er arbeitete sowohl in Griechenland als auch in Rom, war ein enger Freund Ciceros und vertrat einige ungewöhnliche Ansichten über die Kunst des Heilens. Er glaubte an sanfte Heilmethoden und lehnte die exzessive Anwendung von Abführmitteln und Klistieren ab, die zu seiner Zeit weit verbreitet war. Statt dessen berief er sich auf die beruhigende und heilsame Wirkung von Massage, Musik und Wohlgerüchen und schrieb auch Weinbädern heilende Eigenschaften zu.

*Heute wissen wir, daß Rosenöl eine besondere Heilwirkung auf die Leber ausübt und somit durchaus die Folgen von überreichlichem Alkoholgenuß mildern kann.

China

Möglicherweise gab es bei den alten Kulturen Indiens und Chinas zur selben Zeit wie im alten Ägypten ebenfalls eine eigene Form der Aromatherapie. Man hat Spuren hochentwikkelter Ansiedlungen in bestimmten Regionen des Mittleren und Fernen Ostens entdeckt, die 3000 Jahre zurückgehen. Man weiß, daß die Chinesen, die vor 5000 Jahren am Gelben Fluß lebten, Kalmuswurzeln und Beifußblätter zu Hygienezwecken verwendeten. Sie brannten auch aromatische Hölzer und Kräuter als Räucherwerk zu Ehren ihrer Götter und ihrer Ahnen ab. Schon in dieser Frühzeit waren aromatische Kräuter und Massage in China bekannt, daher können wir die Vermutung wagen, daß sie das Auszugsverfahren ebenfalls entdeckten und wie die alten Ägypter beides kombinierten.

Nach der Überlieferung haben drei legendäre Kaiser die Heilkunst in China begründet: Huang Ti, Shen Nung und Fu Hsi. Der älteste überlieferte medizinische Text in China ist Shen Nungs *Kräuterbuch*. Dieses um 2700 v. Chr. erschienene Werk ist mit Dioscorides' *Opus Magnum* vergleichbar und enthält Informationen zu 365 Pflanzen einschließlich Ginseng (Ginseng besitzt ein interessantes ätherisches Öl, das aber nicht kommerziell gewonnen wird). Auch Kaiser Huang Ti verfaßte ein bedeutendes Werk, das *Huang Ti Nei Ching Su Wen*. Es wurde ins Deutsche übersetzt und trägt den Titel »*Des Gelben Kaisers Abhandlung über innere Medizin*«. Das Original entstand um 2650 v. Chr. und enthält einige Bemerkungen zur Massage wie etwa folgende: »Wenn ein Körper häufig erschreckt wird, stockt der Blutkreislauf in den Arterien und Venen, und eine Krankheit entwickelt sich aus einer Taubheit und Gefühllosigkeit. Um diesen Zustand zu heilen, benutzt man Massage und Heilmittel, welche man aus dem Bodensatz des Weines herstellt.«* Das klingt im ersten Teil fast wie die Beschreibung

*Es gibt ein ätherisches Öl aus dem Bodensatz des Weines: *Kognaköl*.

eines Streßzustands, auch wenn der Hinweis auf *Taubheit* bemerkenswert ist, weil der Verfasser sich an anderer Stelle auf Massage als die geeignete Behandlungsmethode bei »vollständiger Lähmung und Erkältungen sowie Fieber« bezieht. Massage ist die traditionelle und naheliegende Heilanwendung bei Taubheitsgefühlen oder Lähmungen.

Huang Tis Werk liest sich ein wenig wie die Offenbarung des Johannes. Es klingt unendlich weise und wahr und mystisch, aber niemand wird behaupten können, daß er alles versteht. Es bildet weitgehend die Grundlage für die Akupunktur, wenn auch die Belehrungen eher philosophischer als praktischer Natur sind. Auch dieses Buch ist ein starker Hinweis auf ein noch älteres Wissen. Ein so komplexes System wie das der Akupunktur kann nur von einer sehr hoch entwickelten und erleuchteten Zivilisation geschaffen worden sein. Es gibt keinen Zweifel an der Wirksamkeit der Akupunktur, und man hat die Existenz der Meridiane und Akupunkturpunkte inzwischen nachgewiesen.

Huang Tis Werk kann deshalb als weiterer Beweis für die Richtigkeit von Noorbergens These von der Existenz einer hochentwickelten Zivilisation gelten, die vor rund 5000 Jahren unterging, fast ohne Spuren zu hinterlassen.

Indien

Der *Ayurweda* ist die älteste Heilkunst Indiens und bedeutet »das Wissen um die Langlebigkeit«. Niemand kennt sein genaues Alter, doch wird der Ayurweda seit mindestens 3000 Jahren praktiziert und ist auch heute noch in Indien sehr verbreitet. Die aromatische Massage spielt im Ayurweda eine sehr wichtige Rolle. Manchmal kommen ätherische Öle zur Anwendung, besonders das leicht erhältliche Sandelholzöl, das schon in den ältesten ayurwedischen Texten Erwähnung findet. Noch häufiger ist der Gebrauch von Auszugsölen, die aus einheimischen

Heilpflanzen hergestellt werden. Wahrscheinlich hat kaum einer der ayurwedischen Heiler schon einmal von der Aromatherapie gehört, und doch praktizieren sie auf ihre Weise genau dieses Heilverfahren. Verschiedene aromatische Kräuter und Hölzer werden ausgewählt, um ein Auszugsöl für die jeweilige Störung zu gewinnen, welches dann von Massagetherapeuten meist in einer Ganzkörpermassage angewendet wird. Verschiedene Techniken sind gebräuchlich, am häufigsten ist eine relativ kraftvolle Massage des weichen Gewebes. Durch dieses Heilverfahren sollen schon viele Menschen geheilt worden sein, denen die Schulmedizin nicht helfen konnte.

Auch Druckpunktmassage ist in Indien noch gebräuchlich, der aber in der traditionellen ayurwedischen Therapie mehr Bedeutung zugemessen wurde. Eine weitverbreitete Technik namens *Maarma* kannte mehr als 100 Punkte auf der Haut, die man massieren mußte.

Der Mittlere Osten

Die Erfindung des Destillationsverfahrens wird den Persern zugeschrieben, genauer gesagt dem Arzt und Alchimisten Ibn Sina, dem Westen als Avicenna bekannt (980-1037).[10] Duftwässer waren dort seit Hunderten von Jahren gebräuchlich, im 9. Jahrhundert gewann man sie durch ein primitives Destillierverfahren. Am beliebtesten war bei weitem das Rosenöl, das die Perser nach China, Indien und Europa ausführten. Man verwendete es zu medizinischen und kulinarischen Zwecken und benutzte es bei festlichen Gelagen, wo man die Finger damit befeuchtete oder die Gäste damit besprengte. Heute ist Rosenöl im Mittleren Osten beliebt wie eh und je und wird noch immer für die gleichen Zwecke verwendet.

Die Destillation wurde nicht von einer Einzelperson erfunden, sie entwickelte sich vielmehr im Lauf von rund 100 Jahren.

Das Verfahren läßt sich zur Gewinnung aromatischer Duftwässer wie auch ätherischer Öle einsetzen. Es war Avicenna, der es weiterentwickelte und verfeinerte und die Gewinnung des reinen ätherischen Öls möglich machte. Er soll seine ersten erfolgreichen Destillationen mit der *Rosa centifolia* gemacht haben. Diese neue Entwicklung führte zu einer noch größeren Nachfrage nach Rosenwasser und den »Wohlgerüchen Arabiens«. Die Araber machten in dieser Zeit große Fortschritte auf dem Gebiet der Chemie und entdeckten auch das Verfahren der Alkoholherstellung. Dadurch und durch die ätherischen Öle wurde es erstmals möglich, Parfüme ohne eine schwere Ölbasis herzustellen. Nicht nur aus Rosen, sondern auch aus Veilchen, Lilien, Narzissen und Lotosblüten wurde nun Parfüm gewonnen. Im 13. Jahrhundert entwickelte sich Damaskus zu einem Zentrum der Rosenwasserproduktion, wobei man eine neue Züchtung benutzte, der die Stadt ihren Namen gegeben hatte: Die Damaszener Rose (Rosa damascena).

Das Interesse an einer medizinischen Anwendung der ätherischen Öle war relativ gering, und doch wurde damals die moderne Aromatherapie geboren. Avicenna gehört wie Hippokrates und Dioscorides zu den hervorragendsten Ärzten der Vergangenheit. Man nannte ihn später den »Fürst unter den Ärzten« und verglich sein Genie mit dem Goethes und Leonardos. Im Laufe seines Wanderlebens brachte er es zum obersten Hofarzt und verfaßte fast 100 Bücher. Als sein wichtigstes Buch gilt *Al Q'anuna* oder *Kanon der Medizin*, das noch 500 Jahre nach seinem Tode als Standardwerk galt. Das Buch läßt sich mit der Arbeit des Gelben Kaisers vergleichen, es trägt philosophische und mystische Züge und ist von zeitloser Weisheit. In der »Materia Medica« schreibt er über viele ätherische Öle, darunter solche aus Zimt, Koriander, Nelke, Anis, Dill, Kamille, Wacholder sowie Pfefferminze.

Avicenna war kein großer Anhänger der Massage, doch empfahl er sie in einigen besonderen Fällen: vor Leibesübungen, gegen die darauffolgende Mattigkeit, zur Regulierung des

Körpergewichts (verschiedene Massagetechniken zum Ab- bzw. Zunehmen), zur Tonisierung des Körpers sowie zur Behandlung von Kleinkindern und sehr alten Menschen. Zur Massage nach dem Sport schreibt er: »Wiederherstellende Reibung. Diese bewirkt Erholung. Durch sie wird erschöpfte Substanz aus den Muskeln ausgeschieden. Die Massage bewirkt eine Auflösung dieser Substanzen und vertreibt Erschöpfung. Sie sollte sanft und angenehm sein und wird am besten in Verbindung mit Ölen oder Duftsalben durchgeführt.«[11] Wir wissen heute, daß eine Massage tatsächlich dazu beiträgt, gewisse chemische Substanzen wie z. B. die Milchsäure aufzulösen, die sich während der sportlichen Betätigung im Muskelgewebe bildet. Avicenna empfahl auch den Gebrauch von erwärmenden Mitteln in Verbindung mit Massage. Dazu gehören die ätherischen Öle von Dill, Kamille und Weide. Zur Gewichtsreduzierung verschrieb er eine Therapie, die Bäder, Diät und eine Massage mit einem Auszugsöl aus wilder Gurke, Enzian, Baldrianwurzel, Osterluzei sowie Tausendgüldenkraut einschloß. Statt dessen wurde auch eine Salbe auf der Basis von Dillöl eingesetzt.

Europa

Zweifellos haben die Europäer schon in frühesten Zeiten medizinischen Gebrauch von Pflanzen gemacht. Ob Auszugsöle und ihre heilenden Eigenschaften schon vor der Eroberung durch die Römer im 1. nachchristlichen Jahrhundert bekannt waren, ist ungewiß, da es dafür keine überlieferten Zeugnisse gibt. Der Niedergang des Römischen Reiches brachte einen allgemeinen Verfall der europäischen Zivilisation mit sich, und so geriet der Großteil des römischen »aromatherapeutischen Wissens« eine Zeitlang in Vergessenheit.

Im »finsteren« Mittelalter wurden die Sachsen in England von dänischen Invasionen, aber auch von düsteren Erzählungen von bösen Mächten, Trollen und Geistern heimgesucht. Eleanor Sinclair Rohde fängt diese Stimmung in ihrem Buch *The Old English Herbals* suggestiv ein: »Ein finsterer Schrecken brütete über dem pfadlosen Heideland, die dunklen Tümpel wurden von Wasserelfen bewohnt. Die Menschen erblickten abstoßende Moorgeister in den treibenden Nebelschwaden, den heftigen Schnee- und Hagelstürmen ... die schleichenden Dämonen der Einöde.«[12] Die Sachsen waren Christen, doch wurden sie noch von Aberglauben und Vorstellungen aus keltischen und noch älteren Zeiten beherrscht.

Das früheste sächsische Kräuterbuch ist das *Leech Book of Bald* aus dem Jahr 900. Alle Bücher waren damals handschriftlich und auf lateinisch verfaßt, und nur wenige Menschen konnten sie lesen. Im 12. und 13. Jahrhundert begann man, die Werke des Dioscorides und anderer früher Autoren in lateinischen Übertragungen erneut zu studieren. Ansätze zu einem Neubeginn gab es dann im 14. Jahrhundert: Es erschienen erstmals Bücher in englischer Sprache, die gelegentlich Auszugsöle erwähnten. Im 15. Jahrhundert wurde schließlich das erste zusammenhängende Werk über Auszugsöle verfaßt. Sein Autor ist unbekannt, sein schlichter Titel lautet *An Herbal.* Im Vorwort heißt es sinngemäß: »Wir beschreiben hier die Zubereitung von Ölen aus verschiedenen Kräutern zur Heilung von Krankheiten und beginnen mit dem Lorbeeröl.«*

Auszugsöl aus Efeubeeren wird bei Gicht empfohlen, Wacholderöl bei Fieber und Nierenschmerzen sowie Bilsenkraut zur Schlafförderung. Viele der in diesem und anderen Büchern beschriebenen Öle waren hilfreich bei Arthritis, Gicht, Muskelschmerzen, entzündeten Wunden sowie bei Empfängnis und Geburt. Man gewinnt bei der Lektüre dieser Werke den Eindruck, daß deren Verfasser um vieles unwissender waren als die berühmten griechischen und persischen Ärzte, die von den Europäern nun sehr verehrt wurden.

*Dieses sowie andere Öle aus diesem Buch werden in *Aromatherapie - Heilung durch Duftstoffe* - vorgestellt.[13]

Das 16. Jahrhundert

Um die Wende zu diesem Jahrhundert erschienen die ersten gedruckten Bücher und leiteten ein neues Zeitalter ein. Königin Elisabeth I. bestieg den Thron, Sir Francis Drake besiegte die spanische Armada, die erste Pestwelle suchte Europa heim, und man parfümierte sich, anstatt sich zu waschen.

Man badete kaum, und auch die Kleider wurden selten gereinigt, was den Bedarf an Parfümstoffen enorm steigerte. Diese wurden oft in Pulverform angeboten, aber auch von Duftwässern und Parfüms auf Alkoholbasis wurde reichlich Gebrauch gemacht. Das »Streuen von Kräutern« war weit verbreitet. Man streute sie wegen ihrer desinfizierenden und aromatischen Eigenschaften auf den Boden und trat darauf. Am meisten geschätzt waren hierfür Lavendel, Kamille, Basilikum, Melisse und Thymian. Auch Wiesen, mit Kamille bewachsen, waren beliebt: »denn wiewohl die Kamille, je mehr sie getreten wird, um so schneller wächst, so wird doch die Jugend, je mehr man sie verschwendet, um so schneller abgenutzt« (Shakespeare, *König Heinrich VI., 1. Teil*, 2. Akt, 4. Szene, nach der Schlegel-Tieckschen Übersetzung).

In diesem Jahrhundert machte die Aromatherapie in Deutschland einen Riesenschritt vorwärts in ihrer Entwicklung. Es war der erste echte Fortschritt nach Avicenna, und ist einem Mann namens Hieronymus Braunschweig (im folgenden: H. B.) zu verdanken. Er war Arzt und verfaßte Bücher über Destillierverfahren sowie einige über Chirurgie. Sein erstes Werk wurde 1519 veröffentlicht, das letzte mit dem Titel *New Vollkomen Destillierbuch* erschien im Jahre 1597.[14] Es enthält die Beschreibung von 25 ätherischen Ölen, darunter die von Rosmarin, Lavendel, Nelke, Zimt, Myrrhe sowie Muskat. Einen weiteren Beitrag zur Entwicklung der Aromatherapie leisteten Conrad Gesner und der Straßburger Arzt Ryff, dessen *Neu Gross Destillierbuch* 1545 veröffentlichte, wurde.[15] Die zweite offizielle Nürnberger Auflage des *Dispensatorium Valerii Cordi* aus dem

Jahre 1592 listet 61 destillierte ätherische Öle auf. In seinem *Kräuterbuch*[16] betont Lonicer (1550) den medizinischen Wert von »vielen wunderbaren und wirkungsvollen Ölen aus Gewürzen und Sämereien«.

H. B. spricht in seinem Hauptwerk über *balsamisches Öl*, doch bin ich mir nicht darüber im klaren, um welches Öl es sich handelt. Er zählt seine vielfältigen Anwendungsgebiete auf, darunter Schlangen- und Skorpionbisse, Kopfschmerzen sowie Fieber. Myrrheöl wird bei Erkältungen, zur Wundbehandlung und bei Schlaflosigkeit empfohlen, und Safran soll beim Trinken für einen klaren Kopf sorgen. Man rieb sich den Kopf mit Safranöl ein, wenn man verkatert war, oder massierte bei Herzbeschwerden die Brust damit. Dieses faszinierende Werk erwähnt auch, wahrscheinlich erstmals nach Avicenna, die innerliche Anwendung ätherischer Öle. Zahlreiche Bücher über Destillationsverfahren erschienen in diesem Jahrhundert vor allem in Deutschland, das das Zentrum dieser aromatherapeutischen Renaissance war. Diese Werke nahmen auch oft Bezug zu alchimistischen Praktiken. Die Alchimie war damals weit verbreitet, und die Destillation aller möglichen Stoffe war bei ihren Anhängern auf deren Suche nach der Grundmaterie, der »prima materia«, ein sehr beliebtes Verfahren.

Conrad Gesner schreibt in seinem 1559 veröffentlichten Werk *The Treasure of Euonymus*[17] über die Eigenschaft der ätherischen Öle, »die Lebenskräfte zu erhalten und das Leben zu verlängern«. Seine Aufzählung der Eigenschaften des Rosmarinöls ist bemerkenswert scharfsinnig: »Rosmarinöl stärkt Herz, Gehirn, Sehnen (Muskeln) sowie den ganzen Körper ... Gelähmte Gliedmaßen vermag es zu erhitzen und manchmal zu heilen. Fisteln und Krebsgeschwüre, die keinem anderen Mittel weichen, heilt das Öl ganz.« Gesner war Schweizer, kannte wahrscheinlich H. B. und blieb sein Leben lang mit William Turner befreundet, einem berühmten englischen Pflanzenheilkundigen und Botaniker. Leider fiel er trotz seiner Kenntnisse in der Aromatherapie der ersten europäischen Pestwelle im

Jahr 1563 zum Opfer. Einige der wichtigen deutschen Veröffentlichungen wurden ins Englische übersetzt, gewannen jedoch erst im nächsten Jahrhundert an Einfluß. In *The Castel of Helth*[18] gibt uns Sir Thomas Eyot Knyght die amüsante Beschreibung einer kreislaufanregenden Massage: »... sie reiben sich zuerst langsam und dann schneller werdend die Brust und Seiten abwärts und danach über Kreuz ein, wobei sie Magen und Bauch auslassen, und befehlen dann ihren Dienern, ein Gleiches an Schultern und Rücken zu tun«. Knyght stellt fest, daß die Auszugsöle aus griechischer und römischer Überlieferung nur mit wenigen Ausnahmen benutzt werden. Man gewinnt den Eindruck, daß Massageanwendungen selten und ihr großer Nutzen wenig bekannt waren.

19 Jahre vor Braunschweigs *New Vollkomen Destillierbuch* war ein wichtiges pflanzenheilkundliches Werk in China erschienen. Das *Pen Ts'ao* oder *Materia Medica* des Li Shih-Chen war die Summe einer 26jährigen Forschungs- und Schreibtätigkeit und behandelte an die 2000 Kräuter. 20 ätherische Öle werden beschrieben, darunter folgende:

Rosenessenz galt als gut für die Leber, den Magen und das Blut und wurde als Antidepressivum eingesetzt.

Jasminessenz wurde zur Tonisierung aller Körperorgane verwendet.

Die *Essenz der weißen Lotusblüte* war ein Heilmittel gegen Husten und bei Abhusten von Blut aus der Lunge.

Kamillenessenz verordnete man bei Kopfschmerzen, Schwindelgefühl und Erkältungen.

Ingweressenz verschrieb man bei schleimigem Husten und Malaria.

Viele dieser Aussagen, insbesondere die über Rosenöl, haben heute noch in der Aromatherapie Gültigkeit. Das Destillationsverfahren wurde erst relativ spät in China eingeführt, doch wie man sieht, zögerten die Chinesen nicht, die Aromatherapie in ihre traditionelle Pflanzenheilkunde zu integrieren.

Das 17. Jahrhundert

Dies war das »goldene Zeitalter« für die englischen Pflanzenheilkundigen, unter ihnen so hervorragende Gelehrte wie Nicholas Culpepper, John Parkinson sowie John Gerarde. Die Pest wütete schlimmer als je zuvor und kam erst mit dem großen Brand von London 1666 zum Stillstand. Es war die Zeit der Seuchen, Pomander (mit Gewürzen und ätherischen Ölen gefüllte Duftkugeln, die man bei sich trug) und Parfüms, obwohl vereinzelte unabhängige Geister sich wieder auf die Wohltat eines Bades besannen. Ätherische Öle wurden in der Pflanzenheilkunde sowie bei den Ärzten immer gebräuchlicher. Der Deutsche J. J. Wecker schrieb 1616: »Bei Parfüms haben wir es gewiß mit zusammengesetzten Arzneien zu tun, die, ohne erhitzt werden zu müssen, eine Wirkung auf den Geist ausüben und auch alle üblen Gerüche und Krankheitserreger vernichten, die uns in der Luft umgeben.« Dies ist eine tiefe Erkenntnis für die damalige Zeit; der starke Bezug zur Aromatherapie liegt darin, daß alle Parfüms damals aus natürlichen ätherischen Ölen hergestellt wurden.

Das erste populäre Parfüm, »Ungarisches Wasser« mit Namen, war 1370 kreiert worden. Es basierte auf Rosmarinöl, und man schrieb ihm zahlreiche heilende Eigenschaften zu. Seit dieser Zeit standen aromatische Duftwässer in starkem Gebrauch, von denen viele in Klöstern hergestellt wurden. Karmeliterbalsam zum Beispiel wurde von Karmelitermönchen aus Zitronenbalsam (Melisse) und anderen Kräutern gewonnen und auch als Heilmittel bei zahlreichen inneren und äußeren Erkrankungen verwendet. Ein anderes volkstümliches »Parfüm-Heilmittel« dieser Zeit namens *Aqua mirabilis* oder »Wunderwasser« wurde als Allheilmittel gebraucht. Ein 1681 veröffentlichtes Buch mit arzneilichen Rezepturen sagt über *Aqua mirabilis*: »Es duldet nicht, daß Hitze den Körper verzehre noch daß Melancholie oder Trägheit die Oberhand gewinne. Es vertreibt Rheuma, sorgt für eine gute Gesichtsfarbe, erhält das gute Aussehen und sorgt für ein gutes Gedächtnis.« Die zweite Pestwelle hatte England 1603 heimgesucht und verebbte erst 1666 mit dem Großbrand von London. Die Menschen waren so verängstigt, daß Heilmittel noch jahrzehntelang als Vorbeugung gegen den Schwarzen Tod angepriesen wurden. Man probierte viele Mittel aus, doch aromatische Substanzen waren am beliebtesten und am weitesten verbreitet. Es wird behauptet, daß die Parfümeure damals gegen die Pest immun waren, da sie ständig von ätherischen Ölen umgeben waren. Ein Arzt empfahl »Substanzen, welche feinen Schwefel absondern, wie aromatische Drogen und Harze«. Zu diesen zählte er Benzoe, Styrax, Weihrauch sowie alle aromatischen Hölzer und Wurzeln. Meister Alexis von Piémont, ein zu seiner Zeit wohlbekannter Alchimist, gab ein Buch zur Pestprophylaxe heraus: »Ein sehr gutes Mittel gegen die Pest erhält man, wenn man Mastix, Chypre, Weihrauch, Muskatblüte, Wermut, Myrrhe, Aloe, Moschus, Ambra, Muskatnüsse, Myrte, Lorbeeren, Rosmarin, Salbei, Rose, Holunder, Nelken, Wacholder, Weinraute und Pech nimmt. Diese Ingredienzen mische und zerstampfe man und räuchere damit die Räume.« Dieses Rezept basiert ganz offensichtlich auf der Annahme, daß die Wahrscheinlichkeit eines Erfolgs mit der Anzahl der verwendeten aromatischen Substanzen steigt, eine Theorie, die im 18. Jahrhundert noch extremere Formen annahm. Zahlreiche weitere Mittel wurden vorgeschlagen und auch angewendet, um dieses schreckliche Übel zu bekämpfen, wozu Knoblauchzehen, Riechbälle aus aromatischen Substanzen sowie Pomander gehörten, die man mit sich trug oder in den Räumen aufhängte. Wir alle kennen die antiseptischen Eigenschaften ätherischer Öle, und tatsächlich stand den Menschen im 17. Jahrhundert kein anderer Ausweg zur Verfügung. Wir können nicht beurteilen, wie effektiv die zahlreichen aromatischen Essenzen tatsächlich waren, doch ist es wahrscheinlich, daß viele Menschenleben dadurch gerettet wurden.

Im 17. Jahrhundert hatten sich die ätherischen Öle als

kleiner, aber integrierter Bestandteil der Pflanzenheilkunde etabliert. So schreibt Culpepper (1653)[20] über Rosmarin: »Das chemische (ätherische) Öl seiner Blätter und Blüten ist ein überragendes Heilmittel ... Man bestreiche die Schläfen und Nasenlöcher mit zwei oder drei Tropfen davon bei allen Krankheiten des Kopfes und des Gehirns; für innere Leiden nehme man fallweise ein, zwei oder drei Tropfen; doch große Sorgfalt muß aufgewendet werden, da die Wirkung sehr schnell und durchdringend ist.« Der Engländer John Pechey veröffentlichte 1694[21] eine Pflanzenheilkunde, in der er sich noch begeisterter als Culpepper über die Vorteile der ätherischen Öle ausläßt. Über Nelkenöl schreibt er: »Destilliertes Nelkenöl eignet sich zur innerlichen und äußeren Anwendung. Ein damit getränkter Wattebausch lindert Zahnschmerzen. Es hilft auch bei bösartigen Fiebern und der Pest. Hier nimmt man zwei oder drei Tropfen in Balsamwasser oder einem geeigneten alkoholischen Getränk.«

Diese Buchauszüge zeigen, daß ätherische Öle damals bereits bei zahlreichen inneren und äußeren Erkrankungen angewendet wurden. Sie wurden vorwiegend von Pflanzenheilkundigen, aber auch von Ärzten verschrieben - ein Trend, der sich bis zum Ende des 19. Jahrhunderts fortsetzen sollte. Sie waren immer noch sehr viel weniger gebräuchlich als Heilkräuter, doch man hatte Dosierungsvorschriften entwickelt, die Notwendigkeit der Verdünnung sowie einer passenden Trägersubstanz bei innerlichen Anwendungen erkannt und war mit vielen ihrer heilenden Eigenschaften wohlvertraut. Die Aromatherapie hatte einen langen Weg seit dem finsteren und abergläubischen Mittelalter zurückgelegt, wenn sie auch noch keine eigenständige Identität besaß und nur in seltenen Ausnahmefällen in Verbindung mit Massage zum Einsatz kam.

Das 18. Jahrhundert

Im 18. Jahrhundert benutzten praktisch alle Pflanzenheilkundigen ätherische Öle, und auch die Ärzte machten immer mehr Gebrauch davon. Der Beruf des Apothekers, des Vorläufers des heutigen Pharmakologen, entwickelte sich aus dem des Arztgehilfen, der die Mittel für den Arzt zubereitete. Während des 16. Jahrhunderts hatten sich die Apotheker selbstständig gemacht und eigene Läden eröffnet, wo das Publikum direkt Arzneien kaufen konnte. Jeder Apotheker besaß seinen eigenen Destillierapparat zur Gewinnung von ätherischen Ölen und aromatischen Duftwässern. Diese Duftwässer waren in der Vergangenheit auch zur Zubereitung magischer Öle für okkulte Zwecke gefragt gewesen. Dies hatte (und hat auch heute) eine ernst zu nehmende Seite, führte aber auch dazu, daß die Nachfrage nach Liebestränken aus der Apotheke zunahm. Diese bestanden zum großen Teil aus aromatischen Ölen und Duftwässern.

Auch die Alchimisten schworen auf das Destillationsverfahren. Die Verbindung zwischen Destillation und Alchimie war in der Tat derart eng, daß viele Menschen, die über erstere schrieben oder damit arbeiteten, wie selbstverständlich als Alchimisten bezeichnet wurden. Die Unterscheidung zwischen Pflanzenheilkundigen, Apothekern und Alchemisten war oft ungenau.

Die Alchimisten galten allgemein als außerordentliche Optimisten, da sie sich unermüdlich auf der Suche nach dem sagenhaften »Stein der Weisen«, der jedes Metall in Gold verwandeln würde, und nach dem »Lebenselixier« befanden. Unermüdlich benutzten sie das Destillationsverfahren nicht nur für Pflanzen, sondern auch für alle möglichen anderen Substanzen. Das ganze Verfahren wurde bei ihnen zu einem komplexen, mystischen Ereignis, und nicht selten jagte sich einer von ihnen in seinem fanatischen Erkenntniseifer selbst in die Luft. Und doch verdanken wir vielen der frühen Alchimisten (Chemiker im heutigen Wortsinn gab es damals noch nicht) bedeutende chemische Erkenntnisse. Paracelsus, der im 17. Jahrhundert lebte, gilt als der erste Gelehrte, der das Interesse auf chemische Stoffe als Arzneimittel lenkte.[22] Dies führte ab 1650 zu einer allmählichen Spaltung zwischen Ärzten, die immer häufiger chemische Arzneimittel verwendeten, einerseits und Heilkundigen andererseits, die den pflanzlichen Heilmitteln treu blieben. Die Pflanzenheilkunde geriet allmählich in Verruf, was beschleunigt wurde durch die nunmehr verpönte Verbindung zwischen ihr und der Astrologie - wir befinden uns im Zeitalter der Aufklärung. Beide Gruppen verwendeten jedoch weiterhin ätherische Öle.

Das 19. Jahrhundert

In diesem Jahrhundert setzte sich der Mediziner als Hausarzt durch, der trotz der schlechten Verkehrsbedingungen neben seiner Praxis eine rege Besuchstätigkeit entfaltete. In dieser Zeit entstand die »Arzttasche«, die alle Standardmittel einschließlich einiger ätherischer Öle enthielt. William Whitlas *Materia Medica*[22] aus dem Jahr 1882 umfaßt 22 offizinelle, d. h. als Heilmittel anerkannte, sowie 3 nicht offizinelle ätherische Öle. Zu ersteren zählten Kamille, Zimt, Fenchel, Wacholder, Lorbeer, Rosmarin sowie Thymian. Die Ärzte verwendeten ätherische Öle wohl regelmäßig, aber in geringem Umfang, und konnten sich nie so recht dafür erwärmen. Sie hielten sich lieber an chemische Arzneien und ersetzten ätherische Öle allmählich durch »verläßlichere« Mittel. Dies geschah paradoxerweise zu einer Zeit, als erste ernst zu nehmende wissenschaftliche Analysen und Versuche mit ätherischen Ölen durchgeführt wurden.

Ätherische Öle waren sowohl von Pflanzenheilkundigen als auch Ärzten immer weniger benutzt worden, als in der Mitte des 19. Jahrhunderts ein Gerücht das Interesse daran wieder aufflammen ließ. Jemand wies darauf hin, daß Tuberkulose in den

Blumenanbaugebieten Frankreichs kaum vorkam. Damals war Tuberkulose weit verbreitet, und es gab vor allem im Süden Frankreichs ausgedehnte (heute leider verschwundene) Blumenfelder, die die wachsende Duftölindustrie versorgten. Man bemerkte auch, daß die Arbeiter dort frei waren von Erkrankungen der Atemwege, und führte diese Tatsache auf die ätherischen Öle dieser Blumen zurück. So kam es 1887 zur ersten überlieferten Laboruntersuchung der antibakteriellen Eigenschaften ätherischer Öle. Die Rolle, die Mikroorganismen bei Krankheiten spielen, war erst sieben Jahre zuvor entdeckt worden.

Studien von Chamberland 1887[24] in Paris und von Cadeac und Meunier 1888 kamen zu dem ähnlichen Ergebnis, daß die Mikroorganismen der Rotzkrankheit und des Gelbfiebers leicht durch ätherische Öle unschädlich gemacht würden. Dabei zeigten Zimt, Thymian, Lavendel, Wacholder, Sandelholz und Zedernholz die größte Wirkung. Seitdem wurden unzählige Untersuchungen über die antibakteriellen und antimykotischen Eigenschaften ätherischer Öle durchgeführt. Es ist ein weites Feld, auf das ich hier nicht eingehen kann. Verwunderlich ist dabei, daß ihr Gebrauch stetig abnahm, obwohl durch eine wachsende Zahl von Untersuchungen die Wirksamkeit der Öle nachgewiesen werden konnte. In den 40er Jahren unseres Jahrhunderts wurden sie fast nur noch als Aromastoffe für Arzneien verwendet. Laboruntersuchungen haben ihre Nachteile, deshalb haben Aromatherapeuten in Frankreich ein neues Verfahren entwickelt, das *Aromatogramm* (siehe Seite 93).

Das 20. Jahrhundert

Die Aromatherapie ist aber nicht nur auf Laborergebnisse angewiesen. So schrieb der englische Arzt W. Minchin 1918 in einem Artikel für die Fachzeitschrift *The Practitioner*: »Wahrscheinlich gibt es kein wirkungsvolleres Mittel in unserer Pharmakopöe (amtliches Arzneibuch. d. Übers.) als *Oleum alii* (Knoblauchöl), das aktive Prinzip des Knoblauchs; und doch ist kaum ein Mittel bei den Kollegen so wenig bekannt.» Minchin hatte fast zwanzig Jahre lang damit experimentiert und seine Wirksamkeit bei der Behandlung von Tbc, Lupus und besonders Diphtherie erprobt, die wie Tbc, häufig tödlich verlief. Er stellte fest, daß Knoblauchöl im Gegensatz zu anderen antiseptischen Substanzen völlig unschädlich für das Körpergewebe war. In seinem Artikel zitiert der Arzt auch einen klinischen Versuch, der am Metropolitan Hospital in New York durchgeführt worden war. Dort hatte man an 1082 Tbc-Patienten zwei Jahre lang 56 moderne Behandlungsmethoden ausprobiert. Jede bekannte Therapie wurde eingesetzt: Impfungen, Seren, Antitoxine, Chirurgie, arsen- und quecksilberhaltige Medikamente sowie Knoblauch. Der Bericht des Krankenhauses kam zu folgendem Ergebnis: «Die Behandlung mit Knoblauch zeitigte das beste Ergebnis und erzielte eine unabhängig vom betroffenen Körperteil gleichbleibende Wirkung.«

Der französische Chemiker René-Maurice Gattefossé prägte 1937 den Begriff »Aromatherapie«. Das war der Titel seines Buches, welches sich vorwiegend mit den antimikrobischen Eigenschaften der ätherischen Öle befaßte. Zwischen der ersten Untersuchung im Jahre 1887 und 1937, also in fünfzig Jahren, waren über 100 Artikel zum Thema in Fachzeitschriften veröffentlicht worden. Doch weder diese noch Experimente wie das in New York trugen dazu bei, die Ärzteschaft vom therapeutischen Wert der ätherischen Öle zu überzeugen. Gattefossé hielt die Aromatherapie für eine Behandlungsform, welche »all denen, die sich damit auseinandersetzen, ungeahnte, gewaltige wissenschaftliche Perspektiven eröffnet.« Er befaßte sich vor allem mit den kosmetischen und medizinischen Möglichkeiten der Aromatherapie bei Hauterkrankungen. Gattefossé hatte die heilende Wirkung von Lavendelöl bei Verbrennungen sozusagen am eigenen Leib erfahren, nachdem er sich bei einem kleineren Laborunfall an der Hand verletzt und die Wunden damit behandelt hatte. Die Wirksamkeit von Lavendelöl bei Verbrennungen gehört zu den geheimnisvollsten und noch weitgehend unerforschten Phänomenen der Aromatherapie.

Gattefossés Einsicht in die Möglichkeiten der Aromatherapie war tiefschürfend, doch stand er damit zu seiner Zeit nicht allein da. Der Franzose Albert Couvreur veröffentlichte 1939 ein Buch über die medizinischen Einsatzmöglichkeiten der Aromatherapie.[27] In Australien entdeckten Penfold und andere die heilenden Eigenschaften des Teebaums, und in Italien untersuchten zwei Ärzte, Giovanni Gatti und Renato Cayola, die psychotherapeutischen Möglichkeiten der ätherischen Öle. Viele andere Wissenschaftler betrieben aromatherapeutische Studien, meist ohne voneinander zu wissen, darunter in Japan, den USA, der UdSSR und in Großbritannien. Dr. H. Sztark, ein französischer Gesundheitsinspektor, der im Auftrag der Schulbehörde arbeitete und in den dreißiger Jahren lebte, sei stellvertretend für alle genannt. Er war ein Anhänger Gattefossés und veranlaßte, daß in allen Schulen seines Zuständigkeitsbereichs in den Klassenzimmern ätherische Öle verdampft wurden. Er erreichte damit zweierlei: »Odeur agréable dans les classes et désinfectant par excellence« (Da die Öle sowohl flüchtig als auch antiseptisch sind, eignen sie sich hervorragend dazu, durch die Luft übertragenen Infektionen vorzubeugen).

Der Zweite Weltkrieg brachte, mit einer bemerkenswerten Ausnahme, die Entwicklung in der Aromatherapie zu einem Stillstand: Der Militärchirurg Jean Valnet, auch er beeinflußt von den Arbeiten Gattefossés, verwendete ätherische Öle als antiseptische Mittel bei Kriegsverletzungen. Nach dem Krieg verwendete er sie in seiner Arztpraxis weiter und veröffentlichte 1964 ein umfassendes Werk mit dem Titel *Aromatherapie*[28], das ihm weltweite Anerkennung brachte. Kurz danach begann er, Arztkollegen in Aromatherapie zu unterweisen. Es gibt heute in Frankreich mindestens vier aromatherapeutische Ausbildungsstätten für Mediziner, und die Aromatherapie wird von rund 1500 Ärzten für Allgemeinmedizin praktiziert. Wir wollen hoffen, daß auch Ärzte in anderen Ländern diesem ausgezeichneten Beispiel folgen.

Viele Ärzte und Wissenschaftler haben in den vergangenen 20 bis 30 Jahren wertvolle Beiträge zur Aromatherapie geleistet, darunter besonders Professor Paolo Rovesti von der Mailänder Universität. Unseren geschichtlichen Rückblick können wir nicht abschließen, ohne auf die besonderen Verdienste von Marguerite Maury einzugehen. Sie praktizierte und lehrte Aromatherapie bis zu ihrem Tode im Jahr 1964 und veröffentlichte zwei Bücher zum Thema. Ihr zweites Werk, *Le Capital »Jeunesse«*[29], erschien auf Deutsch unter dem Titel *Die Geheimnisse der Aromatherapie*, ein Titel, der das Thema des Buches, nämlich die Methoden zur Verjüngung, genau beschreibt. Marguerite Maury erteilt nicht viele praktische Hinweise, doch muß sie eine sehr begabte und visionäre Persönlichkeit gewesen sein. Sie erkannte den Wert der alten Überlieferungen und schreibt über die traditionelle hinduistische, chinesische und tibetische Heilkunst und deren philosophischen Hintergrund. Sie entwickelte das Konzept einer »individuellen Verschreibung«. Dabei handelt es sich um eine Zusammenstellung ätherischer Öle, die nicht nur auf der körperlichen Ebene, sondern auf den ganzen Menschen einwirkt und dessen Gleichgewicht wiederherstellt. Das Entscheidende jedoch war ihre Erkenntnis, ätherische Öle *äußerlich*, mit Pflanzenöl verdünnt in Verbindung mit Massage anzuwenden. Sie beschreibt ihre Suche nach einer Alternative zur oralen Einnahme, mit der sie nicht zufrieden war, in einem Kapitel ihres Buches. Sie schreibt: »Gattefossé spricht von einer Anwendung durch die Haut, doch auf welche Weise soll dies geschehen? Unter welchen Bedingungen?« Es mag heute für uns selbstverständlich und einfach klingen, aber bis zu dem Zeitpunkt, zu dem Marguerite Maury diese Behandlungsmethode wieder aufgriff, waren ätherische Öle fast tausend Jahre lang bis auf ganz wenige Ausnahmen nicht in Verbindung mit Massage angewendet worden. Zu ihren Lebzeiten gab es den Begriff *ganzheitlich* noch nicht, doch

Marguerite Maury gebührt das Verdienst, die altehrwürdige Heilkunst, die wir heute ganzheitliche Aromatherapie nennen, wiederbelebt zu haben.

Kapitel 3

Die Wirkungsweise

Aromatherapie ist mehr als nur eine weitere unorthodoxe und nicht anerkannte Heilmethode. Im Gegenteil: Es ist hinlänglich wissenschaftlich belegt, daß ihr ein verdienter Platz unter den wirkungsvollsten Therapien zukommt.

Paolo Rovesti

Ganzheitlichkeit - Holismus - als Schlüssel zur Heilkunst

Nach der Frage »Was ist eigentlich Aromatherapie?« wollen die Menschen vor allem zwei Dinge von mir wissen: »Wie wirkt sie?« und »Welche Beweise gibt es dafür?«. Ich will versuchen, das in diesem Kapitel so einfach und gründlich wie möglich zu beantworten. Mit Hilfe einer Analogie möchte ich die Wirkungsweise der ätherischen Öle verdeutlichen. Ätherische Öle besitzen eine außerordentlich komplexe chemische Struktur, ihre Wirkung auf den Körper ist sowohl vielschichtig als auch subtil. Wenn wir uns vorstellen, daß der Heilungsprozeß dem Öffnen einer Tür gleicht, dann wirken chemische Arzneimittel in diesem Sinn wie ein Vorschlaghammer, während man die ätherischen Öle mit einem Schlüssel vergleichen kann. Ein Schlüssel ist scheinbar viel schwächer als ein Vorschlaghammer - erstens ist er viel kleiner, und außerdem ist es schwieriger, seine Wirkungsweise eindrucksvoll zu demonstrieren. Andererseits funktioniert der Schlüssel »harmonisch«: Schließlich ist ja das Schlüsselloch da, einen Schlüssel aufzunehmen. Ein

Schlüssel kommt beim Türöffnen ohne die zerstörerische, schädliche Wirkung des Vorschlaghammers aus. *Einen* Nachteil gibt es dabei allerdings: während der Vorschlaghammer gewaltsam jede Tür öffnen kann, *öffnet ein Schlüssel nur das zu ihm passende Schloß*. Der Schlüssel in unserem Bild entspricht der passenden, richtigen Verbindung von ätherischen Ölen und Massage. Der beste Beweis für diesen Beweis liegt in den nachweislichen Erfolgen der Aromatherapie.

Wir können unsere Analogie noch fortführen und feststellen, daß auch der passende Schlüssel nichts nützt, wenn wir ihn nicht richtig anwenden, das heißt ihn ins Schlüsselloch stecken. Dem entspricht in der Aromatherapie die Massage, die das Zusammenspiel zwischen den ätherischen Ölen und den Reaktionen des Patienten bestimmt. Wenn wir für jemanden bestimmte ätherische Öle zusammenstellen, aber dann nur die Flasche herzeigen oder ihn daran riechen lassen, werden wir auch keine annähernd vergleichbare Heilwirkung erhalten wie in Verbindung mit Massage. Ja mehr noch: Das *richtige* ätherische Öl und die *falsche* Massageanwendung oder umgekehrt führen zu keinem befriedigenden Ergebnis. Man braucht den richtigen Schlüssel *und* man muß ihn in das Schlüsselloch stecken. Für den Impuls, den Schlüssel umzudrehen und die Tür aufzustoßen, sorgt das Zusammenspiel zwischen Patient und Therapeut, das sich auf Vertrauen und gute Ratschläge gründet. Ohne den Wunsch zu genesen und den Ansporn durch das Erlebnis einer fortschreitenden Besserung werden sich die sperrigeren Tore nicht erschließen lassen. Es kann lange Zeit dauern, bis sich das Tor öffnet; vielleicht war es viele Jahre versperrt. Nicht jeder ist bereit, sich auf einen echten Heilungsprozeß einzulassen: nämlich das Tor zu durchschreiten und dem ins Auge zu sehen, was auf der anderen Seite liegt. Das ist eines der Gründe, warum ein verständnisvoller und erfahrener Therapeut so wichtig ist: Eine Ermutigung zur rechten Zeit wirkt Wunder. Wenn der Schlüssel sich dann im Schloß bewegt und das Tor sich öffnet ist das immer gut, auch wenn dies manchmal etwas unangenehm sein kann. In gewisser Hinsicht weist eine Krankheit auf das Unvermögen hin, mit einer Lebenssituation fertig zu werden. Das häufigste Beispiel dafür in meiner Praxis ist der Fall der etwa vierzigjährigen verheirateten Frau, die auf rund zwanzig Jahre Ehe zurückblickt und halberwachsene Kinder hat. Nun stellt sie sich die Frage, ob sie ihren Ehemann noch liebt und den Rest ihres Lebens mit ihm verbringen möchte. Für solche Lebensprobleme gibt es natürlich keine spezifische Arznei, doch können ätherische Öle dabei helfen, Klarheit zu gewinnen, das Selbstvertrauen zu stärken oder wieder Zuversicht zu schöpfen. Wir alle kennen schwierige Situationen in Beziehungen, der Arbeit, in Verbindung mit Finanzen oder Gesundheit. Hier kann Aromatherapie wegen ihrer positiven Wirkung auf die Psyche eine Hilfe sein.

George Bernard Shaw charakterisierte einmal den Spezialisten als jemanden, der »immer mehr über immer weniger in Erfahrung bringt, bis er schließlich alles über nichts weiß«. Jeder, der sich mit einer Sache intensiv beschäftigt hat, wird die Richtigkeit dieses Satzes bestätigen können. Der Charakter der wissenschaftlichen Forschung ist damit umrissen: Sie muß diesen Weg beschreiten. Wir haben es hier mit einer Methode zu tun, die »Wahrheit«, wie sie der Philosoph Descartes definiert hat, zu finden, die als *Reduktionismus* bekannt ist, da sie auf dem Prinzip eines immer weitergehenden Ausschließens beruht (Anm.: philosophisch eine Zurückführung des Abgeleiteten auf sein Wesen oder seine Prinzipien). Sachverhalte werden bis ins kleinste Detail analysiert, chemische Stoffe bis zur x-ten Potenz geläutert, und die Vergrößerungskraft des Mikroskops nimmt zu, bis ein Punkt erreicht wird, wo die Materie als solche nicht mehr wahrgenommen wird. Der reduktionistische Ansatz ist Bestandteil unseres Denkens und Handelns. Er bietet zahllose Vorteile, und ich möchte die wissenschaftliche Forschung keineswegs in Frage stellen, denn schließlich ist es gerade ihr zu verdanken, daß es Beweise für die Wirkung der Aromatherapie gibt. Andererseits üben Angehörige der Naturheilkunde ihre

Kunst nicht nur auf der Grundlage von Forschungen und wissenschaftlichen »Beweisen« aus. Darin liegt einer der wesentlichen Unterschiede zwischen der konventionellen und alternativen Medizin. Wir erkennen den Wert der Wissenschaft wohl an, aber wir haben auch einen anderen Bezugsrahmen: den Empirismus. Was wirkt, wirkt, und wenn wir keine »wissenschaftliche« Erklärung dafür haben, ist das kein Grund, mit der Anwendung aufzuhören. Zudem greifen wir auf bestimmte philosophische Anschauungen oder Glaubenssätze zurück, die man als »esoterisch« bezeichnen kann.

Die konventionelle Medizin hat sich in vielen Bereichen zur Sklavin der reduktionistischen Methode gemacht. Diese vermittelt zwar ungeheuer detaillierte Kenntnisse über unseren Körper und seine Krankheiten, aber kein Wissen um die Kunst des Heilens selbst. Die Schulmedizin hat sich allzusehr in die Hände der Pharmaindustrie begeben. Der weitverbreitete Gebrauch rein synthetischer Arzneimittel ist eine weitere Folge des reduktionistischen Ansatzes. Bei vielen Pflanzen wird der Hauptwirkstoff isoliert oder synthetisch hergestellt, um Mittel zu gewinnen wie Atropin (Tollkirsche), Digitalis (Fingerhut) oder Aspirin (Weide). Seltsamerweise wird gerade dieser Sachverhalt von der Ärzteschaft manchmal dazu benutzt, ihrer Verschreibungspraxis einen »gesünderen« Anstrich zu geben. Der Ansatz des »Wirkstoffs« hat eine große Schwäche. Es ist fast so, als nähme man ein Vitamin-C-Tablette zu sich statt einer Orange oder äße eine Vitamin-A-Kapsel anstelle einer Karotte. Ernährungswissenschaftler haben heute erkannt, daß auch die anderen Substanzen eine Rolle spielen, um die optimale Aufnahme eines Vitamins zu gewährleisten. Bezogen auf die Aromatherapie heißt das, daß der Hauptbestandteil des ätherischen Öls zwar in einem oder zwei Fällen besonders wirksam sein kann, er bei allen übrigen Zuständen aber unweigerlich uneffektiver ist als das natürliche Öl selbst als Ganzes. Wie wir bereits festgestellt haben, ist die Durchschlagskraft einer Arznei nicht alles; sie muß auch nebenwirkungsfrei und sanft wirken. Es scheint in der Natur der chemischen Arzneimittel zu liegen, daß sie Nebeneffekte hervorbringen. Wie um ihre sichere Wirkung auf einer Ebene Lügen zu strafen, schaffen sie anderswo Probleme. Diesen sog. *iatrogenen Krankheiten* schreibt man heutzutage mindestens 15 Prozent aller gesundheitlichen Störungen zu. Naturheilkundliche Arzneien dagegen verursachen kaum solche Probleme, da es sich bei ihnen um außerordentlich komplexe organische Substanzen handelt. Die einzelnen Bestandteile eines solchen Mittels wirken in ihrer Gesamtheit harmonisch auf den menschlichen Organismus ein.

Ätherische Öle enthalten durchschnittlich 100 verschiedene chemische Stoffe, manche von ihnen in sehr geringen Mengen. Es ist wahrscheinlich, daß jeder einzelne Bestandteil eine nützliche Rolle spielt, was auch eine Erklärung dafür wäre, warum ätherische Öle bei so vielen verschiedenen Zuständen hilfreich sind. Wegen ihrer Komplexität wirken sie auf verschiedenen Ebenen, so z. B. auf die biochemischen Vorgänge im Körper, das Nervensystem, den Verdauungstrakt, die Stimmungen und so fort.

Ein Beispiel für den Trugschluß, der der Isolierung des »aktiven Prinzips« zugrunde liegt, liefert uns das Zitronengrasöl. Sein Hauptbestandteil ist mit 80 Prozent das Aldehyd *Zitral*. Zitral erzeugt eine Allergie, wenn es pur als Extrakt des natürlichen Öls (oder in synthetischer Form) auf die Haut aufgetragen wird. Das Zitronengrasöl selbst dagegen verursacht keine solche Reaktion, was Toxikologen in Erstaunen versetzte, die Parfümingredienzen auf ihre Hautverträglichkeit untersuchten. Sie entwickelten daraufhin ein Testverfahren, welches schlüssig bewies, daß die übrigen Bestandteile des natürlichen Öls in irgendeiner Weise als »Puffer« gegen das Zitral wirkten.[1] Natürliche Arzneien, die oft schon jahrhundertelang im Gebrauch sind, besitzen im Gegensatz zu chemischen Medikamenten keine schädlichen Nebenwirkungen. Selbstverständlich gibt es einige ätherische Öle, die giftig sind. So enthält Bittermandelöl im Urzustand 3 Prozent Blausäure (Zyanid), doch natürlich benutzen wir das Öl erst, wenn das Zyanid entzogen wurde. Die meisten Mandelaromen werden heute mit synthetischem *Benzaldehyd* hergestellt, einem Stoff, der die restlichen 97 Prozent des natürlichen Öls ausmacht. Toxische Öle werden in der Aromatherapie nicht verwendet, obwohl sie in homöopathischen Dosen vermutlich nützlich sein könnten.

Unsere heutige Schulmedizin hat den Kontakt zum Patienten weitgehend verloren und wird immer technisierter und unmenschlicher. Gleichzeitig werden sich immer mehr Ärzte - vor allem junge - des Wertes von ergänzenden alternativen Heilverfahren bewußt, was in dem neuen Begriff »Komplementärmedizin« zum Ausdruck kommt. Dieses Bewußtsein setzt sich auch bei Physiotherapeuten und Krankenschwestern durch, die einen direkteren Kontakt zu den Kranken haben und sich immer mehr für Massage, Reflexzonentherapien sowie Aromatherapie interessieren. Standpunkte sind in Bewegung geraten, und Naturheilkundige ihrerseits erkennen die guten Seiten der Schulmedizin an. Chemische Arzneimittel können in kritischen Situationen Leben retten, werden aber allzu mißbräuchlich bei einer großen Anzahl von leichteren Erkrankungen verschrieben, die langfristig besser mit natürlichen Heilverfahren behandelt würden. In vielen Fällen wären die Patienten besser beraten, wenn eine alternative Heilmethode nicht der Weisheit letzter Schluß, sondern die erste Wahl wäre. Der Trend in Großbritannien geht glücklicherweise in diese Richtung, und Schulmedizin sowie natürliche Heilverfahren scheinen sich nach einer dreihundertjährigen Trennung wieder aufeinander zuzubewegen.

Der Begriff »Ganzheitlichkeit« bzw. »Holismus« wird unterschiedlich definiert. Für manche bedeutet Ganzheitlichkeit die Anwendung verschiedener Therapien und schließt den Bereich von Diät und Ernährung mit ein. Andere halten ein einzelnes Heilverfahren für ausreichend, solange dieses den »ganzen Menschen« im Auge hat - Geist, Körper und Seele. Ich möchte noch einmal auf den Unterschied zwischen dem reduktionistischen und dem ganzheitlichen Ansatz hinweisen. Der eine beruht auf experimentellen Ergebnissen, der andere auf empirischen Tatsachen (was wirkt, zählt). Ein weiterer Unterschied liegt in der Annahme eines Phänomens, das als »Lebenskraft« oder »Lebensenergie« bezeichnet wird. Nach Meinung der Reduktionisten existiert diese nicht, da sie nicht wissenschaftlich gemessen oder sonstwie analysiert worden ist. Die herkömmliche medizinische Wissenschaft hat keinen Platz für Konzepte, die von der Existenz einer subtilen heilenden Energie ausgehen.

Die heilenden Energien

Die Vorstellung einer Lebenskraft oder subtilen Energie ist sehr alt. Bei den Chinesen ist es das *Chi*, bei den Japanern das *Ki*, und die Inder kennen sie als *Prana*. Alle Lebewesen besitzen diese feinstoffliche Lebensenergie; auch wir Menschen, Pflanzen und natürliche ätherische Öle haben sie. Wir kennen die sogenannten »nachgemachten (synthetischen) ätherischen Öle«, bei denen man diese aus den gleichen chemischen Stoffen zusammensetzt, aus denen sie bestehen. Sie sind dann billiger als die natürlichen Öle, riechen aber deutlich anders und besitzen auch nicht deren heilende Eigenschaften. Ein wesentlicher, nichtchemischer Bestandteil scheint zu fehlen. Es ist bekanntlich fast unmöglich, natürliche Öle auf chemischem Wege nachzumachen, da sie aus so vielen, oft nur in geringsten Mengen (etwa nur zu 0,00001 Prozent) vorhandenen Substanzen bestehen. Doch selbst wenn wir dieses Problem lösen könnten, möchte ich bezweifeln, ob das Ergebnis dasselbe wäre wie in der Natur. Es gehört mehr zum Leben als die Chemie, und zweifellos verfügen ätherische Öle - obwohl sie keine Lebewesen im Sinne des Wortes sind - über subtile Heilkräfte.

Ätherische Öle wirken entschieden lebens- und gesundheitsfördernd. Wir wissen z. B., daß sie die Regeneration des Gewebes unterstützen. Bei Verbrennungen regen Lavendelöl und andere Öle das Nachwachsen einer neuen gesunden Haut an und beschleunigen den Heilungsprozeß erheblich.[2, 3] Diese anregende Wirkung beobachtet man auch bei der Heilung von Wunden und Geschwüren, selbst wenn diese bisher therapieresistent waren. Auch die Regeneration von Knochengewebe wird durch ätherische Öle angeregt, wie die erfolgreiche Anwendung bei Osteoporose/Arthritis sowie bei Knochenbrüchen zeigt (siehe S. 119). Im Versuch konnte eine Gewebsregeneration der Rattenleber mit Hilfe ätherischer Öle, darunter vor allem den Ölen von Kreuzkümmel-, Fenchel-, Sellerie- und Petersiliensamen, nachgewiesen werden.[4]

Wir wissen, daß ätherische Öle das Immunsystem anregen, unter anderem indem sie eine Vermehrung der weißen Blutkörperchen bewirken. Die erwähnte Regeneration der Haut ist vermutlich auf eine Anregung der Zellaktivität und des Zellwachstums zurückzuführen. Da der Alterungsprozeß auf einer Verlangsamung der Zellerneuerung beruht, spricht daher einiges für die »verjüngenden« Eigenschaften der Aromatherapie, obwohl ich es vorziehe, sie als »gesundheitserhaltend« zu bezeichnen. Schon 1559 erwähnte Conrad Gesner eben diese Eigenschaften der ätherischen Öle.

Verschiedene Quellen befassen sich mit dem elektromagnetischen Aspekt der Aromatherapie im Zusammenhang mit der Zellstimulierung. Rovesti stellt fest, daß die elektromagnetische Ladung der aromatischen Moleküle ätherischer Öle einen »deutlichen Einfluß auf das Magnetfeld der Zelle«[5] ausübt. Valnet weist auf den elektrischen Widerstand ätherischer Öle hin.[3] Er stellt fest, daß bei einer Krebserkrankung der elektrische Widerstand der Zellen herabgesetzt ist, und schreibt dem Nelkenöl krebshemmende Eigenschaften zu. Die Fähigkeit ätherischer Öle, die Verbreitung von Infektionen sowie von Giftstoffen zu hemmen, führt er auf ihren hohen elektrischen Widerstand zurück.

Schon seit Jahrhunderten ist behauptet worden, daß jedes Lebewesen von einer »Aura« umgeben sei. Dabei handelt es sich um ein Energiefeld, das den physischen Körper umgibt. Ich zweifle nicht an der Existenz der Aura, da ich in der glücklichen Lage bin, sie sehen zu können. Die meisten Menschen finden das schwierig, doch ist es relativ einfach, die subtile Energie einer Person zu fühlen, und viele Menschen könnten es lernen. In den USA schult Dolores Krieger, Professorin für Krankenpflege an der New York University, Krankenschwestern darin und hat dazu ein Buch mit dem Titel *The Therapeutic Touch*[6] geschrieben. Geistiges Heilen ist natürlich nichts Neues und beruht darauf, den subtilen Energie»körper« des Patienten zu »energisieren« oder energetisch aufzuladen.

Vor einigen Jahren entwickelte der sowjetische Wissenschaftler Semjon Kirlian eine Methode, die »Aura« zu fotografieren. Bei diesem Verfahren wird gewöhnliches Fotopapier benutzt, doch statt einer Kamera wird ein Instrument verwendet, das ein elektrisches Hochspannungsfeld erzeugt. Viele, die diese Technik verwenden, sind bemüht, sie durch den Hinweis zu entmystifizieren, daß ja nicht die Aura selbst, sondern ihr elektrisches Feld im Bild festgehalten wird. Eine neuartige Diagnoseform hat sich auf der Grundlage der Kirlianfotografie entwickelt (siehe Abbildung 2).

Die Bedeutung der Berührung

Es gibt heute mehr als genug Beweise dafür, daß Berührung wesentlich für das Wohlbefinden und in den ersten Lebensjahren sogar lebensnotwendig ist.[7] Tierkinder müssen kurz nach der Geburt von ihren Müttern geleckt werden, sonst sterben sie, es sei denn, die Haut wird durch etwas anderes stimuliert. (Tiermütter und ihre Kinder erkennen sich innerhalb einer Stunde nach der Geburt am Geruch. Menschenbabys erkennen den unverwechselbaren Geruch der Mutter nach sechs Wo-

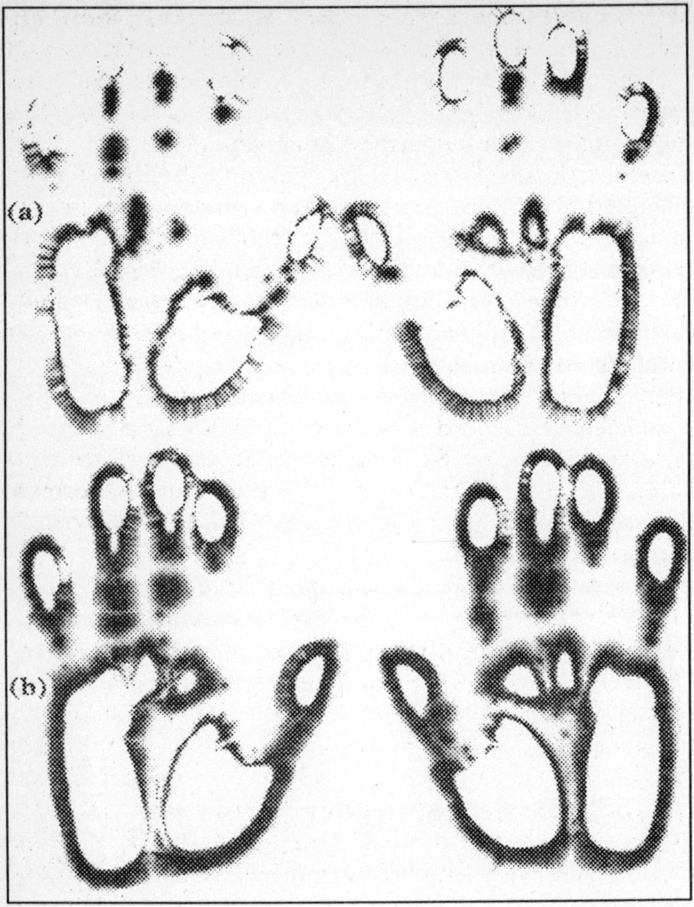

Abbildung 2. Kirlianfotografie der Hände einer 47jährigen Patientin. (a): vor der Behandlung. Zu diesem Zeitpunkt stand sie unter großem seelischem Streß und versuchte, von Beruhigungsmitteln wegzukommen. Beide Hände zeigen mehrere Streßbereiche. (b): nach einer Ganzkörper-Aromatherapie mit Lavendel-, Zitronengras- und Basilikumöl. Die Energiestrahlung ist insgesamt größer. Die Streßbereiche sind zwar noch sichtbar, aber im Abnehmen begriffen. (Mit freundlicher Genehmigung von Rosemary Steel)

chen.) Im 19. Jahrhundert starben viele Kinder an *Marasmus*, dem medizinischen Begriff für »Verfall«. Die Ursache kann Unterernährung sein, doch war der Tod in vielen Fällen durch Mangel an Liebe verursacht: Die meisten dieser Todesfälle ereigneten sich in Kinderheimen und Waisenhäusern. Ein New Yorker Kinderarzt stellte 1915 fest, daß alle Kinder unter zwei Jahren stürben, wenn sie hospitalisiert würden. Später schrieb man diesen Sachverhalt der Tatsache zu, daß sie in keiner Weise gestreichelt oder sonstwie zärtlich berührt wurden. Auf diese Art und Weise befolgte man die damals vorherrschende Lehrmeinung in der Kinderheilkunde, die jegliches zärtliche »Getue« verpönte. Liebe wird Babys jedoch weitgehend durch Berührungen vermittelt, und ein echter Mangel kann tödlich sein. Erst um 1930 fand das »Bemuttern« wieder Eingang in die Krankenhäuser und Säuglingsheime. Dadurch konnte z. B. 1938 im Bellevue Hospital in New York die Säuglingssterblichkeitsrate prompt von 35 auf weniger als 10 Prozent gesenkt werden.

Zahlreiche Tierversuche haben bewiesen, daß Berührungen durch Menschenhand in den frühen Lebensphasen diese Tiere ausgeglichener und weniger erregbar machen. Dr. Ashley Montagu nimmt in seinem ausgezeichneten Buch *Touching*[7] Bezug darauf und erwähnt auch eine Studie, bei der 304 Ratten die Schilddrüse entfernt worden war.[8] Von diesen Tieren starben 79 Prozent derjenigen, die als Jungtiere nicht berührt und gestreichelt worden waren, während es in der anderen Gruppe der gestreichelten Tiere nur 13 Prozent waren. Dazu sagte Dr. Montagu: »Sanftes Berühren entschied über Leben und Tod der Ratten, denen man endokrine Drüsen entfernt hatte. Das war erstaunlich genug, doch genauso bemerkenswert war der Einfluß von Streicheleinheiten auf die Verhaltensentwicklung. Streicheln machte die Tiere sanft und ausgeglichen; wo dies unterlassen wurde, wuchsen verängstigte, verstörte Tiere heran.» Andere Studien mit Ratten zeigten einen Rückgang lebenswichtiger Körpersubstanzen, darunter des Wachstumshormons, wenn man die Tiere ihren Müttern wegnahm.[9] In einem weiteren Versuch verblieb eine Gruppe junger Ratten (die Kontrollgruppe) bei ihren Müttern, während zwei andere von ihnen getrennt und mit einem weichen Pinsel gestreichelt wurden. Die eine Gruppe wurde nur leicht, die andere kräftiger gestreichelt. Bei dieser Gruppe, die eine massageähnliche Hautstimulation erfuhr, veränderte sich nichts, ebenso bei der Kontrollgruppe. Bei der nur leicht gestreichelten Gruppe zeigten sich jedoch eine deutliche Abnahme des Wachstumshormonspiegels und der Hirn-, Herz- und Lebertätigkeit.[10] Zahlreiche Untersuchungen belegen die entscheidende Rolle von Berührung und Körperkontakt während der frühen Lebensphase. Neben der Nahrung ist Berührung vermutlich für das Überleben das wichtigste.

Menschenbabys gedeihen am besten, wenn Vater und Mutter sie häufig liebevoll berühren, mit ihnen sprechen, ihnen vorsingen und sie herumtragen. Weininger berichtet in einer nicht veröffentlichten Studie von Kleinkindern, die seit der 10. Lebenswoche von ihren Müttern den Rücken gestreichelt bekamen und daher weniger anfällig für Katarrhe, Erkältungen, Erbrechen und Durchfall waren als andere. Neuere Erkenntnisse zeigen, daß die Überlebenschancen von Frühgeburten zunehmen, wenn sie täglich aufgenommen und angefaßt werden. Diese Praxis entwickelte sich aus den Erfahrungen in einer Entbindungsstation in Bogotá (Kolumbien), wo man sich keine Brutkästen leisten konnte: Die kleinen Frühgeburten gediehen ausgezeichnet in einer Schlinge zwischen den Brüsten ihrer Mütter.[11]

Viele Menschen, die in ihrer Kindheit nicht genug berührt und geliebt worden sind, entwickeln als Erwachsene ein übergroßes Bedürfnis danach, was häufig seelische Störungen mitverursacht. Frauen, die von ihren Männern nicht genug berührt und geliebt werden, bedienen sich oft des Geschlechtsakts, um die liebende Berührung zu erhalten, um die es ihnen eigentlich geht. Dr. Montagu merkt dazu an: »Es lassen sich bedeutende

biochemische Unterschiede zwischen Menschen feststellen, die ausreichende Stimulation über Berührung erfahren haben, und solchen, die diese entbehrt haben. Diese Feststellung hat für das ganze Leben Gültigkeit: Der ungeliebte Mensch jeden Alters ist wahrscheinlich ein ganz anderes biochemisches Wesen als die Erstgenannten.«
An der Purdue University im Bundesstaat Indiana wurde ein interessantes Experiment durchgeführt: Man befragte Studenten, die gerade die Bibliothek benutzt hatten, nach ihrer Meinung über die Einrichtung und ob die Bibliotheksassistentin ihnen zugelächelt habe. Diese hatte den Auftrag, alle völlig gleich zu behandeln, jedoch manche Studenten leicht an der Hand zu berühren, wenn sie ihnen den Leserausweis zurückgab. Die Studenten, die sie berührt hatte, äußerten eine bessere Meinung über die Bibliothek und waren oft der Ansicht, daß die Angestellte sie angelächelt habe, obwohl das in Wirklichkeit nicht der Fall gewesen war.

Massage

Die Massage ist wahrscheinlich die einzige Situation, in der uns jemand liebevoll und fürsorglich berührt, der uns nicht nahesteht, ohne daß dabei ein Tabu verletzt wird. Aus der vorangegangenen Betrachtung ergibt sich die Frage, ob Massageanwendungen in irgendeiner Weise einen Ausgleich für Probleme schaffen können, die davon herrühren, daß man als Kind nicht genug geliebt und berührt worden ist oder dies in seinem Erwachsenenleben vermißt. Hier können uns keine Studien weiterhelfen, doch glaube ich, daß man die Frage bis zu einem gewissen Grad mit Ja beantworten kann. In welchem Ausmaß dies zutrifft, kann ich nicht sagen, doch möchte ich die Aufmerksamkeit des Lesers auf Tabelle 1 lenken, wo ein hoher Prozentsatz (82 %) der Befragten Massage als eine besonders befriedigende Behandlungsform bezeichnete.

Es wäre interessant festzustellen, ob Menschen, die sich genug geliebt fühlen, noch das Bedürfnis nach weiterer Berührung haben. In unserer Kultur ist das Anfassen in vielen Situationen verpönt, und doch kann es vorkommen, daß uns eine einfache Berührung das Gefühl gibt, geliebt zu sein. Liebe und Berührung sind ja so eng miteinander verbunden, was auch Ausdrücke wie: »Er rührte mein Herz an« oder »Ich fühlte mich ge-/berührt« zeigen. Massage ist nicht immer ein Streicheln, sie kann sogar unangenehm und schmerzhaft sein, und doch stören sich die Menschen nicht daran, wenn sie auf die »richtige« Art und Weise massiert werden. Man kann jemandem durch Schläge Schmerz zufügen oder auch, indem man Muskelspannungen löst, von deren Vorhandensein er keine Ahnung hatte. Schläge und heilende Griffe können beide schmerzhaft sein, aber es handelt sich dabei um verschiedene Arten der Schmerzempfindung. Man könnte einen heilenden Schmerz vielleicht als Schmerz bezeichnen, der sich gut anfühlt, der guttut.

Die heilsame Wirkung von Massage ist wahrhaft umfassend: Sie regt den Kreislauf des Blutes und des Lymphsystems an, senkt hohen Blutdruck, regt das Immunsystem an, löst Muskelverspannungen, läßt Schwellungen zurückgehen und lindert Muskel- und Gelenkschmerzen. Für viele Patienten ist die beruhigende und belebende Wirkung der Massage das wichtigste bei der Aromatherapie. Manche Patienten schlafen auf der Behandlungscouch ein, doch muß eine Tiefenentspannung nicht dazu führen und kann auch ohne Schlaf erreicht werden. Viele fühlen sich nach einer guten Massage erfrischter als nach dem Nachtschlaf - Muskeln können nämlich auch noch im Schlaf verspannt bleiben. Langfristig verbessert jedoch eine Massage die Qualität des Schlafes und den Grad der Entspannung. Mehr als einmal berichtete ein Patient, daß er schon nach der ersten Anwendung besser geschlafen habe als seit Jahren.

Diese Art der Entspannung ist ein besonderes Merkmal der körperbetonten Therapien im Gegensatz zur Verschreibung von Medikamenten. Sie ist auch ein Grund für deren wachsende Beliebtheit, und man sollte ihren Einfluß auf den Heilungsvorgang nicht unterschätzen. Das einfache Massieren und Entspannen der Muskulatur allein bewirkt schon, daß der Geist seine meist hektische Aktivität unterbricht. Oft stehen Muskelspannungen in direkter Verbindung mit psychischen Spannungen und unterdrückten Gefühlen. Die Entspannung der Muskeln hat eine Wirkung auf die psychischen Spannungen und hilft, die »Rüstung« abzustreifen, Barrieren und Schutzmauern einzureißen, die wir zwischen uns und der Umwelt errichtet haben. Es muß nicht notwendigerweise zu einem emotionalen Ausbruch kommen, damit Spannungen abgebaut werden. Gefühle werden oft durch Massage »ans Tageslicht gebracht«, was manchmal zu Tränen und häufig zu einem Reden über Probleme führt. Dies zeigt das Potential der Massageanwendung, unterdrückte Emotionen zu befreien, doch genausohäufig ist sie eine ruhige, schöne und tränenlose Erfahrung.

Einer guten Massage folgt - wie jeder Anwendung mit tiefenentspannender Wirkung - ein Gefühl des Wohlbefindens und gesteigerter Energie. Man kann sagen, daß blockierte Energien wieder zum Fließen gebracht werden und wir uns daher natürlicherweise energiegeladener fühlen. Spannungszustände binden Energie, Entspannung befreit sie. Wenn Müdigkeit das erste Anzeichen für schlechte Gesundheit ist, sollte Massage unsere erste Gegenmaßnahme sein.

Unser Bedürfnis nach Liebe und Berührung ist stärker, wenn wir ernsthaft gestreßt oder krank sind. Jourard schreibt in seinem Werk *The Transparent Self*[12], daß Berührung streßlösend sein kann und dabei hilft, die Selbstheilungskräfte des Patienten in Gang zu setzen. Massage wird schon in einigen Krankenhäusern eingesetzt, um Muskelspannungen zu lösen, den Schlaf zu fördern, Schmerzen zu lindern, hohen Blutdruck zu senken sowie wegen ihrer tröstenden und beruhigenden Wirkung. Plaxy Kinney, Krankenschwester am Oxford-Krankenhaus, bemerkt dazu: »Wir verwenden Aromatherapie zur Beruhigung, aber auch als Alternative zu den Analgetika (schmerzstillenden

Mitteln), besonders in Fällen, wo Schmerzen nicht so einfach mit Tabletten und Injektionen beizukommen ist, wie beispielsweise bei »Phantomschmerzen« nach Amputationen. Unsere Schwestern bringen den Angehörigen manchmal den Gebrauch ätherischer Öle und Massage bei.«

In einer neueren Studie[13] beurteilt Sally Sims, Lehrschwester am Kings College in London, den Nutzen von Massage für Krebspatienten. Sechs Frauen mit Brustkrebs erhielten sechs Tage lang eine sanfte Massage des weichen Rückengewebes mit einem unparfümierten Pflanzenöl. Verschiedene Reaktionen wurden gemessen, darunter die Stimmung, Konzentration, Erschöpfung, Übelkeit und Schmerzen. Man verglich das Ergebnis mit der Kontrollgruppe, deren Teilnehmer sich jeweils zehn Minuten lang zur Ruhe gelegt hatten. Die Massage besserte Erschöpfung und Konzentrationsfähigkeit erheblich. Beides ließ in der Kontrollgruppe um 25 Prozent nach, wurde aber durch Massage um 25 Prozent gebessert. Das deutet darauf hin, daß bloßes Ausruhen allein nicht unbedingt zu einer Erholung führt, und unterstützt meine These, daß Massage Energien mobilisiert. Vier der Patientinnen begannen nach der Massage über persönliche Dinge zu sprechen, ein Zeichen dafür, daß sie nun »loslassen« konnten. Die Kranken fühlten sich nach der Behandlung wohler: »Die Patientinnen klagten weniger über Symptomschmerzen, sie fühlten sich ruhiger und vitaler und litten nach der langsamen Rückenmassage weniger unter Spannungen und Müdigkeit.«

Am Compton Hospice im englischen Wolverhampton wird Aromatherapie bei der Behandlung von Krebskranken angewendet. Mrs. Kensey, die Leiterin des Pflegedienstes, erläutert: »Krebspatienten leiden unter physischen, seelischen und geistigen Schmerzen, aber auch an der gesellschaftlichen Situation, in der sie sich durch ihre Krankheit befinden. Durch die Unwissenheit ihrer Familien und Freunde, die Angst hatten, sie zu berühren, lebten viele Kranke in der Isolation. Gerade bei diesen Patienten erleben wir große Veränderungen durch die sanfte Massage mit Ölen und Heilpflanzen, die ihre Schmerzen lindert und entspannend wirkt. Die Patienten fassen meist Vertrauen zu uns und sprechen über ihre Gefühle und Ängste. Dadurch waren wir wiederum in der Lage, sie zu beraten, und konnten mit ihrem seelischen Leid, ihrer schwierigen sozialen Situation wie auch mit ihren körperlichen Schmerzen besser fertig werden. Bei Patienten mit Knochen- und Muskelschmerzen konnten wir eine unwahrscheinliche Besserung mit Hilfe der Massage erzielen und ihre Beweglichkeit verbessern. Wir wundern uns oft, wie wir so lange ohne die Aromatherapie auskommen konnten.«

Es ist mittlerweile erwiesen, daß Massage bei erwachsenen Streßpatienten von streßabbauender Wirkung ist (niemand, der die entspannende Wirkung einer Massage am eigenen Leib erfahren hat, brauchte dafür noch Beweise). Dr. Peter Nixon, Facharzt für Kardiologie am Charing Cross Hospital in London, hat dort die Massage als Teil der Therapie für Herzpatienten eingeführt. Auch hier wird im Rahmen der Rehabilitation von schwererkrankten Streßpatienten eine Massage des weichen Gewebes angewendet. Dr. Nixon erläutert: »Patienten mit den unterschiedlichsten Herzproblemen werden massiert, und falls sich ihr Zustand dadurch bessert, der Blutdruck gesenkt wird und die seelische Spannung nachläßt, ermutigt man sie, unter Anleitung des Therapeuten eigene Anstrengungen zu unternehmen. Die Massage trägt dazu bei, ein gutes Verhältnis zwischen Therapeut und Patient zu schaffen, was wiederum zur Folge hat, daß der Kranke die Ratschläge seines Therapeuten befolgt und jede Möglichkeit der Selbsthilfe aufgreift.

Die Spastiker-Zeitschrift *Disability Now*[15] schrieb über sieben Frauen, die in einem Heim in Oxford aromatherapeutisch behandelt werden. Der Behandler besucht sie regelmäßig und berichtet folgendes: »Ein Bedürfnis kristallisierte sich im Lauf der Behandlung immer deutlicher heraus, nämlich der Wunsch, berührt zu werden.« Diese behinderten Frauen haben erlebt, daß die Aromatherapie ihnen bei vielen individuellen Störungen helfen kann. Für behinderte Frauen kann das prämenstruelle Syndrom zum Beispiel sehr viel schwieriger zu ertragen sein. Alle Frauen fanden, daß Aromatherapie folgende ihnen allen gemeinsame Probleme besserte: schlechte Durchblutung, nervöse Spannung, und Mangel an Selbstvertrauen. Die Gruppensprecherin sagt: »Es ist eines meiner erklärten Ziele, Massage und Aromatherapie zu fördern, denn das hilft uns wirklich.« Der Körperkontakt in der Massage in Verbindung mit den belebenden Wirkungen der ätherischen Öle macht diese Menschen zuversichtlicher und entspannter und verbessert so ihre Lebensqualität. Im Leben von uns allen gibt es Situationen, in denen wir ähnliche Bedürfnisse haben, beispielsweise nach einer Scheidung oder einem Todesfall.

Einige der wichtigen Körperorgane, darunter besonders der Dickdarm, sind einer Massage leicht zugänglich. Andere, tiefersitzende Organe wie Leber oder Niere lassen sich behandeln, indem man den Körper an den entsprechenden Stellen massiert. Die Funktion von trägen oder kranken Organen wird durch eine Stimulation der lokalen Durchblutung und des Nervengewebes sanft angeregt. Weiterentwickelte Massagetechniken bedienen sich der sogenannten Druckpunkte oder »Organpunkte«, die bestimmte innere Organe stimulieren, obwohl diese sich nicht einmal in der Nähe dieser Organe befinden.[14] Durch die richtige Druckanwendung an diesen »Organpunkten« wird dem entsprechenden Organ auf reflektorischem Weg Energie zugeführt. (Von daher leitet sich der Begriff *Reflexzonentherapie* ab, bei der bestimmte Punkte an Händen und Füßen gedrückt werden.) Zu diesen Methoden zählt man Akupressur und Shiatsu (die auf den Akupunkturpunkten basieren), die neuromuskuläre Massage, das Kinesiologie-Verfahren (eine Art von Muskeltests) sowie die Reflexzonentherapien (welche auf anderen Systemen beruhen). Normalerweise wird mindestens eine dieser Druckpunktmassagen in der Aromatherapie eingesetzt. Alle diese sind eigenständige Therapieformen, die eine besondere Ausbildung erfordern.

Einige dieser Druckpunktmethoden kann man als Zwischenform bezeichnen zwischen einer rein physiologischen Behandlungsweise und einer Therapie, die auf die Gleichgewichtsstörungen subtiler Energien einwirkt.
Im Zusammenhang mit der Massage sei auch erwähnt, daß sowohl Pflanzen- als auch ätherische Öle leicht von der Haut absorbiert werden.[16,17] Das ist zum Teil auf den flüchtigen, halb gasförmigen Charakter der ätherischen Öle und zum Teil darauf zurückzuführen, daß es sich bei ihnen um Lipoide handelt. Wasserlösliche Substanzen können die Haut weniger leicht durchdringen, da diese sozusagen »wasserdicht« ist.

Aromatherapie und Streß

Eine aromatherapeutische Selbstbehandlung kann nie so erfolgreich sein wie eine Massage durch einen erfahrenen Therapeuten. Man kann vielleicht die richtige Ölauswahl treffen, aber nicht sich selbst entspannt massieren. Eine Aromatherapie ohne Massage aber ist wie ein Orchester ohne Dirigent. Die Massage ist neben ihren vielen anderen Vorteilen notwendig, um die Richtung zu bestimmen, die die Therapie nehmen soll. Der Therapeut »gliedert«, ordnet oder »orchestriert« den Verlauf der Therapie, indem er mit seinen Händen zum Körper des Patienten »spricht«: Er sorgt für eine Absorption der Öle an den entscheidenden richtigen Körperstellen, stimuliert oder entspannt da, wo es nötig ist, und verwendet manchmal verschiedene Öle für verschiedene Körperbereiche. Ein guter Therapeut hat sprechende, gleichsam magische Hände, die den Heilungsprozeß sanft und zielbewußt unterstützen. Ein erfahrener Therapeut behandelt nicht jeden Patienten gleich, und selbstverständlich werden auch die Öle nach individuellen Gesichtspunkten zusammengestellt. Der Behandler wird sich auf die Bedürfnisse der Patienten einstellen und die Massage entsprechend gestalten.

Ätherische Öle und Massage haben sehr viele Gemeinsamkeiten: Sie entspannen und reduzieren Streß, wirken anregend und schmerzlindernd, senken den Blutdruck und stärken das Immunsystem, lindern Muskelschmerzen und andere Störungen wie Menstruationsschmerzen oder Kopfschmerzen.

Die besondere Stärke der Aromatherapie liegt in der Verbindung dieser Elemente. Ihren besten Ruf hat sie sich durch ihre Heilerfolge bei Streßerkrankungen und den zahlreichen Störungen, bei denen Streß eine Rolle spielt, erworben, was vermutlich für 90 Prozent aller gesundheitlichen Probleme gilt. Wie aber wirkt die Aromatherapie genau? Die Abbildung 3 zeigt uns ein vereinfachtes Modell. Der »Streßzyklus« oder »Streßkreislauf« ist ein Circulus vitiosus, ein Teufelskreis, eine nach unten gerichtete Spirale. Vier Zeichen oder Symptome sind abgebildet, die häufig die ersten Hinweise dafür sind, daß etwas nicht in Ordnung ist: seelische Anspannung, schlechter Schlaf, körperliche Anspannung und Energiemangel. Weitere Warnzeichen können Schmerzen, Appetitmangel, Reizbarkeit und vieles andere sein. Diese Symptome gehören für die meisten zum täglichen Leben, und wenn wir in der richtigen Weise damit umgehen können, gibt es keinen Grund zur Besorgnis. Hilfe brauchen wir allerdings dann, wenn sich die Dinge verschlimmern, wenn unser Streßzyklus anfängt, uns zu beherrschen und unser Wohlbefinden zu untergraben. Ein Punkt wird dann erreicht, wo wir uns nicht mehr selbst helfen können, weil die Streßsituation stärker ist als wir, ganz gleich ob wir sie selbst herbeigeführt haben oder ob sie außerhalb unserer Kontrolle liegt. So ein Zusammenbruch muß nicht so dramatisch verlaufen wie ein Herzanfall, er kann auch ein allmähliches, fast unmerkliches Abgleiten sein.

Ich will nicht behaupten, daß Aromatherapie die einzige Antwort auf Streß ist. Es gibt viele mögliche Lösungen, und wir sollten alles versuchen. Die meisten Menschen brauchen dann Hilfe, wenn sie sich festgefahren haben und nicht mehr weiterkönnen: Wir brauchen dann jemand, der uns aus dem Sumpf herauszieht. Auf die Aromatherapie bezogen, kann diese Hilfe eine Sitzung oder auch zwanzig Behandlungen erfordern, je nachdem wie tief wir in der Tinte sitzen. Auf welche Weise kann Aromatherapie eine Hilfe sein? Wie das Diagramm veranschaulicht, wirken die ätherischen Öle lösend auf die seelische Spannung ein, während die Massage die physischen Spannungszustände löst. Das ist eine grobe Vereinfachung, vermittelt aber ein Bild des Sachverhalts. Werden die körperlichen Spannungszustände einmal abgebaut, steigt die Energie, und wir fühlen uns besser, entspannter und wacher.

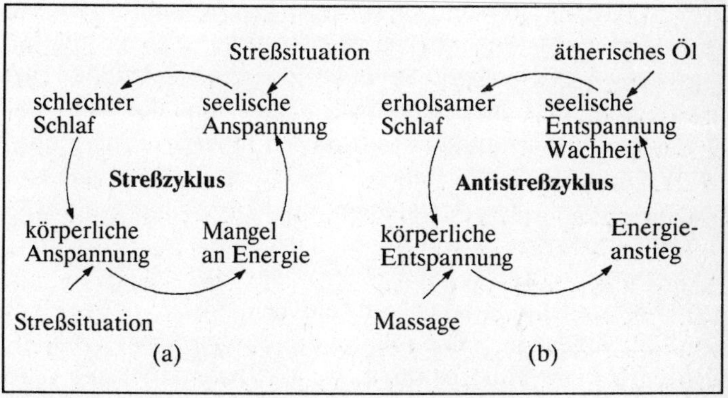

Abbildung 3: (a) Streßzyklus; (b) Antistreßzyklus.

Als erstes halte ich bei einem Streßpatienten Ausschau nach einer Besserung dieser obengenannten und sehr weit verbreiteten Zustände, die unweigerlich schon nach der ersten Behandlung eintritt. Patienten berichten sehr häufig davon, daß sie sich wohler in ihrer Haut fühlen, besser schlafen, weniger müde sind, ihr Appetit oder Sexualleben sich intensiviert hat oder daß sie sich allgemein frischer fühlen und mehr Energie haben. Aromatherapie verschafft uns Wohlbefinden, wenn auch vielleicht nicht während, so doch mit Sicherheit nach der Behandlung. Die Gründe dafür sind zahlreich, doch sind sie zum Teil auf die Ausschüttung bestimmter Substanzen von seiten des Körpers und des Gehirns zurückzuführen, die einen starken Einfluß auf die Stimmung und das psychische Befinden ausüben. Diese Stoffe werden als neurochemische Substanzen bezeichnet, weil sie mit dem Nervensystem in Beziehung stehen. *Noradrenalin* zum Beispiel wird durch stimulierende Öle aktiviert, das *Serotonin* dagegen durch sedierende Öle.* Andere neurochemische Substanzen wie *Endorphin* oder *Enkephalin* sorgen ebenfalls dafür, daß wir uns nach einer Behandlung wohl fühlen. Wie wir wissen, wirken die neurochemischen Substanzen auf zweierlei Weise: Einerseits wirken sie euphorisierend, und andererseits fungieren sie als natürliche schmerzstillende Mittel. Schwerstverletzte Soldaten zum Beispiel fühlen zunächst oft keine Schmerzen, da ihr Körper eine Flut schmerzstillender neurochemischer Substanzen freisetzt. Eine Studie des Pekinger Medizinischen Hochschule zeigt, daß die Schmerzschwelle durch Fingerdruck auf Akupunkturpunkte bis zu 133 Prozent angehoben werden kann, weil dadurch der Anstieg des Endorphin- und Enkephalinspiegels angeregt wird.[19]

Schmerzen und Streß haben vieles gemeinsam. Zwar gelten keine der ätherischen Öle als ausgesprochene Schmerzmittel, doch sind viele Fälle bekannt, wo die Aromatherapie gute Wirkungen zu erzielen vermochte: Bisse von Skorpionen und giftigen Spinnen, Bienen- und Wespenstiche, Neuralgien, Ischias sowie Zahn- und Kopfschmerzen. Die Fallbeispiele im nächsten Kapitel erwähnen auch gebrochene Finger, Knöchelver-

*Michael Shipley, Neurophysiologe an der Cincinnatti University in den USA konnte nachweisen, daß zwei Verzweigungen der Geruchsnerven Impulse an zwei kleine, jedoch wichtige Gehirnteile weiterleiten, dem Locus caeruleus und dem Nucleus raphe magnus; im Locus caeruleus finden sich Konzentrationen von Noradrenalin, im Nucleus raphe magnus Serotonin.

stauchungen, Arthritis, Menstruationsschmerzen, Nebenhöhlenentzündungen und Ohrenschmerzen. Wahrscheinlich wirken ätherische Öle nicht direkt schmerzstillend, sondern auf indirektem Wege, indem sie die körpereigenen Analgetika (schmerzlindernde Mittel) aktivieren.

Das natürliche Gleichgewicht

In unserem Innern spielen sich ständig Tausende von verschiedenen Vorgängen ab, die für die Aufrechterhaltung des physiologischen Gleichgewichts sorgen. Dieser Prozeß, den man als *Homöostase* bezeichnet, umfaßt jedes Organ und jede Körperfunktion. Ein augenfälliges Beispiel ist die Körpertemperatur, die in hohem Maß durch äußere Bedingungen beeinflußt wird. Wenn wir nicht einen inneren »Thermostat« hätten, würde sich die Körpertemperatur jedesmal mit der Außentemperatur verändern oder wenn wir etwas Heißes oder Kaltes trinken. Verschiedene Warnsignale schützen uns vor dem Verlust des physiologischen Gleichgewichts: Durst vor Austrocknung, Hungergefühl vor dem Hungertod, Müdigkeit vor völliger Erschöpfung. Es bedarf noch weiterer, unzähliger subtiler Prozesse, um die Homöostase aufrechtzuerhalten - die meisten laufen ab, ohne daß wir sie wahrnehmen oder überhaupt kennen. Wenn das physiologische Gleichgewicht jedoch auf einer Ebene verlorengeht, ohne daß wir die kleinen Warnsignale beachten und unser Verhalten ändern, wird irgendeine Form von Krankheit die Folge davon sein. Das Warnzeichen oder Symptom lediglich mit Medikamenten zu unterdrücken genügt meist nicht, um das Gleichgewicht, das wir auch *Gesundheit* nennen, wiederherzustellen.
Menschen, die ständig Zeichen der Erschöpfung ignorieren oder sich in der Arbeit zuviel zumuten, können ihr Herz überfordern. Nixon verwendet das Diagramm von Abbildung 4, um diese Situation zu veranschaulichen. Leistung und Erregung

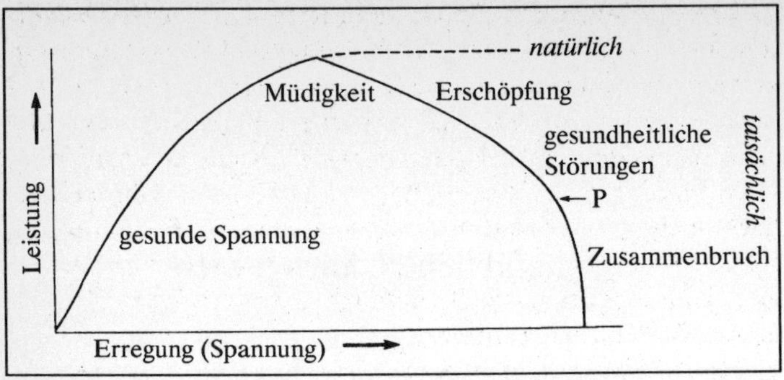

Abbildung 4: Zusammenbruch (P) des therapeutischen Gleichgewichts.

(Spannung) sind in einem vernünftigen Rahmen normal und gesund. Wenn wir uns jedoch ständig bis zur Erschöpfung und darüber hinaus strapazieren, fordern wir die Gefahr heraus: Es kann zu totaler Erschöpfung, gesundheitlichen Störungen und einem seelischen oder körperlichen Zusammenbruch (zum Beispiel einem Herzanfall) kommen. Nixon schreibt dazu: »Ein Erschöpfungszustand in Verbindung mit Wut und Verzweiflung ist, vom Standpunkt der Homöostase, des physiologischen Gleichgewichts, besonders gefährlich. Die häufigsten unmittelbaren Ursachen sind ein bösartiges Verhalten der Mitmenschen, übergroßer Zeitdruck sowie Unmut über Veränderungen, die von anderen herbeigeführt wurden. Die übliche Reaktion besteht darin, diese Probleme zu verleugnen oder zu verdrängen und weiterzumachen wie bisher ... Dieser Teufelskreis kann nicht endlos aufrechterhalten werden. Früher oder später wird das physiologische Gleichgewicht verletzt, und Fehlentwicklungen setzen ein, die schließlich einen Zusammenbruch zur Folge haben können (siehe P in Abbildung 4), weil die Beständigkeit des inneren Milieus nicht aufrechterhalten werden kann.«[20] Eines der am weitesten verbreiteten Anzeichen einer Gesundheitsstörung ist der hohe Blutdruck, den Nixon unter anderem mit Massageanwendungen behandelt.

Dieses Modell läßt sich auf alle Krankheitszustände übertragen und gilt somit nicht nur für Herz- und Kreislauferkrankungen. Es veranschaulicht sehr genau die Rolle, die der Patient bei diesem Prozeß spielt, und zeigt außerdem, wie wichtig es ist, das physiologische oder natürliche Gleichgewicht nicht zu verletzen. Unter anderen Umständen wird der Körper vielleicht nicht mit hohem Blutdruck oder einem Herzinfarkt reagieren, dafür können aber möglicherweise Lebensmittelallergien, Kolitis (Dickdarmentzündung), das prämenstruelle Syndrom oder Ekzeme auftreten.

Man kann sagen, daß das physiologische Gleichgewicht (die Homöostase) in erster Linie durch das Nervensystem und das Endokrinum (Drüsensystem) gesteuert wird, welche wiederum von zahlreichen Faktoren beeinflußt werden, darunter von den Gefühlen und auch durch die Aromatherapie. Letztendlich zielt jede Therapie darauf ab - sei es direkt oder indirekt -, das physiologische Gleichgewicht zu erhalten oder wiederherzustellen. Über das Nervensystem und das Endokrinum kann jede Art von emotionaler und physischer Reaktion ausgelöst werden. Die Aromatherapie greift hier durch die Massage in Verbindung mit ätherischen Ölen ein. Nixons Arbeit belegt, daß Massage den Blutdruck senken kann, und eine Massage kann offensichtlich auch Stimmungen beeinflussen, einen Zustand der Entspannung hervorrufen und den Folgen von Streß entgegenwirken. Wie die ätherischen Öle in diesem Zusammenhang wirken, soll im folgenden etwas genauer beschrieben werden.

In ihrem Werk *Une Médecine nouvelle, phytothérapie et aromathérapie*[21] zählen Valnet und seine Mitautoren eine Reihe von ätherischen Ölen auf, welche in besonderer Weise auf das autonome Nervensystem und die Produktion der Hormone Adrenalin und Östrogen wirken. Die Öle von Basilikum, Pinie und Bohnenkraut regen die sympathischen Nerven an und wirken ebenfalls stimulierend auf die Nebenniere. Zu den Ölen, die die Adrenalinausschüttung hemmen und das Nervensystem entspannen, gehören Ylang-Ylang- und Angelikawurzelöl. Die Östrogenproduktion wird von Angelikawurzel, Koriander, Zypresse und Fenchel angeregt. Man kann einen Zusammenhang sehen zwischen der Nebenniere und dem autonomen Nervensystem insofern, als beide eine Substanz namens *Noradrenalin* produzieren. Noradrenalin ist also ein endokrines Hormon und in einer anderen Eigenschaft auch eine neurochemische Substanz. Es ist bekannt, daß neurochemische oder Transmittersubstanzen durch ihre Wirkungsweise auf die Gehirnnerven Stimmungen auf vielfältige Weise beeinflussen können.

Die meisten ätherischen Öle haben ganz bestimmte individuelle Heileigenschaften, doch kann es vorkommen, daß ein Öl, je nach dem Bedürfnis des Patienten, in unterschiedlicher Weise wirkt. Die ätherischen Öle von *Knoblauch* und *Ysop normalisieren* den Blutdruck. Sie senken einerseits zu hohen Blutdruck, stabilisieren aber den Blutdruck auch, wenn er zu niedrig ist. Eine Studie über die Wirkung von Ysopöl auf den Blutdruck zeigte, daß das Öl diesen erst steigen und dann sinken ließ, bevor es ihn normalisierte, ganz so, als sollte der optimale Zustand erst ausgetestet werden.[22] Zahlreiche ätherische Öle üben diese normalisierende Wirkung auf das Nervensystem aus. Vor allem *Bergamotte-* oder *Geraniumöl* wirken je nach Bedarf anregend oder beruhigend. Eine neuere japanische Studie über die Wirkung ätherischer Öle auf das zentrale Nervensystem wies nach, daß Geraniumöl auf manche Versuchspersonen stimulierend, auf andere hingegen beruhigend wirkte. Es gibt kein synthetisches Medikament, das eine solche normalisierende Wirkung zu erzielen vermag. Zwar besitzen nicht alle ätherische Öle diese Eigenschaft, doch findet sie sich bei manchen Heilpflanzen. Ted Kaptchuk und Michael Croucher stellen in ihrem Buch *The Healing Arts*[11] fest: »Die Wirkung von Angelikawurzel auf die Gebärmutter läßt sich durch die Theorie von einer einzigen möglichen Wirkungsweise eines Arzneimittels nicht erklären: Angelikawurzel entspannt einen verkrampften Uterus und zieht eine erschlaffte Gebärmutter zusammen.« Diese Fähigkeit zur Normalisierung veranschaulicht die Vielseitigkeit natürlicher Heilmittel und läßt ihren Einsatz besonders bei Störungen des »natürlichen Gleichgewichts« geeignet erscheinen.

Dynamische Arzneimittel

Ätherische Öle sind in mehr als einer Hinsicht dynamisch. Es handelt sich bei ihnen um hochempfindliche organische Flüssigkeiten, welche verderben, wenn sie nicht richtig gelagert werden. Sie verlieren ihre heilenden Eigenschaften oder, anders ausgedrückt, ihre »Lebenskraft« oder »Lebensenergie« - in diesem Sinn verstehen wir den Begriff »dynamisch«. Ätherische Öle entfalten ihre Wirksamkeit, sobald sie auf den Körper aufgetragen werden. Sie dringen leicht durch die Haut ein und können auch die Wände der Blutgefäße und das Körpergewebe durchdringen. »Dynamisch« nennen wir ihre Wirkungsweise, weil sie im Körper ihre heilenden Eigenschaften entfalten und dann ausgeschieden werden. Ein Grund, weshalb wir sie in Pflanzenöl verdünnen, liegt darin, daß wir ihre Wirksamkeit etwas verlangsamen wollen. Obwohl die Öle nicht länger als drei oder vier Stunden im Körper verbleiben, lösen sie einen Heilungsprozeß aus, der über Tage und sogar wochenlang wirksam ist.

Dynamisch sind ätherische Öle auch, weil sie ihre Kraft auf verschiedenen Ebenen entfalten und auf die Organe, Körperfunktionen, das Körpergewebe, Körperflüssigkeiten, die Zellen sowie auf subtile energetische Ebenen wirken. Ihr dynamischer Charakter erweist sich auch dann, wenn sie in hohen Verdünnungen ihre Wirkung entfalten. Eine Untersuchung von Zitronengrasöl als Mittel zur Lösung von Schleimablagerungen in der Lunge kam zu dem Ergebnis, daß die Wirkung einer Inhalation von 68 Tropfen Zitronengrasöl dieselbe ist wie die einer

Inhalation mit nur einem Dreißigstel eines Tropfens! Dazwischenliegende Dosierungen waren lange nicht so wirksam.

Ätherische Öle sind dynamisch, weil sie *synergistisch* wirken. Synergismus bedeutet »harmonisches Zusammenwirken«; ätherische Öle wirken in der Regel besser, wenn sie mit anderen Essenzen gemischt werden. In allen Bereichen der Aromatherapie sind Mischungen aus zwei bis fünf Ölen die Regel; aus unbekannten Gründen scheint eine Mischung aus mehr als fünf Ölen keine positive Wirkung zu entfalten: Statt einer Steigerung der Heileigenschaften erlebt man das Gegenteil. Die Tatsache allein, daß man verschiede Öle mischt, ist nicht verantwortlich für eine gesteigerte Wirkung; viel hängt davon ab, welche Öle zu welchem Zweck miteinander vermischt werden. Sehr aussagekräftig ist das Ergebnis einer Studie aus dem Jahr 1958, welche die antibakteriellen Eigenschaften von 35 ätherischen Ölen untersuchte.[23] Die Versuchsleiter testeten zunächst die Wirkung von jedem einzelnen Öl bei fünf krankheitserregenden Bakterien und untersuchten dann diese Öle in Kombinationen von zunächst zwei und dann drei Ölen. Während die Mischung von zwei Ölen keine erhöhte Wirkung zeigte, war das bei 20 Prozent der dreifachen Kombinationen der Fall. Die wirksamste Mischung gegen diese speziellen Bakterien bestand aus Eukalyptus-, Zimt- und Wacholderöl, die sich um 29 Prozent effektiver erwies als jedes dieser Öle für sich genommen.

Auch Valnet bezieht sich in seiner Studie über den elektrischen Widerstand auf den synergistischen Effekt.[3] Als Beispiel nennt er vier ätherische Öle, nämlich Nelken-, Thymian-, Lavendel- und Pfefferminzöl, deren Mischung nicht den erwarteten elektrischen Widerstand von 3275 aufweist, sondern fünfmal höher liegt, nämlich bei 17000. Der elektrische Widerstand der Mischung ist also viel höher als der seiner einzelnen Bestandteile. Aromatherapeutische Mischungen sind nicht immer von synergistischer Wirkung, doch wenn sie es sind, ist das Ganze wesentlich durchschlagender als die Summe ihrer Teile.

Es ist bemerkenswert, daß die französischen Ärzte, welche

das Aromatogramm benutzen (siehe nächster Abschnitt), Mischungen den Vorzug vor dem wirkungsvollsten einzelnen Öl geben. Seit Maury das Konzept der »individuellen Verschreibung« eingeführt hat, verwendet man in der ganzheitlichen Aromatherapie stets Ölmischungen. Mischungen haben auch andere Vorteile. Parfüm läßt sich als ein gutes Beispiel für Synergie anführen, denn hierbei haben wir es mit einer Mischung zu tun, »die feiner riecht als jeder Bestandteil für sich genommen«. Genauso ist es bei den ätherischen Ölen, deren Mischungen meist einen angenehmeren, ansprechenderen Duft entfalten als die einzelnen Öle. Neben dem sinnlichen Genuß hat dieser Sachverhalt auch noch den Effekt, daß die Mischung vom Patienten leichter angenommen wird, was besonders bei psychischen oder streßbedingten Störungen von Bedeutung ist. Durch individuelle Ölmischungen ist es möglich, ein Mittel herzustellen, das auf das feinste auf die besonderen Bedürfnisse des Betroffenen abgestimmt ist. Ein Grundstock von nur 25 ätherischen Ölen erlaubt über 15000 Kombinationen von zwei, drei oder vier Essenzen.

Die Synergie hat noch eine weitere Dimension: Die Eigenschaften der einzelnen Öle können auf verschiedene Weise beeinflußt werden, je nachdem, mit welcher anderen Essenz das Öl kombiniert wird. Ein gutes Beispiel ist das Bergamottöl. Zusammen mit Jasminöl wirkt es erotisch stimulierend; in Verbindung mit Orangenblütenöl dominieren die beruhigenden Eigenschaften; als keimtötendes Mittel wirkt es in einer Mischung mit Lavendel- oder Teebaumöl, und zusammen mit Rosmarinöl kommen seine erfrischenden und anregenden Eigenschaften zur Geltung. Bergamottöl ist eines der vielseitigsten und anpassungsfähigsten ätherischen Öle.

Schutz und Vorbeugung

Ätherische Öle wirken in vielfacher Weise schützend oder vorbeugend. Manche von ihnen entfalten zum Beispiel diese Eigenschaften* schon in der Pflanze selbst und schützen auch uns Menschen vor Bakterien, Viren, Pilzbefall, Parasiten, Allergenen und Toxinen. Seit dem ersten Test im Jahre 1887 haben Hunderte von Untersuchungen die Wirksamkeit ätherischer Öle bei der Bekämpfung von Bakterien bestätigt. Alle ätherischen Öle haben antibakterielle Eigenschaften, jede Essenz wirkt jedoch nur gegen bestimmte Bakterien. Die Essenzen vernichten zwar die Bakterien, sind für den Menschen jedoch völlig ungiftig. Teebaumöl kann hierfür als bestes Beispiel gelten. Teebaumöl ist das wirkungsvollste und bestverträgliche ätherische Öl mit antimikrobischen Eigenschaften (siehe Tabelle 2). Außerdem ist es ein gutes Mittel gegen den *Candida albicans*-Pilz, den Verursacher von Hefepilzinfektionen, und gegen *Trichomonas vaginalis*, einen winzigen Organismus, der häufig für Infektionen der Vagina verantwortlich ist.

Tabelle 2: Die Wirkungsintensität einer Auswahl ätherischer Öle gegen bestimmte Bakterien.

ätherisches Öl	Verdünnung	Bakterium	Erkrankung
Teebaum[26]	1:200	Streptokokkus	Halsentzündungen
Sandelholz[27]	1:64000	*Staph. aureus*	entzündete Wunden, Abszesse, Furunkel
Thymian[25]	1:2000	*E. Coli*	einige Nierenentzündungen
Teebaum[26]	1:12800	Gonokokkus	Gonorrhöe
Teebaum[26]	1:200	Pneumokokkus	Lungenentzündung
Zitrone[25]	1:2000	*C. diphterie*	Diphtherie
Zimt[3]	1:300	Typhus-Bazil.	Typhus
Nelkenknospe[3]	1:6000	*M. tuberculosis*	Tuberkulose

*Bei vielen Pflanzen wirkt das verdampfende ätherische Öl als Schutz gegen Schäden durch Bakterien, Pilzbefall oder andere Schädlinge.

Eine indische Studie aus dem Jahr 1971 wies nach, daß Zitronengrasöl bei *Staph. aureus* etwas effektiver ist als Penicillin, jedoch um ein Vielfaches wirksamer als Streptomycin.[24] Das Bakterium *Staph. aureus*, das auch zahlreich in infizierten Wunden vorkommt, gehört zu den Organismen, die am stärksten auf ätherische Öle ansprechen. Valnet selbst fand die Ergebnisse von Laboruntersuchungen in der Praxis bestätigt, als er während des Zweiten Weltkriegs als Armeearzt ätherische Öle zur Wunddesinfektion benutzte. Tatsächlich hat man ätherische Öle bereits im 17. Jahrhundert zu diesem Zweck eingesetzt. In seinem Werk *Aromatherapie* schildert Valnet den Fall eines 31jährigen Mannes, den er 1958 wegen Lungentuberkulose behandelte. Dem Patienten war eine größere Operation angeraten worden, zu der dieser seine Zustimmung verweigerte; er unterzog sich statt dessen einer intensiven aromatherapeutischen Behandlung. Der Patient erhielt täglich Nasensprays und Klistiere mit aromatischen Ölen, die sich als erfolgreich erwiesen, und erfreute sich noch zwölf Jahre später bester Gesundheit. Er erwähnt noch ein weiteres hochwirksames antiseptisches Öl, nämlich Knoblauchöl, das in einem amerikanischen Krankenhaus bei der Behandlung von Tuberkulose Anwendung findet. Wir können zahlreiche Fälle von nahezu allen denkbaren entzündlichen Erkrankungen aufführen, die erfolgreich mit Aromatherapie behandelt worden sind. Hier hat eine Reihe französischer Ärzte Pionierarbeit geleistet, deren »Geheimwaffe« das sogenannte *Aromatogramm* ist.[3]

Das Aromatogramm gewährleistet eine ganzheitliche Methode zur Behandlung von Infektionen. Dabei macht man einen Abstrich der infizierten Körperregion, »kultiviert« diesen im Labor (damit sich die Bakterien rasch vermehren) und testet zwischen zehn und fünfzehn ätherische Öle aus, bis man die wirksamsten gefunden hat. Gewöhnlich werden dann drei oder vier dieser Öle dem Patienten zur innerlichen Einnahme in Kapselform verordnet. Auf diese Weise kann der Arzt davon ausgehen, daß er die wirksamsten Substanzen für seinen Patienten ausgewählt hat. Dabei ist es nicht einmal nötig zu wissen, welche Bakterien die Infektion verursachen. Nicht alle französischen Aromatherapeuten sind Anhänger ganzheitlicher Prinzipien, doch alle schwören auf das Aromatogramm.

Die Kulturen werden in reinen Petrischalen angelegt, wobei den Kulturen jeweils ein Tropfen des zu testenden Öls hinzugefügt wird (Abbildung 5). Nach einigen Stunden zeigt sich ein deutlicher Kreis um diejenigen Öltropfen, die in der Lage waren, die Bakterien zu zerstören. Der Durchmesser dieses Kreises wird als *Inhibitionszone* (Hemmungszone) bezeichnet und millimetergenau ausgemessen. Je größer der Durchmesser, als desto wirksamer hat sich das ätherische Öl erwiesen. Bleibt die Essenz wirkungslos, dann zeigt sich auch keine Inhibitionszone.

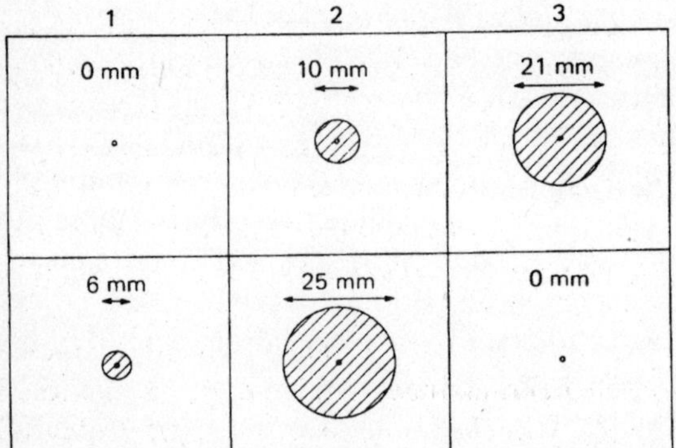

Abbildung 5: Hypothetisches Beispiel eines Aromatogramms. Sechs verschiedene ätherische Öle, hier nur durch eine Nummer bezeichnet, werden an der Bakterienkultur der infizierten Körperregion eines Patienten getestet. Die schraffierte Zone wird als »Inhibitionszone« bezeichnet und zeigt an, wie wirksam jedes ätherische Öl ist. In diesem Fall würde man die Öle Nummer 3 und 5 verschreiben.

Ein Beispiel für dieses Verfahren wird in dem Buch *The Healing Arts*[11] gegeben, wo die Autoren einen Besuch in der Pariser Praxis von Dr. Paul Belaiche schildern. Dr. Belaiche war der erste Mediziner, der in Europa eine Professur in einem Bereich der alternativen Medizin erhielt, und hat den Lehrstuhl für Phytotherapie (Pflanzenheilkunde) an der medizinischen Fakultät der Université de Paris Nord inne. Beschrieben wird seine Behandlung einer Frau in mittleren Jahren, die an einer chronischen Harnwegsinfektion litt. Sie hatte jahrelange, erfolglose konventionelle Behandlungsversuche hinter sich, darunter eine Therapie mit Antibiotika, die chirurgische Dehnung ihrer Harnröhre und eine Psychotherapie. Belaiche nahm eine Urinprobe der Patientin und bat sie, am folgenden Tag wiederzukommen. In der Zwischenzeit »testete« er siebzig verschiedene ätherische Öle an den Urinkulturen. Am nächsten Tag verschrieb er einige Öle, die antibakterielle Eigenschaften hatten; dabei handelte es sich um die Essenzen, die positiv auf die Urinkulturen reagiert hatten. Dr. Belaiche war sich seiner Sache sicher, denn er hatte eine Erfolgsquote von 80 Prozent bei der pflanzenheilkundlichen Behandlung von einigen Tausend Patientinnen aufzuweisen, die an Zystitis (Blasenkatarrh) litten und auf konventionelle Therapien nicht angesprochen hatten.

Viele ätherische Öle sind wirksam bei Pilzinfektionen, die so weit verbreitete Erkrankungen wie Hefepilzinfektionen, Kopf- und Fußflechte verursachen. Viren sind mit Sicherheit die heimtückischsten unter den Mikroorganismen. Anders als die Bakterien dringen sie in unsere Zellen ein und übernehmen dort die Kontrolle, so daß es für das Immunsystem viel schwieriger ist, sie zu identifizieren und anzugreifen. Zu den Störungen, die von Viren verursacht werden, gehören Erkältungen, Grippeerkrankungen, alle Arten von Herpes, Windpocken und die Masern. Es gibt nur wenige natürliche und synthetische Substanzen, die hier Abhilfe schaffen können, und dazu gehören einige ätherische Öle. Dazu zählen die Öle von Zimt,

Thymian, schwarzem Pfeffer, Eukalyptus, dem Teebaum (bei einigen Grippe- und Erkältungsviren), Lavendel (bei Herpes simplex oder Lippenherpes; möglicherweise auch bei Herpes genitalis) sowie Geranium (bei Gürtelrose).[3, 28, 29] Da es eindeutige Beweise für die antiviralen Eigenschaften einiger ätherischer Öle, besonders bei Grippeerkrankungen, gibt, ist es vielleicht denkbar, daß die Aromatherapie auch bei Aids von Nutzen sein könnte.

Ätherische Öle haben sich bei der Bekämpfung von Parasiten, darunter bei Läusen, Filzläusen, Krätze (Skabies), Darmwürmern sowie Trichomonaden, als sehr wirkungsvoll erwiesen und sind dabei für den menschlichen Organismus nicht toxisch. Benzylbenzoat, eine aromatische chemische Substanz, ist einer der wenigen aromatischen Stoffe, die offiziell als Heilmittel anerkannt sind, und wird bei Krätze äußerlich angewendet. Benzylbenzoat kommt in natürlicher Form in den Ölen von Ylang-Ylang, der Tuberose und der Hyazinthe vor, allerdings nur in kleinen Mengen. Ätherische Öle werden schon seit tausend Jahren zur Parasitenbekämpfung eingesetzt.

Die antitoxischen Eigenschaften mancher ätherischer Öle kann man an ihrer Wirkung auf Insektenstiche und -bisse beobachten. Lavendel- und Teebaumöl sind hilfreich bei Moskito-, Bienen- und Wespenstichen. Teebaumöl ist hochwirksam beim giftigen Biß der Atrax-robustus-Spinne (siehe S. 219), während Lavendel das Gift der Schwarzen Spinne neutralisiert (siehe S. 195). Diese Spinnen sind die giftigsten, die wir kennen, und ihr Biß ist in der Regel tödlich. Einige ätherische Öle, darunter besonders das Rosenöl, bekämpfen wirksam die Folgen von übermäßigem Alkoholgenuß. Wacholder und Angelikawurzel bauen überschüssige *Harnsäure* im Blut ab, die bei Gicht und Rheumatismus anzutreffen ist. Andere Toxine wie Harnstoff, Oxal- oder Milchsäure werden von bestimmten ätherischen Ölen ausgeschieden. Es gibt gute Gründe für die Annahme, daß die Aromatherapie bei Allergien hilfreich sein kann. Viele Menschen, die an Heuschnupfen leiden, sprechen gut auf Rosenöl an, und andere Allergien einschließlich der Nahrungsmittelallergien können durch den Einsatz von Rosen- und Schafgarbenöl geheilt werden.

Als vorbeugende Maßnahme kann die Aromatherapie auch auf *indirektem* Weg Infektionen verhindern. Die Fähigkeit des Organismus, mit einem Befall fremder Organismen fertig zu werden (der manchmal als *Infektion* oder als *Allergie* definiert wird), kann durch physiologische, geistige oder emotionale Erschöpfungszustände herabgesetzt sein. Die Reaktion auf eine solche Invasion oder einen solchen Befall wird als *Immunreaktion* bezeichnet, und wenn diese außer Kraft gesetzt ist, haben die eindringenden Organismen leichtes Spiel. Dieses Phänomen tritt manchmal bei Aids-Kranken auf und bei Transplantationspatienten, deren Immunreaktion herabgesetzt werden muß, damit ihr Körper das neue Gewebe nicht abstößt. Man vermutet heute, daß manche Krebsarten mit einer Schwäche des Immunsystems in Zusammenhang stehen, und versucht deshalb, das Immunsystem anzuregen und zu stärken. In seinem Buch *Maximum Immunity*[30] schreibt Michael A. Weiner zu diesem Thema: »Das Zeitalter der Antibiotika nähert sich rasch seinem Ende. Weil sie so zahlreich sind, waren Viren und Bakterien in der Lage, in kurzer Zeit eine Resistenz gegen jedes vom Menschen entwickelte Arzneimittel zu entwickeln. Daher gewinnt eine aktive Gesundheitsvorsorge immer mehr an Bedeutung.« Ätherische Öle sind nicht nur frei von allen schädlichen Nebenwirkungen, die wir im Zusammenhang mit Antibiotika kennen, sie regen auch die körpereigenen Abwehrkräfte an und stärken das Immunsystem. Zu den Faktoren, die das Immunsystem kräftigen, gehören ein allgemeines Wohlbefinden, Zufriedenheit, eine vernünftige Ernährungsweise, fast alle Massagetechniken und die meisten ätherischen Öle. Ich bin überzeugt davon, daß in Zukunft ätherische Öle weitgehend die Rolle der Antibiotika übernehmen werden.

Es ist nachgewiesen worden, daß Ratten, die in ihrer Jugend mehr gestreichelt worden sind, über ein widerstandsfähigeres

Immunsystem verfügen. Montagu findet dieses Ergebnis »außerordentlich bemerkenswert«[7], während der Naturheilkundige Leon Chaitow sachlich konstatiert: »Es gibt zahlreiche Beweise dafür, daß eine entspannende Massage des weichen Gewebes die Leistung des Immunsystems steigert.«

Man hat festgestellt, daß ätherische Öle die Bildung von *Phagozyten* (Freßzellen) begünstigen, weiße Blutkörperchen, welche eindringende Bakterien vernichten. In einem deutschen Werk über die arzneilichen Eigenschaften ätherischer Öle aus dem Jahre 1906[31] schreibt der Verfasser Rudolf Kobert, daß die ätherischen Öle die Bildung von Antitoxinen förderten, und bezeichnet diesen Sachverhalt als eine der wichtigsten Funktionen der Öle. Auch Rovesti bezieht sich auf die Fähigkeit der Öle, das Immunsystem anzuregen, und stellt fest, daß diese Wirkung sowohl durch Massage und Inhalation als auch durch innerliche Einnahme erzielt werde. Er erwähnt auch einen Landsmann namens Benedicenti, der »von Arzneimittelzubereitungen auf der Grundlage von Bergamotte, Lavendel und Zitrone sprach, welche eine 'heilkräftige Leukozytose' (Vermehrung der weißen Blutkörperchen) bei zahlreichen Infektionen hervorbringen würden«. Auch anderen ätherischen Ölen schreibt man die Eigenschaft zu, einen Anstieg der Leukozyten zu bewirken.[31, 32] H. M. Gattefossé (dessen Vater den Begriff Aromatherapie prägte) fand 1964 heraus, daß alle ätherischen Öle in unterschiedlichem Ausmaß die Phagozytose (Phagozytentätigkeit) anregten.[33] (Bei der Phagozytose handelt es sich um die Aufnahme und den Abbau von körperfremden und körpereigenen Substanzen durch Phagozyten oder Freßzellen, von denen die weißen Blutkörperchen die wichtigsten sind.)

Es ist erwiesen, daß sowohl Massage als auch die ätherischen Öle auf ihre Weise die natürliche Abwehrkräfte stimulieren. Dies wird um so wirkungsvoller geschehen, je entspannter ein Patient während der Behandlung ist. Das sind die Elemente, aus denen sich die Aromatherapie zusammensetzt: Massage, ätherische Öle und Entspannung. Jeder, der erschöpft ist oder zu Infektionen neigt, wird von der anregenden Wirkung der Aromatherapie auf das Immunsystem Nutzen ziehen.

Ätherische Öle sind gute Lösungsmittel. Wenn Sie etwas davon verschütten und aufwischen, wird die betroffene Stelle sauber sein; sie sind ein genauso gutes Reinigungsmittel wie reiner Alkohol. Am wirkungsvollsten sind Zitronen- und Grapefruitöl, die in der Lage sind, Gallensteine aufzulösen. Das liegt an ihrem sehr hohen Anteil (65-95 Prozent) an Terpen, insbesondere an *Limonen*. Valnet empfiehlt die Öle von Zitrone, Pinie und Terebinthe bei Gallensteinen; sie alle besitzen einen sehr hohen Terpenanteil. Pfefferminze, Rosmarin und Bergamotte haben zwar einen geringeren Terpenanteil, erwiesen sich aber ebenfalls als wirksam. Die Öle von Kamille, Geranium, Zitrone und Wacholder haben sich alle als nützlich bei der Auflösung oder Ausscheidung von Blasensteinen erwiesen. Keine dieser Essenzen wirkt in irgendeiner Weise schädlich auf die Schleimhäute oder anderes gesundes Körpergewebe.[34] Nach dem Biologen Marchesseau »reinigen« ätherische Öle die Wände der Blutgefäße, die Gallenblase, die Nieren und die Gelenke und tragen zur Auflösung und Ausscheidung von Steinen bei.

Einige ätherische Öle wirken blutreinigend, darunter die von Angelikawurzel und Wacholder, welche wie schon erwähnt die Ausscheidung von Harnsäure fördern und wirksame Mittel bei der Behandlung von Gicht und rheumatoider Arthritis sind. Ein hoher Blutharnstoffspiegel, Begleiterscheinung mancher Nierenleiden, kann durch Kamillenöl gesenkt werden, und Milchsäure, ein Abfallprodukt der Muskeltätigkeit, wird durch Zitronengras- und Rosmarinöl ausgeschieden, die wiederum bei Muskelschmerzen so hochwirksam sind. Marchesseau merkt an, daß ätherische Öle die »Verflüssigung des Blutes und der Lymphflüssigkeit fördern und auf diese Weise die Ausscheidung von Metaboliten in kolloidaler Form (Abfallprodukte des Zellstoffwechsels) unterstützen«. Mir sind keine unwiderlegbaren Beweise dafür bekannt, daß ätherische Öle Ablagerungen (vorwiegend Cholesterol) an den Arterien(gefäß)wänden verhindern oder diese auflösen - dieser Zustand hat den Namen *Atherom* und führt zu Arteriosklerose (Arterienverkalkung) und manchmal zum Schlaganfall oder Koronarinsuffizienz (Angina pectoris). Valnet rät jedoch bei Arteriosklerose zu Knoblauch-, Zitronen- und Wacholderöl, und wir können davon ausgehen, daß diese in diesem Fall vorbeugende und heilende Wirkungen entfalten.

Die blutverdünnende Wirkung von Knoblauch ist mittlerweise nachgewiesen und wird einer neuentdeckten Substanz zugeschrieben, die in frischem Knoblauch vorkommt.[35] Zur Zeit werden ihre Einsatzmöglichkeiten bei Thrombose und gegen Blutgerinnung während Operationen geprüft.

Zahlreiche ätherische Öle wirken auf die eine oder andere Weise ausscheidungsfördernd. Marchesseau weist auf diese Tatsache hin: »Sie regen die Tätigkeit aller Ausscheidungskanäle an, über die Metaboliten ausgeschieden werden, die Hautdrüsen, die Lungen, die Nieren und den Darm, und wirken auf diese Weise auch entgiftend.« Wacholderöl zählt zu den wirksamsten harntreibenden Mitteln, da es die Filtertätigkeit der Nieren anregt und für die vermehrte Ausscheidung von Kalium, Natrium und Chlor sorgt.[36] Nur wenige ätherische Öle wirken als Abführmittel, darunter das teure Rosenöl, doch auch Rosmarin- und Majoranöl sind hier brauchbar. Andere Öle gelten als *schleimlösende Mittel* und lösen schwere Schleimablagerungen in der Lunge und den Luftröhrenästen. Eukalyptus-, Teebaum-, Zitronen-, Lavendel- sowie Pfefferminz- und Sandelholzöl besitzen diese Eigenschaft in besonders hohem Maß und sind deshalb bei praktisch allen Erkrankungen der Atemwege eine wertvolle Hilfe. Andere Öle haben eine besondere Wirkung auf die Haut, die zu den wichtigsten Ausscheidungsorganen gehört. Zu diesen Ölen mit *schweißtreibenden* Eigenschaften gehören Rosmarin, Ysop und Kamille, welche die Tätigkeit der Schweißdrüsen anregen. Ätherische Öle wirken in vielfacher Weise auf die Reinigungs- und Ausscheidungsvorgänge im Körper und tragen dadurch dazu bei, eine Anhäufung von Metaboliten im Organismus zu verhindern.

Die Aromatherapie wirkt in so vielen Bereichen vorbeugend, daß ich sie hier gar nicht alle aufzählen kann. Wie wir bereits gesehen haben, stärkt sie das Immunsystem und schützt so vor Entzündungen, sie verhindert die Ablagerung von Giftstoffen im Körper und wirkt Streßerkrankungen und deren Folgen entgegen. Durch diese und andere vorbeugende Wirkungen kann einer Vielzahl von Erkrankungen vorgebeugt werden. Viele Menschen schätzen gerade diese Eigenschaft der Aromatherapie besonders hoch. Sie haben zwar keine Wunderheilungen erlebt, wissen aber aus Erfahrung, daß »Aromatherapie den Arztbesuch erspart«.

Anwendungsweise

In der ganzheitlichen Aromatherapie erfolgt die Anwendung der ätherischen Öle in erster Linie durch die Haut, in die eine Mischung von Ölen, welche in Pflanzenöl aufgelöst sind, einmassiert wird. Andere Anwendungsweisen sind möglich, werden aber nur als ergänzende Maßnahmen eingestuft. In der klinischen Aromatherapie ist es umgekehrt: Die Öle werden hier durch Inhalationen, Spülungen, als Zäpfchen angewendet oder innerlich eingenommen, und Massage spielt gewöhnlich keine Rolle. Ätherische Öle verwendet man auch als Mundspülungen, Gurgelmittel, in Bädern, Kompressen, Klistieren und sogar als Injektionen. Je nach den betroffenen Organen und Körperteilen bieten sich verschiedene Anwendungsmethoden an. So ist zum Beispiel eine Inhalation die beste Art und Weise, Lunge und Nebenhöhlen zu behandeln, und außerdem wirkt eine Inhalation über den Geruchssinn auf das Nervensystem (s. Kapitel 5). Als Gurgelmittel sind ätherische Öle bei Halsentzündungen wirksam, Spülungen empfehlen sich bei Beschwerden im weiblichen Genitalbereich usw. Wegen ihrer flüchtigen, löslichen und antiseptischen Eigenschaften sind Inhalationen mit ätherischen Ölen besonders bei Nebenhöhlenentzündungen hochwirksam. Ein englischer Arzt hält sie bei lokalen Infektionen für unvergleichlich. Direkt auf die Haut aufgetragen, dringen die Öle sofort zum Infektionsherd vor. Sie verbreiten sich besser als Antibiotika im Körpergewebe, außerdem müssen sie nicht innerlich eingenommen werden und sich ihren Weg erst durch die Blutbahn zum Sitz der Entzündung bahnen.

In Frankreich ist die innerliche Einnahme ätherischer Öle bei entzündlichen Erkrankungen weit verbreitet. In Großbritannien führte diese Methode zu Kontroversen, da eine innerliche Einnahme vielfach für gefährlicher gehalten wird als die äußerliche Anwendung mit verdünnten Ölen. Tatsächlich verhält es sich nicht so; ich halte diese Frage auch für reichlich akademisch, da die ganzheitliche Aromatherapie keine innerliche Anwendung verlangt. Auf jeden Fall ist die innerliche Einnahme bei manchen Verdauungsstörungen sowie bei Entzündungen des Blasenbereichs besonders günstig. Wenn die Entwicklung so weitergeht wie bisher, werden Ärzte und Pflanzenheilkundige zunehmend ätherische Öle zur innerlichen Anwendung bei bestimmten Infektionen und anderen Störungen verschreiben und die ganzheitlichen Aromatherapeuten werden bei den anderen Anwendungsformen bleiben, vor allem bei der Massage. Interessant ist die Tatsache, daß sowohl durch die innerliche Einnahme als auch durch die Ganzkörpermassage genau die gleiche Menge an ätherischen Ölen in den Blutkreislauf übergeführt wird, nämlich etwa drei Tropfen. Die Wege, die die Öle im Körper nehmen, werden in Abbildung 6 veranschaulicht.

Forschung

Die moderne Aromatherapie macht sich die Ergebnisse der Forschung zunutze im Bereich der:

- medizinischen Eigenschaften der ätherischen Öle;
- Geruchswahrnehmung und des Geruchssinns;
- psychologischen Wirkung von Düften und ätherischen Ölen;
- Haut, ihrer Durchlässigkeit und der Bedeutung des Tastsinns;
- therapeutischen Wirkungen der Massage des weichen Gewebes sowie der Druckpunktmassage.

Außerdem profitiert die Aromatherapie von chemischen, toxikologischen und anderen Testverfahren, die im Auftrag der Parfüm- und Lebensmittelindustrie durchgeführt werden.

Vor allem der Tatsache, daß ätherische Öle in der Parfüm- und Nahrungsmittelindustrie so breite Verwendung finden, ist es zu verdanken, daß sie so gründlich erforscht worden sind. Ganz sicher wurden die meisten der in diesem Buch zitierten Untersuchungen nicht mit dem Gedanken an die Aromatherapie durchgeführt. Andererseits ist die alternative Medizin so sehr im Wachstum begriffen, daß es für sie an der Zeit ist, auch auf dem Gebiet der Forschung aufzuholen. Eine Untersuchung der Zeitschrift *Which?* aus dem Jahr 1986 enthüllte, daß von den Befragten, die eine alternative Behandlungsform gewählt hatten, 82 % von einer Besserung oder Heilung ihrer Beschwerden berichteten. 74 % wollten die Behandlung fortsetzen, und 69 % wollten die alternative Therapieform weiterempfehlen.

In Großbritannien wurde das Research Council for Complementary Medicine gegründet, um solche Forschungen anzuregen und zu finanzieren. Die Association of Tisserand Aromatherapists ist gegenwärtig an zwei Projekten über Aromatherapie beteiligt. An der Glasgower Universität läuft eine dreijährige Studie, die nach den optimalen Wegen sucht, alternative

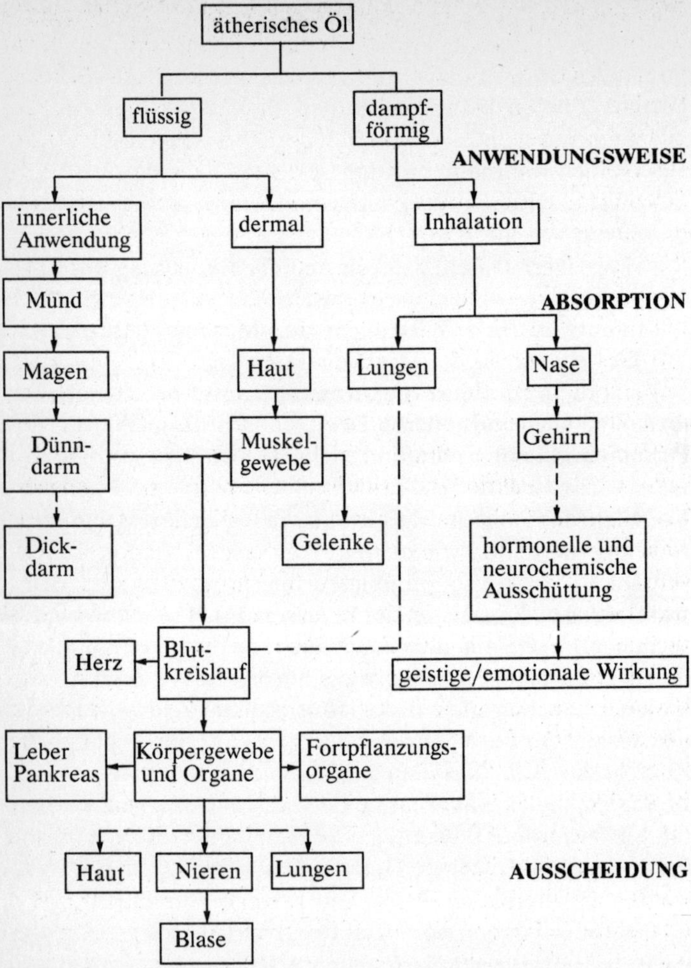

Abb. 6: Die hier aufgezeigten Wege veranschaulichen, wie die ätherischen Öle auf Körper und Psyche wirken. (Die getrichelten Linien geben entweder Hinweise auf einen Nervenimpuls oder eine kleinste Menge ätherischen Öls.)

Therapieformen zu erforschen. Dieser Versuch ist sehr begrüßenswert, denn natürliche Arzneimittel funktionieren nicht immer nach dem Prinzip »Dieses bestimmte Mittel für diese bestimmte Krankheit«. Die Untersuchung klinischer Wirkungen ätherischer Öle ist relativ einfach. So können wir zum Beispiel zu dem Schluß kommen, daß »Teebaumöl bei 75 % von Scheidenentzündungen erfolgreich ist«. Das heißt, wenn man es 100 Frauen mit dieser Störung verordnet, werden 75 von ihnen eine Heilung erfahren, 25 aber leider nicht. In der ganzheitlichen Medizin spielen zahlreiche Faktoren bei der Arzneimittelwahl eine Rolle, und Patienten mit scheinbar der gleichen Störung können daher ganz verschiedene Mittel verordnet werden. Im Idealfall würden *alle* 100 Patientinnen geheilt werden, da man Gesichtspunkte wie die Ernährung, die seelische Befindlichkeit und subtile energetische Faktoren sowie die individuelle Reaktion auf ätherische Öle berücksichtigen würde. Natürlich behaupte ich nicht, daß die Realität diesem Idealfall entspricht, zumindest heute noch nicht. Es wäre jedoch sehr wünschenswert, wenn neue Forschungsmethoden zu einem tieferen Verständnis der komplexen Zusammenhänge in der ganzheitlichen Medizin beitragen würden.

Die Erforschung der ganzheitlichen Aromatherapie wird dadurch erschwert, daß diese Behandlungsform auf ätherische Öle *sowie auf Massage* zurückgreift. Eine Untersuchung mag wohl zu dem Ergebnis kommen, daß die Behandlung effektiv ist, doch wäre das *Warum* und das *Wie* dadurch noch nicht weiter erklärt. Welchen Anteil an der Heilung haben die ätherischen Öle, was ist dem Therapeuten zu verdanken? Bislang können wir nur Vermutungen anstellen; viele von uns beschäftigt diese akademische Fragestellung auch gar nicht, solange die Therapie selbst erfolgreich ist. Dennoch liegt hier eine interessante und sehr herausfordernde Aufgabe an die Forschung. In der Zwischenzeit aber können wir mit Fug und Recht sagen, daß die Aromatherapie bereits auf eine gesunde Grundlage an »Indizienbeweisen« verweisen kann und daß in unserem Jahrhundert schon viel grundlegende Arbeit geleistet wurde. Was wir nun brauchen, sind klinische Untersuchungen, die den »ganzheitlichen, holistischen Faktor« in Betracht ziehen.

Kapitel 4

Ein breites Spektrum von Krankheiten

Quintessenz nennen wir die wichtigste und göttlichste Kraft oder Eigenschaft jeder Pflanze..., welche durch die Kraft und Reinheit der ganzen Substanz die Gesundheit des Menschen erhält, seine Jugend verlängert, das Altern abhält und alle Krankheiten besiegt.

Conrad Gesner, 1559

Wir haben bisher Theorien, Experimente und klinische Versuche zitiert, doch viele von uns lassen sich von einer Therapie nur durch ihre Erfolge in der Praxis überzeugen. Deshalb werde ich dieses Kapitel nicht mit Aussagen überschwemmen wie z. B. »Rosmarinöl regt die Atmung an« oder »Lavendelöl senkt den Blutdruck«, sondern statt dessen Fallbeispiele schildern. Um die Sache interessanter zu machen, habe ich Fälle verschiedener Therapeuten aufgenommen, die ein breites Spektrum von Krankheiten umfassen. Da die holistische Aromatherapie den ganzen Menschen und nicht nur seine Hauptbeschwerden behandelt, ist ihre Wirkung nicht auf die aufgeführten Beispiele beschränkt. In der Mehrheit der Fälle waren die ätherischen Öle deshalb erfolgreich, weil sie auf die Patienten abgestimmt waren. Die gleichen Öle wirken nicht unbedingt in jedem ähnlichen Fall gleich gut. Massage, diätetische Maßnahmen und die Person des Therapeuten selbst spielen eine bedeutende Rolle im Heilungsprozeß, und viele Fälle veranschaulichen die Bedeutung eines umfassenden ganzheitlichen Ansatzes. Andere Beispiele wiederum zeigen, daß es manchmal genügen kann, die richtigen Öle zu verwenden, und bei manchen Fällen handelt es sich eher um Anekdoten. Zu einigen habe ich einen Kommentar geschrieben, aber nicht zu allen, und jede erzählt eine eigene Geschichte.

Ich habe nur erfolgreiche Fälle aufgenommen, denn Mißerfolge oder halbe Erfolge sind zwar lehrreich für den Studierenden, gehören aber nicht in diesen Rahmen. Diese Auslassung bedeutet nicht, daß ich die Aromatherapie als Allheilmittel mit lückenlosem Erfolgsregister betrachte: Sie kann selbstverständlich versagen, wie jede andere Behandlungsform auch. (Erfolgsquoten sind schwer zu nennen, zumal ich über kein Zahlenmaterial verfüge, doch schätze ich, daß ein kompetenter Aromatherapeut mit Erfolgsraten zwischen 70 und 85 Prozent rechnen kann.) Jede Fallgeschichte ist in den eigenen Worten der Therapeuten wiedergegeben, ich habe lediglich den Stoff etwas gegliedert, um ein ähnliches Berichtsschema zu erhalten. Alle Therapeuten und viele Patienten sind unter ihrem richtigen Namen aufgeführt, manche Patientennamen wurden geändert. Die Fallbeispiele sind alle authentisch. Alle verwendeten ätherischen Öle sind stets aufgeführt, ihre Anwendung in verdünnter Form allerdings nicht jedesmal besonders angegeben worden. Für Massagezwecke beträgt die Verdünnung meist 2 oder 5 Prozent.

Fallbeispiele

Ekzem

(Therapeutin: Christine Westwood)

Dawn, eine 25jährige Londoner Verlagsangestellte, litt seit ihrer frühen Kindheit unter roten nässenden Ekzemen an beiden Händen. Diese hatte der Familienarzt, ein Arzt für

Allgemeinmedizin, diagnostiziert, als Dawn etwa eineinhalb Jahre alt war. Seither hatte sie ohne rechten Erfolg zahlreiche medizinische Cremes ausprobiert. Die Haut an ihren Händen juckte unerträglich und war häufig mit kleinen offenen Geschwüren bedeckt. Dazu sagte der Arzt nur: »Benutzen Sie die Creme weiter, und machen Sie sich keine Sorgen.« Dawn litt auch gelegentlich unter Migräne, die sich bei Arbeitsüberlastung verschlimmerte, und hatte seit dem Tod eines nahen Freundes periodisch mit Schlaflosigkeit zu kämpfen. Zwei weitere Beschwerden waren Verstopfung und Kreislaufschwäche.

Zuerst behandelte ich sie jede Woche, später jeden Monat. Ich massierte ihren Rücken, den Magen, das Gesicht und die Füße mit einer Mischung aus Wacholder-, Weihrauch- und Kamillenöl.* Ich hatte das Gefühl, daß besonders der Weihrauch ihr helfen würde, sich zu entspannen und ihre Angst, nicht schlafen zu können, zu überwinden. Zudem gab ich ihr eine Salbe aus Wacholder-, Weihrauch und Lavendelöl für ihre Haut mit. Schon nach ihrem ersten Besuch konnte Dawn viel besser schlafen, nach wenigen Behandlungen normalisierten sich Verdauung und Kreislauf, und die Ekzeme begannen zu verschwinden. Weitere Behandlungen besserten die Migräne, und auch die Ekzeme heilten weiterhin ab. Dawn wurde in dieser Zeit merklich fröhlicher und selbstbewußter. Ich verschrieb ihr als unterstützende Maßnahme auch verschiedene Vitamine und Mineralstoffe, die sie während des sechsmonatigen Behandlungszeitraums einnahm. Ein Jahr danach sind Dawns Hände immer noch vollkommen frei von Ekzemen. Nur wenn sie Schokolade ißt, ist ein paar Tage lang eine leichte Rötung der Hände zu sehen.

Im Mai 1986 sagte Dawn selbst in ciner überregionalen Tageszeitung dazu: »Ich war skeptisch, aber bereit, alles zu versuchen. Die Aromatherapie hat mein Leben verändert.

*Hier und in allen Fällen handelt es sich, falls nicht ausdrücklich erwähnt, um die Römische Kamille.

Meine Hände sind so gut wie geheilt, ich habe dieses grauenvolle Jucken nicht mehr und kann besser schlafen, als ich es je für möglich hielt.«

Psoriasis (Schuppenflechte)

(Therapeutin: Valerie Worwood)

Frau N. litt als Kind unter Ekzemen, die sich zu einer Schuppenflechte entwickelt hatten, wie ihr Hausarzt diagnostizierte, als Frau N. Ende 30 war. Zum Zeitpunkt der Behandlung war sie 50 Jahre alt, Hausfrau und zum zweitenmal verheiratet. Sie erzählte, daß sie als Kind unglücklich gewesen und von den anderen Kindern ständig wegen ihrer Haut gehänselt worden sei. Ihr erster Mann war gewalttätig, und ihr Zustand hatte sich seit der ersten Ehe verschlimmert. Als sie zu mir kam, war ihr Zustand so schlecht, daß ich sie erst gar nicht behandeln wollte. Die Schuppenflechte überzog buchstäblich ihren ganzen Körper von oben bis unten, sie trug nie Röcke, dafür immer dicke Strümpfe und ein Kopftuch. Es klingt kitschig, aber sie flehte mich unter Tränen um eine Behandlung an.

Frau N. hatte es schon mit Hypnotherapie, Pflanzenheilkunde, Homöopathie und anderen Heilverfahren versucht. Sie hatte zahllose Salben ausprobiert, sich jedem bekannten Test unterzogen, und manche Behandlungsarten schienen ihren Zustand nur noch schlimmer zu machen. Sie war von nervöser Veranlagung, und die Haut zeigte Risse und blutete an mehreren Stellen; die Aussichten waren nicht gut, an eine Massage war gar nicht zu denken. Bäder und Kompressen schienen einen Versuch wert zu sein, und so behandelte ich sie mit Kompressen am ganzen Körper, die ich jeweils zehn Minuten lang einwirken ließ. Zuerst gab ich ihr Kompressen mit Kamillen- und Lavendelöl, später fügte ich diesen noch Bergamotteöl hinzu, und abschließend verwendete ich Kompressen mit diesen Ölen sowie Geraniumöl als viertem Bestandteil. Schon nach der allerersten Kompresse konnten wir eine leichte Besserung feststellen, und als ich die dritte Kompresse entfernte, begann die Haut in der Gegend der Taille weiß zu werden. Die Veränderung passierte buchstäblich vor meinen Augen. Ich hatte so etwas noch nie erlebt und war daher etwas verunsichert. Wir wiederholten die Prozedur, und ich gab ihr ein Badeöl aus den vier Ölen mit nach Haus. Sie sollte dieses nur als Badezusatz verwenden und nicht direkt auf die Haut auftragen.

Drei Tage später suchte sie mich, in Tränen aufgelöst, auf. Ihre Hände und auch ihr Kopf mit Ausnahme des Haaransatzes waren frei von Schuppenflechte! Nach zwei Wochen war die Haut am ganzen Körper rein geworden, nur die hartnäckige Stelle am Haaransatz verschwand erst nach einem weiteren Monat. Drei Monate lang erschien sie einmal in der Woche, danach zwei Jahre lang vierteljährlich zur Behandlung. Heute hat sie keine Ekzeme und Schuppenflechte mehr. Frau N. ist sicher, daß ihr die Aromatherapie viel Kummer im Leben erspart hätte, wenn sie diese schon früher gekannt hätte. Nach einigen Wochen schlug ich ihr einige Änderungen in der Ernährung vor, worauf Frau N. weniger rotes Fleisch aß, auf Milchprodukte verzichtete und mehr frisches Gemüse verzehrte.

Kommentar: Warum gerade die Aromatherapie in diesem Fall wirkte, und noch dazu in so dramatischer Weise, nachdem schon Hypnotherapie, Pflanzenheilkunde und Homöopathie versagt hatten, weiß ich nicht: Alle diese Heilverfahren waren schon bei Schuppenflechte erfolgreich. Aus bisher noch unerforschten Gründen sprechen manche Menschen besser auf eine Therapieart an als andere. Dieser Fall ist auch deshalb interessant, weil hier weder der Glaube an die Methode noch Massage eine Rolle spielten, zumindest im Anfangsstadium der Behandlung.

Rosacea

(Therapeut: Robert Gibson)*

Rosacea sollte keineswegs mit der gewöhnlichen Akne verwechselt werden, denn bei dieser, umgangssprachlich auch »Rotfinnen« genannten Erkrankung, handelt sich um etwas ganz anderes. Ihre Merkmale sind eine starke Rötung der Wangen und Nase (was man auf einer Schwarz-weiß-Photographie nicht erkennt), eine Öligkeit der Haut, erweiterte Poren und klumpige Schwellungen. Die Haut wird dick und narbig. Manche Betroffene meiden die Gesellschaft anderer Menschen und leiden unter schweren Depressionen.

Irene, die Patientin, suchte einen Hautarzt auf, als sie mit Ende 20 kleine Flecken im Gesicht und am Nacken bekam. Bis dahin hatte man die Reinheit und Frische ihres Teints bewundert. Man verschrieb ihr Panoxyl-Gel zur äußerlichen und Oxytetracyclin zur innerlichen Anwendung. Diese Mittel nahm sie fünf Jahre lang, wobei sich ihr Zustand stetig verschlimmerte. Das Panoxyl-Gel verursachte schmerzhafte Risse um den Mund, ihr Gesicht und Nacken waren mit Abszessen und Zysten übersät. Diese hatten einen Durchmesser von bis zu 2,5 cm, waren über 1 cm tief und sonderten eine blutige Flüssigkeit und Eiter ab. Zu diesem Zeitpunkt ihrer Erkrankung schrieb ihr der Arzt ein Attest und riet ihr, sich einen Monat zu »verstekken«.

Daraufhin beschloß sie, den konventionellen Therapien den Rücken zu kehren, und ließ sich in einem homöopathischen Krankenhaus fünf Wochen lang behandeln. Blutuntersuchungen zeigten, daß Staphylokokken in ihrem Blut »verrückt spielten« und die weißen Blutkörperchen durch die Giftstoffe dieser Bakterien in »Auflösung begriffen« waren. Nach ihrer Entlassung suchte sie mich auf, und ich begann mit Einverständnis

*R. Gibson ist Mitglied des Institute of Trichologists in Glasgow und wendet zahlreiche Heilverfahren, darunter die Aromatherapie, an.

ihres Homöopathen eine wöchentliche Behandlung. Nach fünf Wochen begab sich Irene in das Glasgow Western Infirmary, um eine von dem homöopathischen Arzt veranlaßte Hautbiopsie (Hautgewebeuntersuchung) vornehmen zu lassen. Was nur eine Stunde dauern sollte, wurde zu einem einmonatigen Krankenhausaufenthalt, den der dortige Professor für Dermatologie befürwortete, der wieder eine Oxytetracyclintherapie beginnen wollte. Die Patientin weigerte sich, woraufhin eine alternative Behandlung mit Schwefel- und Zinkpaste sowie Injektionen in die größeren Zysten durchgeführt wurde. Dadurch kam es vorübergehend zu einem Rückgang der Absonderungen, doch die Rötung und Reizung verschlimmerten sich. Sobald die Therapie abgeschlossen war, setzten die Absonderungen so schlimm wie bisher wieder ein. Die Dermatologen machten sich über Alternativen und auch über Aromatherapie lustig und behaupteten, *gar nichts* könne die Entzündung lindern, geschweige denn heilen, und nur Schulmediziner würden über die erforderlichen Kenntnisse verfügen, um ihren Zustand zu behandeln.

Irene ließ nach ihrer Entlassung eineinhalb Jahre lang nichts von sich hören. Schließlich rief sie mich aus dem Glasgow Royal Infirmary an, wo sie eine weitere Therapie versuchen wollte. Ich erinnerte sie daran, daß ich ihr helfen könnte, und daß sie nichts zu verlieren habe, da die Aromatherapie auf keinen Fall schaden könne. Leider mußten wir die Therapie aufschieben, da ich mich wegen eines Lymphtumors behandeln ließ. Schließlich einigten wir uns auf einen Termin.

Ich gab Irene einige Diäthinweise und empfahl bestimmte Vitamin- und Mineralstoffergänzungsmittel. Durch zwingende Umstände konnte sie diese Ratschläge nicht befolgen, und so spielte die Ernährung keinerlei Rolle bei ihrer Genesung. Zudem konnte ich wegen meines eigenen geschwächten Zustands keine Hypnotherapie und entspannende Körpermassage geben. Der Erfolg der Anwendung beruht also vollständig auf der Gesichtsmassage und der Anwendung der aromatischen Substanzen. Einen wichtigen Anteil hatte dabei die *Lymphdrainage*, welche dazu beiträgt, die Giftstoffe auszuscheiden, die durch die anderen Massagegriffe freigesetzt werden. Zahlreiche ätherische Öle spielten bei dieser Behandlung eine Rolle, die wichtigsten waren folgende:

zur Beruhigung und Förderung der Sauerstoffzufuhr: Minze und Bitterorange;

zur Entgiftung: Lindenblüten, Rosmarin, wilde Kamille;

zur Tonisierung (Stärkung) der Gesichtsmuskulatur sowie der Kapillargefäße: Minze, Lorbeerblatt, Rosmarin;

als Dekongestiva (Blutandrang vermindernd): Lindenblüte, Bitterorange, Lorbeerblatt.

Als erstes versuchten wir, so viele der großen Pusteln wie möglich zum Reifen zu bringen. Nach einer geringfügigen Erstverschlimmerung trat in den ersten Wochen schon eine Besserung ein. Der Heilungsprozeß verlief von der Stirn abwärts, der Nacken heilte als letztes (die Kopfhaut erforderte ebenfalls eine Behandlung, ohne die das Gesicht leicht wieder infiziert worden wäre). Nach drei Monaten machte ich einige Aufnahmen, obwohl zu diesem Zeitpunkt der Zustand schon sehr gebessert war und die obere Gesichtshälfte abzuheilen begann (siehe Abbildung 7a).

Acht Monate lang sah ich Irene wöchentlich, danach fuhr sie daheim vier Monate lang mit der Selbstbehandlung fort, welche sie von Anfang an durchgeführt hatte. Nach einem Jahr hatte sich der Zustand ihrer Haut erstaunlich gebessert (siehe Abbildung 7(b)). Die Pusteln und Beulen waren verschwunden, die Haut wieder weich und geschmeidig worden. Make-up, das früher nach zwei Stunden buchstäblich abrutschte, konnte wieder aufgelegt werden, da die Haut nicht mehr so fett war. Die charakteristische Entzündung an Nase und Wangen war ebenfalls - trotz der arroganten Prognosen der Hautspezialisten - verschwunden. Die Eispickelvernarbungen waren zurückgegangen, aber noch zu sehen. Es ist tragisch, daß man die Vernarbungen und fünf Jahre körperliches und seelisches Elend hätte vermeiden können, wenn man frühzeitig mit der Aromatherapie begonnen hätte.

Vier Jahre nach der Behandlung befindet sich Irenes Haut in gutem Zustand und bessert sich immer noch. Sie selbst hat als Folge ihrer Erfahrungen Studien im Bereich der Komplementärmedizin betrieben.

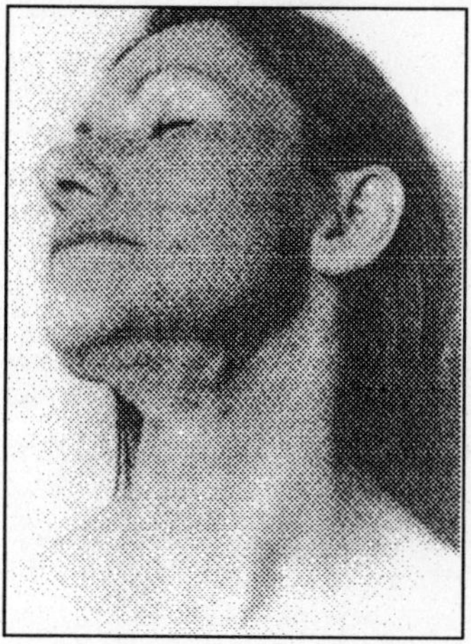

Abbildung 7: (a) Nach dreimonatiger Behandlung. In der unteren Gesichtshälfte und am Nacken sind noch Pusteln zu sehen. Die Röte der Entzündung war zu dem Zeitpunkt noch vorhanden, läßt sich aber auf der Schwarzweißaufnahme nicht wiedergeben.

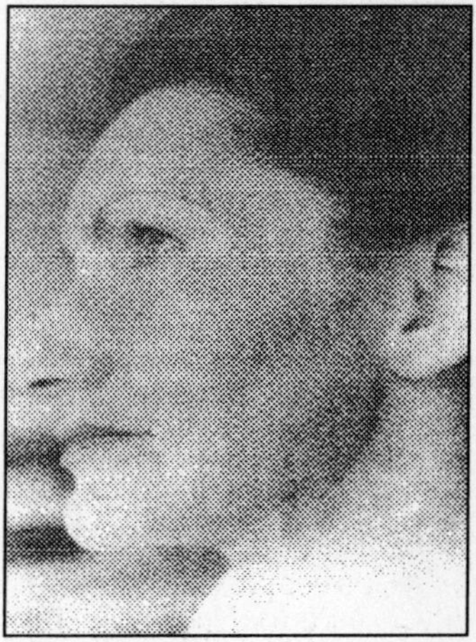

Abbildung 7: (b) Nach zwölf Monaten. Die Pusteln und die Entzündung sind vollständig verschwunden. (Wiedergabe mit freundlicher Genehmigung von Robert Gibson)

Kommentar: Dieses Beispiel zeigt, daß eine konventionelle Behandlung wirkungslos, suppressiv (unterdrückend) und langfristig schädlich sein kann. Aromatherapie mag in chronischen

Fällen Monate oder gar Jahre brauchen, bis sie wirkt, aber letztendlich heilt sie im Einklang *mit* dem Körper und nicht gegen ihn.

Warzen

(Therapeutin: Patricia Davis)

Kate war zum Zeitpunkt ihres ersten Besuchs 26 Jahre alt, im 5. Monat schwanger und hatte 27 Warzen: 21 an ihrem linken und 6 an ihrem rechten Fuß. Ihre Krankengeschichte enthüllte, daß sie mehrmals an Pfeifferschem Drüsenfieber (Mononukleose) erkrankt gewesen war, kaum Widerstandskräfte gegen Infektionen und wenig Energie besaß. Das war schon lange vor ihrer Schwangerschaft der Fall gewesen. Kate hatte Schwierigkeiten, eine Arbeit zu behalten, weil sie entweder zu lange krank war oder ihre Erschöpfungszustände ihre Arbeitsleistung beeinträchtigten.

In den letzten zwei Jahren waren die Warzen herausgeschnitten oder ausgebrannt worden. Es handelte sich hier eindeutig um eine Schwäche des Immunsystems, deshalb konzentrierte ich die Behandlung darauf. Zusätzlich wurde Zitronenöl direkt auf die Warzen aufgetragen. Zur Funktionsverbesserung ihres Lymphsystems massierte ich Kate einmal wöchentlich, und zu Hause behandelte sie ihrer Füße selbst mit Zitronenöl. Bei der ersten Sitzung verwendete ich Geranium- und Rosmarinöl zur Anregung. Kate berichtete jedoch, daß sie daraufhin erst einmal eineinhalb Tage durchgeschlafen habe, unterbrochen nur durch den Gang auf die Toilette und um etwas zu trinken. Als sie wieder richtig wach war, fühlte sie sich energiegeladener als in den letzten zehn Jahren.

Bei ihrem dritten Besuch berichtete Kate, daß die Warzen am linken Fuß zurückgingen und 8 davon schon ganz verschwunden seien. Der rechte Fuß war unverändert. Wir setzten diese Behandlung fast bis zum Ende ihrer Schwangerschaft fort.

Die Warzen schienen eine oder zwei Wochen lang unverändert zu sein und wurden dann sehr schnell kleiner, und zwar immer nach Anwendungen mit Rosmarin- und Geraniumöl - ich hatte zwischendurch auch andere Öle ausprobiert. Kate fühlte sich in diesem Zeitraum auch sehr viel energiegeladener als sonst.

Kurz vor ihrer Niederkunft vier Monate später hatte Kate nur noch 6 kleine Warzen am linken Fuß und keine am rechten. Im Behandlungszeitraum hatte sie an keiner einzigen Erkältung oder Infektion gelitten und fühlte sich so gut und voller Energie, daß sie kurz vor der Entbindung noch eine Party für 50 Gäste gab.

Kommentar: Dieser Fall veranschaulicht die Bedeutung eines ganzheitlichen Ansatzes. Auch bei so etwas »Äußerlichem« wie Warzen war es die Behandlung der *ganzen* Patientin und ihres Immunsystems, das die Heilung brachte.

Zellulitis - Orangenhaut

(Therapeutin: Patricia Davis)

Margaret war 29 Jahre alt und arbeitete sehr engagiert als Musiklehrerin an einer Mädchenschule. Sie hatte schwere Zellulitis an Oberschenkeln, Hüften und Gesäß und neigte aufgrund von Flüssigretention (Zurückhalten, Speichern von Flüssigkeit) zur Gewichtszunahme. Ihr Zustand verschlimmerte sich bei heißem Wetter, dabei schwollen ihre Fußgelenke an. Sie hatte eine deutlich birnenförmige Figur. Sie ernährte sich zwar sehr vernünftig, doch verschaffte sie sich wenig Bewegung und saß stundenlang am Klavier oder stand vor der Klasse. Sie hatte viel Aufregung in ihrem Beruf einschließlich Reibereien mit ihrem Vorgesetzten.

In den Osterferien hatte Margaret frei und war entschlossen, in diesen drei Wochen etwas gegen ihre Zellulitis zu tun. Sie kam zweimal wöchentlich zur Massage mit Rosmarin-, Fenchel-

und Geraniumöl. Sie war sehr darauf bedacht mitzuarbeiten und unterstützte die Therapie durch tägliche Gymnastik und Entspannungsübungen. Sie führte zu Beginn der Ferien eine kurze Obstfastenkur durch und verändere ihre Ernährungsgewohnheiten etwas. Zu Hause verwendete sie ein Badeöl aus Wacholder, Lavendel, Geranium, Bergamotte und Kamille zur Entgiftung und gegen gelegentliche Angst- und Depressionszustände.

Erste Erfolge stellten sich sofort ein. Margaret verlor viel Flüssigkeit und nahm um die Hüften so viel ab, daß ihr nach zehn Tagen kein Rock mehr paßte. Da das Lymphsystem inzwischen viel besser arbeitete, wandte ich mich der Zellulitis zu und massierte die betroffenen Stellen bei jeder Behandlung kräftig. Zusätzlich benutzte Margaret zu Hause nach dem Bad einen Massagehandschuh. Nach drei Wochen war nur noch eine hartnäckige handflächengroße zellulitische Stelle auf der Rückseite eines Schenkels übrig. Ich war verwundert und fragte, ob es etwas gäbe, was sie nur mit dem einen Bein täte. Nach einiger Überlegung meinte Margaret: »Ja, die Pedale treten!« Sie demonstrierte, wie sie auf dem Klavierhocker saß, und es zeigte sich, daß seine Kante den Oberschenkel genau an der betroffenen Stelle einschnitt.

Margaret konnte die Behandlung nach Schulbeginn nicht mehr so intensiv durchführen, daher gab ich ihr eine Massagecreme mit genauer Gebrauchsanweisung mit, die sie bis zur völligen Genesung anwenden sollte.

Kommentar: Dieser Fall zeigt, wie der Heilungsprozeß durch das Engagement und die Mitarbeit des Patienten beschleunigt werden kann.

Knochenbruch

Den Fall eines gesunden 13jährigen, der sich einen Finger brach, erzählt uns seine Mutter, die Aromatherapeutin Susan Murdoch:

Im Sommer 1986 brach sich Jamie beim Fußballspiel den kleinen Finger der rechten Hand in Höhe des Knöchelgelenks. Mein Mann David brachte unseren Sohn in die Notaufnahme des Mount-Vernon-Hospitals in Rickmansworth. Jamies Hand war stark angeschwollen und schmerzte sehr. Nach einer Röntgenaufnahme wurde der Bruch versorgt, und der Doktor rechnete mit sechs oder sieben Wochen bis zur Ausheilung.

Ich besann mich darauf, daß Ingweröl sehr gut für die Knochenheilung sei, also mischte ich welches für Jamie in der Hoffnung, daß der Heilungsprozeß beschleunigt und besser verlaufen würde. Die Mischung bestand aus Ingwer-, Rosmarin-, Wacholder- und Lavendelöl. Jamie rieb sich damit zweimal täglich ein und machte auch Übungen, um die anderen Gelenke geschmeidig zu halten.

Drei Wochen später brachte mein Mann Jamie in die Mount-Vernon-Handklinik zu einem Dr. Smith. Leider konnte ich nicht mitkommen, aber Jamie erzählte mir abends alles: »Mutti, der Doktor war total verblüfft, der Bruch ist in der Hälfte der Zeit geheilt, sagte er. Er konnte es gar nicht fassen, daß mir die Hand nicht weh tat, wenn ich sie bewegte, eine Faust machte oder der Doktor an meinem Finger zog.« David und ich waren genauso erstaunt. Später schrieb ich Dr. Smith, berichtete über die Öle und bat um seine Meinung, leider ohne je eine Antwort zu erhalten.

Kommentar: Dieser Fall ist besonders interessant, da er gleich von zwei Krankenhausärzten, wenn auch unwissentlich, bestätigt worden ist. Wäre der Bruch in vier oder fünf Wochen geheilt, hätte das vielleicht nicht soviel Eindruck gemacht, doch eine Wiederherstellung nach drei Wochen, der Hälfte der Zeit, ist gewiß von Bedeutung. Wir haben bereits die stimulierende Wirkung der ätherischen Öle auf Hautzellen und weiße Blutkörperchen besprochen, und da wäre es nicht überraschend, wenn diese Essenzen auch auf die Knochen Einfluß hätten. Wenn die Aromatherapie die Heilung von Wunden, Geschwüren und Verbrennungen beschleunigen kann, warum nicht auch die von Knochenbrüchen?

Verstauchter Knöchel

(Therapeut: Geraldine Howard)

Bei Mary, einer Frau in den Vierzigern, wurde eine Sehnenzerrung diagnostiziert. Sie hatte die üblichen Symptome eines verstauchten Knöchels: Schmerzen, Prellungen sowie eine Schwellung, und man riet ihr, den Fuß ruhigzustellen, bis die Schwellung zurückging. Nach drei Tagen ohne eine Besserung suchte sie mich auf. Ich gab ihr eine Mischung aus Rosmarin-, Wacholder- und Lavendelöl, die sie sanft am verletzten Gelenk einreiben sollte.

Schon kurz nach der ersten Anwendung ging die Schwellung stark zurück. Die Prellung verschwand ebenfalls sehr schnell, so daß wir den Knöchel massieren konnten. Die Massage und die regelmäßige Anwendung der Öle stellte die Beweglichkeit und Schmerzfreiheit so schnell wieder her, daß sogar der Arzt staunte.

Arthritis

(Therapeutin: Christine Westwood)

Marion ist eine Sekretärin Ende 50. Sie litt unter einer schmerzhaften Arthritis und Bewegungseinschränkung, die einige Jahre zuvor in den Schultern begonnen hatte. Dies wurde im September 1985 in einer Privatklinik in Nord-London diagnostiziert.

Trotz regelmäßiger Physiotherapie sowie Behandlungen mit Ultraschall und heißem Wachs im Krankenhaus schritt die Krankheit weiter fort und befiel Ellbogen und Hände. Röntgenaufnahmen zeigten eine starke Abnutzung der Gelenke.

Ich entschied mich für Kamillenöl wegen seiner beruhigenden Wirkung sowie für Rosmarinöl zur Anregung des Kreislaufs und Unterstützung des Lymphsystems bei der Ausscheidung der Giftstoffe, die sich um die betroffenen Gelenke angesammelt hatten. Nach der ersten Behandlung fühlte sie sich zunächst noch steifer als sonst. Dies kommt öfter vor, wenn sich der Körper entspannt und Giftstoffe freigesetzt werden. Nach der zweiten Behandlung stellte sie fest, daß ihre Arme beweglicher waren als seit Jahren, und sie fühlte sich danach nie mehr steif.

Bei ihrem dritten Besuch klagte Marion über Rückenschmerzen, die sie seit einigen Tagen plagten. Wie sich herausstellte, hatten sich ihre Arme so gebessert, daß sie sich begeistert auf die Gartenarbeit gestürzt hatte, etwas, was sie schon jahrelang nicht mehr hatte tun können. Diese Rückenschmerzen konnten jedoch schnell behoben werden. Während der zweimonatigen Therapie mit wöchentlichen Anwendungen massierte Marion sich auch zu Hause die betroffenen Gelenke mit ätherischen Ölen ein. Zehn Monate sind seit ihrem ersten Besuch vergangen, und Marion ist weiterhin symptomfrei. Sie besucht mich jetzt einmal im Monat zur Vorbeugung.

Spondylitis (Wirbelentzündung)

(Therapeutin: Christine Westwood)

Als Carol das erstemal zu mir kam, war sie zwar skeptisch, aber entschlossen, alles zu versuchen, denn bei ihr hatten weder Ostheopathie noch Homöopathie und Akupunktur helfen können. Röntgenaufnahmen zeigten, daß der fünfte und sechste Brustwirbel (zwischen den Schulterblättern) leicht verschoben waren, und Anzeichen von Arthritis aufwiesen. Vor acht Jahren, als Carol 40 gewesen war, hatte ihr homöopathischer Arzt die Diagnose Spondylitis oder Wirbelentzündung gestellt. Sie litt unter ständiger Müdigkeit, hatte Schmerzen am ganzen Rücken, besonders im Nackenbereich und am unteren Rücken, auch wenn die Spondylitis an einer anderen Stelle lokalisiert war. Der Rücken schmerzte abends zwischen den Schulterblättern und auch, wenn sie längere Zeit sitzen mußte, was ihr ebenfalls während der Untersuchung schwerfiel. Sie konnte ihre Hausarbeit kaum erledigen und war gezwungen, sich zwischendurch auf den Boden zu legen, da dies die Schmerzen linderte. Ihre Regel war sehr stark und zwang sie, den ersten Tag im Bett zu verbringen.

Als erstes verwendete ich Wacholder-, Rosmarin- und Lavendelöl. Das sollte die Verspannungen, die durch den andauernden Schmerz entstanden waren, lösen und die Entzündung lindern. Danach suchte mich Carol nach vierzehn Tagen auf und kam später zu monatlichen Behandlungen. Sie fühlte sich bereits nach der ersten Anwendung wesentlich besser, die Schmerzen hatten merklich nachgelassen. Bei ihrem dritten Besuch zeigte sich Carol begeistert über die Fortschritte, die sie gemacht hatte: Ihre Rückenschmerzen hatten sich stark gebessert, die Wirbelsäule war viel beweglicher, und die Schmerzanfälle dauerten nicht mehr so lange wie bisher. Sie mußte sich nicht mehr so oft niederlegen, und die Regelbeschwerden hatten ebenfalls nachgelassen. Bei der letzten Periode hatte sie sich nicht mehr ins Bett legen müssen, sondern statt dessen eine Runde Golf gespielt.

Auf ihrem Rücken hatte Carol die Narbe eines Abszesses, der vor 35 Jahren geschnitten worden war. Erstaunlicherweise verschwand diese Vernarbung nach weiteren Rückenmassagen völlig. Zusätzlich gab ich ihr Wacholder- und Lavendelöl, das sie mehrmals in der Woche ihrem Bad zusetzte, was sich ebenfalls als sehr wirkungsvoll erwies. Carol griff auch sofort einige meiner Ernährungsvorschläge auf. Sie aß mehr frisches

Obst und Gemüse, trank Kräutertees und hat sich entschlossen, Vegetarierin zu werden. Sieben Monate sind seit ihrem ersten Besuch vergangen; wir setzen die Behandlung weiterhin einmal im Monat fort.

Sinusitis - Nebenhöhlenentzündung

(Therapeutin: Valerie Worwood)

Der Enddreißiger Herr A. hatte eine sehr anstrengende Arbeit in der Werbebranche, die außerdem mit vielen Reisen verbunden war. Damit entschuldigte er seine fürchterlichen Ernährungsgewohnheiten, und seine Arbeit war zweifellos auch mit schuld an seinen Angstzuständen und seinen unerträglichen Kopfschmerzen. Seine Nebenhöhlen waren entzündet und verstopft, der Bereich um die Nase schmerzte und war empfindlich.

Die Behandlung war auf die Kongestion und Entzündung der Nebenhöhlen gerichtet sowie gegen die Verschleimung seiner Lungen und seines Verdauungstraktes. Bei den wöchentlichen Sitzungen behandelte ich Herrn A. mit Rosmarin-, Wacholder, Bergamott- und Ysopöl. Daheim inhalierte er mit Lavendel-, Teebaum-, Eukalyptus- und Rosmarinöl und verwendete die Öle von Cajeput, Niaouli und Zitrone als Badezusatz. Herr A. litt an keiner Lebensmittelallergie, doch verzichtete er nun auf Milchprodukte und reduzierte seinen Fleisch- und Weißmehlkonsum. Innerhalb von drei Wochen verbesserte sich sein Zustand stetig, seine Stimme wurde deutlich klarer und tiefer. Ich behandelte ihn drei Wochen einmal wöchentlich weiter. Nach dieser Zeit war seine Sinusitis geheilt und die Atmung sehr gebessert. Zudem ist Herr A viel ausgeglichener und erfreut sich einer guten Verdauung. Er sucht mich nun gelegentlich auf, »um in Form zu bleiben«, wie er sagt.

Chronische Bronchitis

(Therapeutin: Valerie Worwood)

Diese Patientin, eine 68jährige pensionierte Ford-Arbeiterin, war vom Arzt auf Tbc untersucht und mir von einem Chiropraktiker geschickt worden. Sie litt unter Mandelentzündung und hohem Blutdruck und rauchte seit fünfzig Jahren. Wegen eines Rückenleidens war sie bei einem Chiropraktiker in Behandlung. Seit Jahren hatte sie einen chronischen schleimigen Husten, der nie nachließ und sie vollständig erschöpfte. Der Auswurf war manchmal mit Blut durchsetzt, außerdem war sie ständig außer Atem.

Sie war nicht bereit, das Rauchen einzuschränken oder gar aufzugeben. (Ich hatte auch den Verdacht, daß sie trank, dieser bestätigte sich jedoch nie.) Wir schafften es trotzdem, uns auf eine vernünftige vollwertige Ernährung zu einigen, die sie mehr oder weniger konsequent einhielt. Ich entschloß mich dazu, alle Anwendungsformen einzusetzen, darunter Kompressen mit Kamillen- und Zitronenöl, Körperöle (Zedernholz-, Cajeput-, Niaouli- und Ysopöl) sowie die orale Einnahme und das Inhalieren von Kamillen-, Zitronen- und Thymianöl. Ich sah sie einmal pro Woche, und sie benutzte die Öle täglich auch daheim.

In den ersten drei Wochen verschlechterte sich ihr Befinden. Sie hustete stärker, wurde sehr müde und schlief sehr viel. Danach war der Husten bedeutend besser, die Kurzatmigkeit verschwand, und sie hatte immer mehr Energie. Bald fühlte sie sich nicht mehr müde und mußte nur noch einmal täglich nach dem Aufstehen husten. Nach einer sechsmonatigen Therapie ist die Bronchitis vollständig geheilt, die Patientin wirkt fit und gesund und hat eine außerordentlich positive Lebenseinstellung.

Kommentar: Für den Erfolg solcher Fälle ist es meist unerläßlich, daß das Rauchen erheblich eingeschränkt wird. Die ersten drei Wochen müssen für die Therapeutin und die Patientin sehr hart gewesen sein. Doch hielten sie trotz der Erstverschlimmerung an der Behandlung fest, und daher wage ich die Vermutung, daß hier Entschlossenheit ebensoviel zur Genesung beigetragen hat wie die ätherischen Öle selbst.

Herzinsuffizienz - chronische Herzschwäche

(Therapeutin: Valerie Worwood)

Diese Patientin, die 65jährige Witwe eines Restaurantbesitzers, suchte mich 1985 zum ersten Mal auf. Sie hatte stets ein aktives Leben geführt, drei Kinder großgezogen und seit dem Tode ihres Mannes vor einigen Jahren sehr schwierige Zeiten erlebt. Sie litt schwer unter ihrem Verlust und der Einsamkeit, das Restaurant lief nicht mehr gut, und nach seinem Verkauf trat eine Herzinsuffizienz ein. Ihre Beine waren geschwollen (Wassersucht), sie hatte hohen Blutdruck, war kurzatmig und litt unter Herzklopfen, wenn sie sich verausgabte.

Ich setzte sie auf eine Vollwertdiät ohne Tee, Kaffee und Milchprodukte. Die Behandlung bestand aus zwei wöchentlichen halbstündigen Massagen während eines Monats. Im zweiten Monat kam sie nur einmal wöchentlich und danach einmal im Monat. Wir verwendeten Geranium-, Zypressen-, Ysop- und Wacholderöl für ihren körperlichen Zustand und Rosen *otto* für ihr seelisches Befinden, im zweiten Behandlungsmonat kam dann Bergamottöl dazu. Die Therapie wurde zwölf Monate fortgesetzt.

Eine Besserung war sofort zu verzeichnen. Nach ihrer ersten Behandlung fühlte sie sich psychisch viel besser, da sie in mir jemanden gefunden hatte, der sich um sie kümmerte. Auch eine Selbstbehandlung mit den Ölen daheim trug zur raschen Besserung bei. Nach den ersten Wochen schwollen ihre Beine ab, und sie konnte, zum erstenmal nach Jahren, wieder ihre Knöchel sehen. Nach zwei Monaten merkte sie, daß sie nicht mehr kurzatmig war, und ihr Blutdruck war schon nach einem Monat wieder normal.

Sie führt heute ein normales Leben, spielt Tennis, geht zum Tanzen und macht Busreisen durch Europa, was früher ausgeschlossen gewesen wäre. Sie denkt jetzt daran, wieder zu heiraten.

Kommentar: Hier zeigt sich die »verjüngende« Wirkung der Aromatherapie. Unabhängig vom Alter besteht immer die Hoffnung, durch Aromatherapie zu einem gesunden, aktiven Leben zurückzufinden.

Krampfadern und Unterschenkelgeschwüre

(Therapeutin: Valerie Worwood)

Die Patientin arbeitete als Sekretärin und litt bereits seit ihrem 12. Lebensjahr an Krampfadern. Sie erhielt keine Behandlung. Als sie etwa 20 Jahre alt war, hatte sie einer chirurgischen Entfernung der Krampfadern nicht zugestimmt. Ihr Zustand verschlimmerte sich kontinuierlich, und im Alter von 28 Jahren kam sie zu mir. Zu den Symptomen gehörte Schweregefühl in den Beinen, ständige Müdigkeit und starkes Jucken (von ihrem Hausarzt als »juckendes Bein« diagnostiziert). Ihr wurde Betnovate-Salbe verschrieben, doch ihr Zustand verschlimmerte sich und führte zu schuppigen Arealen (Ekzemen) sowie zu Blasen und eitrigen Geschwüren an den Beinen. Es wurde keine andere Therapie vorgeschlagen.

Als sie zu mir kam, ging es ihr sehr schlecht, sie war sehr deprimiert und trug nur Hosen, da sie sich wegen ihrer Beine schämte. Die Geschwüre hatten sich tief ins Fleisch eingefressen, und es gab Anzeichen für weitere Neubildungen. Ich gab ihr einige Ernährungstips und empfahl ihr, das Rauchen einzuschränken, da es auch ihren Bronchialkatarrh verschlimmerte. Ich entschied mich für eine Massage des Rückens und Magens mit Zypressen-, Geranium-, Muskatellersalbei- und Lavendelöl. Ihre Beine behandelte ich mit dampferhitzten Kompressen von Geranium-, Zypressen-, Lavendel-, Teebaum- Schafgarben- und Kamillenöl. Zwei Wochen lang kam sie jede Woche, danach einmal im Monat. Zu Hause legte sie zweimal täglich Kompressen mit der gleichen Mischung ätherischer Öle auf.

Nach zwei Tagen begannen die Geschwüre abzuheilen, und das starke Jucken an den Beinen ließ nach. Nach einer Woche waren die Geschwüre praktisch verschwunden, nur ein rosafarbenes schuppiges Areal blieb übrig, das langsam einer gesunden Haut wich. Die Behandlung wurde fortgesetzt, und die übrigen Ekzeme heilten allmählich ganz ab. Wir setzten die Therapie zwölf Monate lang fort. Während dieser Zeit besserten sich die Krampfadern, und die anderen Symptome wie Müdigkeit usw. verschwanden. Danach behandelte ich ihren Bronchialkatarrh, und nach einiger Überredung hörte sie mit dem Rauchen auf.

Schmerzhafte Menstruation

(Therapeutin: Valerie Worwood)

Die 28jährige Frau C. litt unter einer sehr schmerzhaften Menstruation, die ihr Arzt als *spastische Dysmenorrhöe* diagnostiziert hatte. Mit Beginn der Regel strahlte der Schmerz vom Rücken in den Beckenbereich aus. Jeder Zyklus war schlimmer als der vorherige, und sie litt eine Woche vorher an Verstopfung, was den ganzen Zustand noch verschlimmerte. Sie hatte viele Behandlungen vergeblich ausprobiert, darunter Akupunktur, und schluckte Aspirin in großen Mengen. Sie arbeitet als Sekretärin des Civil Service (staatlicher Verwaltungsdienst) in hoher Position für jemanden in ihrem Alter und muß oft Überstunden machen. Das wirkt sich verheerend auf ihre Ernährungsweise aus, die ohnehin katastrophal ist: in der Hauptsache »Schnellimbisse«, große Mengen rotes Fleisch und kaum

Obst und Gemüse. Sie war sehr darauf bedacht, eine Lösung für ihr Problem zu finden, da sie fürchtete, es könnte ihrem beruflichen Aufstieg schaden.

Die Behandlung begann am dritten Tag der Menstruation und bestand aus einer Ganzkörpermassage mit den ätherischen Ölen von Rose, Lavendel, Geranium, Basilikum, Zypresse und Fenchel. Nach der zweiten Periode veränderte ich die Zusammensetzung der Öle. Nach vier monatlichen Besuchen hatten die Schmerzen stark nachgelassen, und sie selbst fühlte sich viel fitter. Sie hatte mehr Energie und mehr Freude am Leben. Sie beherzigt meine Diätvorschläge und ißt nun weniger Fleisch, dafür mehr Früchte, Gemüse und rohe Salate. Sie bewegt sich mehr, geht schwimmen und joggen und genießt ihren neuen Lebensstil.

Ihre Periode dauert nun nur noch drei Tage, ist schmerzlos, und das prämenstruelle Syndrom ist verschwunden. Wenn sie über lange Zeit Überstunden machen muß, nimmt sie Bäder mit den passenden ätherischen Ölen und läßt sich einen Termin geben, damit ich sie »wieder aufbaue«.

Scheidenausfluß

(Therapeutin: Valerie Worwood)

Die Patientin schlug sich schon jahrelang mit diesem Problem herum, obwohl nie eine genauere Diagnose gestellt worden war als »Entzündung der Gebärmutter«. Sie hatte beständig einen starken Ausfluß, der sie sehr behinderte. Antibiotika und entzündungshemmende Mittel hatten keine Wirkung gezeigt. Die verschiedenen Antibiotika konnten den Zustand nur für einige Tage beheben, dann stellte er sich wieder ein. Die Patientin wurde wegen dieses Teufelskreises und wegen des Fehlens einer exakten Diagnose immer reizbarer und seelisch angespannter.

Ich schlug zunächst nur entspannende Anwendungen vor,

um zunächst den Allgemeinzustand nach Möglichkeit wieder zu bessern. Sie war einverstanden und kam drei Wochen lang einmal in der Woche zur Therapie. Ich gab ihr eine Ganzkörpermassage, wobei ich mich besonders auf den Bauch und den unteren Rücken konzentrierte; die Öle, die ich anwendete, waren Rosen-, Bergamott-, Kamillen- und Sandelholzöl. Danach fühlte sie sich wesentlich weniger angespannt und benutzte diese Mischung auch als Badezusatz. Der Ausfluß blieb jedoch weiterhin bestehen und besserte sich dadurch nicht. Der letzte Behandlungszyklus mit Antibiotika war zu Ende gegangen, und die Patientin suchte dringend nach einer Alternative. Ich entschied mich für eine Mischung aus Lavendel-, Schafgarben- und Sandelholzöl als Zusatz einer Warmwasserspülung, die drei Tage lang vorgenommen wurde. Daran anschließend führte die Patientin ein Tampon ein, das in Pflanzen- und Lavendelöl getränkt worden war, und wiederholte das die nächsten vier Tage. Daraufhin verschwanden die Schmerzen und der Ausfluß und haben sich seitdem nicht wieder eingestellt.

Kommentar: Hier ist ein Vergleich mit der Behandlung von Vaginitis und Hefepilzinfektion mit Teebaumöl interessant (siehe S.217-218).

Hefepilzinfektion der Vagina

(Therapeutin: Geraldine Howard)

Gillian, eine Frau in den Dreißigern, suchte mich auf, weil sie von ständig wiederkehrenden Pilzinfektionen in der Scheide (Candida-albicans-Infektionen) geplagt wurde. Der ärztliche Rat, Pessare zu verwenden, hatte nichts gefruchtet und so gab sie diese auf. Ich schlug ihr vor, einen Irrigator zu kaufen und Spülungen mit Bergamott-, Rosen- und Lavendelöl zu machen. Sie tat das und machte tägliche Anwendungen, sobald der

Zustand sich wieder einstellte. Schon nach zwei Tagen war die Reizung wesentlich zurückgegangen. Das war für Gillian eine ungeheure Erleichterung, denn normalerweise verschlimmerte sich der Zustand in den ersten Tagen noch.
Innerhalb einer Woche war sie völlig symptomfrei, und die Infektion war insgesamt auch nicht so heftig wie sonst gewesen. Mehrere Wochen lang nahm sie wöchentliche Spülungen vor. Sie hatte seit einem Jahr nur eine einzige, schwache Infektion, doch macht sie zur Vorbeugung jeden Monat eine Spülung. Nach meiner Erfahrung sprechen Patienten mit weniger starken Infektionen sehr gut auf ein Sitzbad mit ätherischen Ölen an. Dadurch kann die Infektion binnen weniger Tage geheilt werden, doch ist es ratsam, mit der Behandlung noch einige Zeit fortzufahren.

Kommentar: Diese Störung läßt sich immer gut mit Aromatherapie behandeln. (Auf S. 218 finden sich noch weitere Informationen über die Hefepilzinfektion der Scheide sowie Einzelheiten über klinische Versuche mit Teebaumöl bei diesem Leiden.)

Beschwerden der Wechseljahre
(Therapeutin: Valerie Worwood)

Die Patientin war 50 Jahre alt, als sie mich wegen ihrer Beschwerden aufsuchte. Sie hatte nicht mit ihnen gerechnet, da sowohl ihre Mutter als auch ihre Großmutter gut über diese Zeit gekommen waren. Die Patientin kämpfte mit allen bekannten Beschwerden: Sie hatte Nachtschweiße, Zittern, eine sehr trockene Vagina und furchtbare Stimmungsschwankungen. Ihre Familie war deswegen sehr in Sorge (sie führte eine sehr glückliche Ehe und hatte eine liebevolle Familie). Die Nachtschweiße wurden immer schlimmer, und tagsüber kamen kalte Schweiße hinzu, was ihr größtes Unbehagen verursachte.

Sie war von der Haltung ihrer Hausärztin entsetzt: Diese Frau hatte ihr gesagt, daß sie sich mit ihren Zuständen abfinden müsse.

Ich schlug Behandlungen im Abstand von vierzehn Tagen vor und hoffte, ihr sowohl psychisch als auch physisch helfen zu können. Sie erhielt eine Ganzkörpermassage mit den ätherischen Ölen von Muskatellersalbei, Geranium, Fenchel und Veilchenblättern. Dies hatte eine ausgleichende, beruhigende Wirkung, und so konnte sich die hormonelle Umstellung mit sehr viel weniger Störungen und Beschwerden vollziehen. Die Nachtschweiße nahmen ab, und nach sechs Behandlungen ließen ihre Anspannung und die extremen Stimmungsschwankungen nach. Die Vaginalsekretion nahm mit Hilfe des Fenchelöls ebenfalls zu, und heute ist sie eine sehr viel glücklichere Frau. Sie verwendet daheim eine Ölmischung und kommt alle zwei Monate vorbei, um die entspannende Wirkung einer Behandlung und das Gefühl zu genießen, daß sich jemand um sie bemüht.

Eine persönliche Anekdote

Um dieses Kapitel abzurunden, möchte ich von einem Erlebnis berichten, das ich während meiner Zeit an einer Klinik in Brighton hatte.

Eine Patientin kam in die Klinik und wollte zum Akupunkteur, Herrn Marek Urbanowitcz. Sie war in den Dreißigern und hatte sehr schlimme Schmerzen im rechten Ohr. Sie war ein Notfall, mußte aber warten, bis Marek frei war. Im Warteraum wurden die Schmerzen so schlimm, daß die Empfangsschwester sie in einen leeren Behandlungsraum führte, wo sie sich hinlegen konnte. Ich war gerade frei und ging zu ihr, ursprünglich nur mit der Absicht, sie ein wenig zu trösten. Sie lag auf der linken Seite und hielt sich, fast verzweifelt vor Schmerz den Kopf. Sie konnte sich kaum bewegen oder sprechen, und die Tränen rannen ihr über das Gesicht. Das erinnerte mich an eigene schier unerträgliche Ohrenschmerzen als Kind.

Ich machte mich daran, ein Öl für sie zusammenzustellen. Dabei hatte ich das - für einen Aromatherapeuten seltene - Gefühl, in einem echten Notfall im Mittelpunkt zu stehen: Ich mußte einfach etwas für sie tun! Wie es der Zufall wollte, hatte ich gerade am Abend vorher über Aromatherapie bei Ohrentzündungen gelesen. Ich erinnerte mich plötzlich daran, was meinen inspirierten Eifer noch mehr entzündete. Ich machte eine Mischung aus Rosmarin-, Lavendel- sowie Teebaumöl und trug sie so vorsichtig ich konnte, rund um das Ohr auf. Die Schwellung war besorgniserregend. Zusätzlich steckte ich ihr einen winzigen Wattebausch mit dem unverdünnten ätherischen Öl ins Ohr. Ich blieb zehn Minuten bei ihr sitzen, hielt meine Hände über ihr Ohr und stellte mich innerlich auf »Heilen« ein. Dann kam Marek. Er setzte eine Nadel neben den Mittelpunkt der Schwellung, eine zweite in ihren Fuß und eine dritte an eine andere Stelle. Ich deckte sie zu und ließ sie allein.

Nach ungefähr fünfzig Minuten hörte ich eine Stimme: »Vielen Dank, auf Wiedersehen, ich gehe jetzt!« Ich war vollkommen verblüfft und konnte nicht glauben, daß es dieselbe Frau war. Sie war fast völlig wiederhergestellt, lächelte und war quicklebendig. Ich habe noch nie eine derart prompte Heilung erlebt, weder vorher noch nachher.

Dies ist einer der Fälle, wo es schwerfällt festzustellen, wem das Verdienst der Heilung gebührt und wodurch sie zustande gekommen war. Waren es die Öle, die Akupunktur oder das Handauflegen? Vermutlich hat die Verbindung aller Elemente diese dramatische Heilung ermöglicht. Die Patientin hatte in diesem Fall mit Sicherheit keinen Anteil daran, sie hatte genug damit zu tun, die Schmerzen tapfer zu ertragen.

Kapitel 5

Die Psyche

Von allen Sinnen ist der Geruchssinn der geheimnisvollste, ... seine Wirkung auf die Psyche ist weitreichend und tiefgründig, ist offenbar und subtil zugleich.

Daniel MacKenzie

Duftende Substanzen erreichen Bereiche des Gehirns, die nicht der bewußten Kontrolle unterliegen; ihre Wahrnehmung beeinflußt unsere Psyche und verwandelt unsere Neigungen.

Marguerite Maury

Wir haben nun gesehen, wie die ätherischen Öle in ihrer flüssigen Form auf den Körper wirken, doch wie steht es mit dem Aroma in der Aromatherapie? Ist es wirklich wahr, daß der Duft eines ätherischen Öls unsere Stimmung, unsere Gefühle, unseren Bewußtseinszustand, ja sogar unser Verhalten beeinflussen kann?

Die bezwingende Macht, welche Gerüche auf unsere Psyche ausüben, ist schon sehr früh in der Menschheitsgeschichte erkannt worden. Aromatische Hölzer, Harze und Kräuter wurden abgebrannt, um »böse Geister« zu vertreiben, und vom altägyptischen Parfüm Kyphi hieß es: »Es wiegt uns in den Schlaf, besänftigt unsere Ängste und schenkt uns lichte Träume.« Die alten Griechen verwendeten aromatische Öle wegen ihrer einschläfernden, stimmungsaufhellenden, antidepressiven oder aphrodisierenden Eigenschaften und wußten, daß manche Düfte die geistige Wachheit und die Konzentrationsfähigkeit fördern konnten.

Die Sibyllen des Orakels von Delphi atmeten den Rauch von Lorbeerblättern ein, um sich in den tranceähnlichen Zustand zu versetzen, der eine Kommunikation mit den Göttern ermöglichte. Dwight Hines, Doktor der Psychologie an der Universität von Maine, legte 1977 dar, daß Düfte »einen emotionalen ekstatischen Bewußtseinszustand hervorrufen können, welcher die Menschen empfänglicher für religiöse Erfahrungen macht.« Ein anderer Autor befaßte sich 1955 mit der Bedeutung von Duftstoffen bei magischen Ritualen, religiösen Zeremonien und Nervenkrankheiten und beschrieb sie als Substanzen, die »den Geist und die Sinne verändern«. Im Jahr 1875 wurde angeregt, wohlriechende Substanzen bei der Behandlung von Geisteskranken einzusetzen, da man sich ihrer starken Wirkung bewußt war.

Auch Montaigne war sich dessen bewußt, denn er schrieb: »Die Ärzte könnten meiner Meinung nach die Düfte mit größerem Nutzen und Vorteil einsetzen, als dies tatsächlich der Fall ist. Ich habe selbst oft wahrgenommen, daß Wohlgerüche je nach ihrer Art und Intensität meinen Geist verändern, bewegen und einen seltsamen Einfluß auf mich ausüben.« In jüngerer Zeit (1960) wurde festgestellt, daß Parfüme und Aromen »bedeutende Mittel sind, um ..., sei es durch das Einatmen oder als Absorption durch die Haut ... eine Veränderung des psychischen Zustands zu erzielen».

Im alten Ägypten waren Räucherwerk, Duftstoffe, Heilkunst und Magie sehr eng miteinander verbunden und gehörten ganz selbstverständlich zum täglichen Leben. Dies alles hat sich freilich seit langem auseinanderentwickelt, wie auch die »Wissenschaft« und der »Mystizismus« es getan haben, doch scheint es jetzt eine erfreuliche Entwicklung zu geben, die auf eine neue Einheit des Denkens abzielt. Ebenso wie die konventionelle und alternative Medizin sich heute aufeinander zubewegen, läßt sich für die Parfümindustrie ein Trend zu »therapeutischen Parfümen« voraussagen. Wenn auch die Ingredienzen dieser Düfte noch meist synthetischen und weniger natürlichen Ursprungs sind, so läßt die Verbindung zur Aromatherapie doch hoffen, daß in Zukunft mehr natürliche Substanzen dafür verwendet werden.

Wissenschaftler entdecken, daß Düfte tatsächlich Stimmungen beeinflussen, Gefühle hervorrufen, streßmindernd und blutdrucksenkend wirken.[2] Als Aromatherapeut habe ich unzählige Male die Wirkung der Aromatherapie erlebt: Das allgemeine Wohlbefinden des Menschen steigt, weil Aromatherapie die Gemütsverfassung bessern kann, entspannen hilft und infolgedessen das Selbstvertrauen, die Energie sowie die Fähigkeit, mit Belastungen fertig zu werden stärkt. Um eine Erklärung für diese besondere Wirkung zu finden, müssen wir als erstes die verschiedenen Verbindungen untersuchen, die es zwischen dem Geruchssinn und dem Gehirn oder Nervensystem gibt.

Neugeborene, die an Anenzephalie leiden, einer seltenen und tödlichen Fehlbildung, bei der das Baby ohne Gehirn auf die Welt kommt, weisen auch keine Nase auf, während die anderen Sinnesorgane vollkommen ausgebildet sind. Vom Standpunkt der Evolution entwickeln sich der Tast- und Geruchssinn als erste Sinne. Experimente mit Kaulquappen an der Florida State University haben gezeigt, daß es eine embryonale Verbindung zwischen dem Geruchssinn und dem Gehirn gibt.

Wenn sich also beispielsweise die linke Nasenhöhle nicht richtig entwickelt, passiert das gleiche mit der linken Gehirnhälfte. Eine Studie mit dem Ziel, eine Degeneration des Gehirns bei Ratten festzustellen, welche ständig Gerüchen ausgesetzt waren, kam zu dem gegenteiligen Ergebnis: Die Kontrollgruppe, die duftstofffreie Luft geatmet hatte, wies *mehr* degenerative Erscheinungen auf. Die Erkenntnis lautete demzufolge, daß Bereiche des Gehirns degenerieren, wenn sie nicht beansprucht werden. Erinnern Sie sich an das Beispiel der Astronauten im ersten Kapitel? Wir brauchen Düfte für unser ästhetisches und seelisches Wohlbefinden. Die Unglücklichen, die ihren Geruchssinn ganz verloren haben, bestätigen, daß ihrem Leben eine komplette anregende Dimension fehlt. Essen zum

Beispiel wird da zu einem bloßen Gebot der Notwendigkeit, das fast gar keinen Genuß bereitet. Die meisten von uns werden das Gefühl als Begleiterscheinung einer schweren Erkältung kennen.

Wir sind uns zwar die meiste Zeit der Gerüche nicht bewußt, die wir wahrnehmen, doch die menschliche Nase ist sehr empfindlich und kann zwischen Hunderttausenden verschiedener Gerüche auch in kleinsten Mengen unterscheiden. Das Gehirn ist potentiell sehr empfänglich für Gerüche, auch wenn es nicht immer in vollem Ausmaß auf eine Stimulation durch Gerüche anspricht. Die äußeren Rahmenbedingungen von Experimenten mit Duftstoffen und diejenigen von aromatherapeutischen Heilverfahren sind sich sehr ähnlich; beide verfolgen das Ziel, Entspannung und eine Empfänglichkeit für Düfte zu ermöglichen. Dieser glückliche Zufall bedeutet, daß die experimentellen Ergebnisse direkt auf die Aromatherapie anwendbar sind, im Gegensatz zu ihrer Übertragbarkeit auf Alltagssituationen, wo das Gehirn zusätzlich von anderen Reizen bombardiert wird. In der »therapeutischen Situation« einer Behandlung sind die Patienten empfänglicher für Düfte und die Heilanwendung an sich, als sie es unter den meisten anderen Umständen wären. Das Gehirn ist nicht nur sehr geruchsempfindlich, sondern ist auch in einem anderen Sinn für Düfte außerordentlich empfänglich. Düfte und Gerüche dringen sofort unmittelbar zum Gehirn, eine Art des Zugangs, die den meisten Medikamenten und Arzneimitteln verwehrt ist. Dafür gibt es zwei Gründe.

Zum einen ist der Geruchssinn der einzige, bei dem die Rezeptoren-Nervenenden in direktem Kontakt mit der Außenwelt stehen: Da ist nichts dazwischen, was mit dem Augapfel oder dem Trommelfell vergleichbar wäre, nur eine sehr dünne Schleimhautschicht. Riechen und Tasten sind unsere primitivsten Sinnesorgane und sind daher am meisten mit instinktiven Assoziationen verbunden, die vielleicht Millionen Jahre alt sind. Selbstverständlich sind alle anderen Sinne auch wichtig, doch wird die Bedeutung des Geruchssinns oft nicht erkannt.

Die Geruchsnervenzellen sind die einzigen Nervenzellen des menschlichen Organismus, die sich regenerieren, wenn sie zerstört worden sind. Pasquale Graziadei, einer der Entdecker dieses Phänomens, bemerkt dazu: »Wenn eine Zelle des Gehirns zerstört ist, kann sie nie wieder ersetzt werden. Das gleiche gilt für die Netzhaut oder das Ohr. Der Geruchssinn muß also sehr wichtig sein, weil seine Nervenzellen sich regenerieren können. Die Natur tut nie etwas Sinnloses.«[2]

Zum anderen ist die Blut-Gehirn-Schranke zu bedenken. Die Wände der winzigen Kapillaren, die unser Gehirn mit Blut versorgen, sind sehr »wählerisch«. Sie lassen zwar winzige Nähr- und Sauerstoffmoleküle durch, doch die größeren Moleküle, die meisten Medikamente eingeschlossen, sowie Blut können nicht durchdringen. Die Aromatherapie umgeht diese »Schranke«, indem sie über die Geruchsnerven direkt auf das Gehirn einwirkt. Das ätherische Öl selbst dringt nicht weiter als bis zur Nasenhöhle vor, doch löst es einen Nervenimpuls aus, der sich unterwegs immer mehr verstärkt und weitreichende Auswirkungen hat. Ausnahmen zu dieser Blut-Gehirn-Schranken-Regel veranschaulichen drastisch das Potential dieser »olfaktorischen Umgehungsstraße«, etwa das Schnüffeln von Klebstoff oder das Schnupfen von Kokain. Kokain stimuliert das Nervensystem in ähnlicher Weise wie Adrenalin. Diese Droge kann Halluzinationen verursachen und der Mißbrauch zu schweren negativen Persönlichkeitsveränderungen führen. Die Wirkung von Zyanid ist sogar noch dramatischer. Das Gift tötet, indem es die Verwertung des im Blut vorhandenen Sauerstoffs unterbindet. Innerlich eingenommen, wirkt Zyanid in zwei bis drei Minuten tödlich, eingeatmet jedoch tritt der Tod schon nach zehn Sekunden ein.

Es ist bekannt, daß einige Medikamente, darunter gebräuchliche Tranquilizer wie Diazepam, *doch* die Blut-Gehirn-Schranke durchdringen. Diazepam wirkt auf den Bereich des Gehirns, der unsere Gefühle kontrolliert - auf das limbische System. (Wie wir später sehen werden, steht das limbische System in besonderer Verbindung mit dem Geruchssinn.) Medikamente wie Diazepam wirken auf die Rezeptorensubstanzen des Gehirns; ohne die richtigen Rezeptoren könnten sie nichts ausrichten. Susan Schiffman, Professor für medizinische Psychology an der Duke-Universität, stellt einen interessanten Vergleich zwischen der Wirkungsweise von Diazepam und Aromatherapie her: »Bei einer Gruppe von kürzlich isolierten olfaktorischen Rezeptoren handelt es sich um dieselben, die Valium und Librium (Diazepam) binden. Nun, diese Rezeptoren haben sich nicht in Jahrmillionen entwickelt, bloß um die Entdeckung des Valiums abzuwarten. Zu welchem Zweck sind sie also da? Ich vermute, daß ihre Aufgabe darin besteht, Dinge zu binden, die wir riechen, natürliche Substanzen mit einer ähnlichen Wirkung.«[3, 4]

Die Anzahl der Menschen in Großbritannien, die nach den sogenannten »schwächeren Tranquilizern« wie Diazepam *süchtig* ist, wird auf drei Millionen geschätzt. Die Zahl derer, die diese Mittel einnehmen, ohne jedoch süchtig zu sein, liegt natürlich höher. Nach mehrjährigem Gebrauch kann ein Entzug ebenso schlimm sein wie ein Heroinentzug. Von Todesfällen abgesehen, ist diese Art von Tranquilizern für mehr menschliches Leid verantwortlich als das Heroin. Kann die Aromatherapie hier eine natürliche und unschädliche Alternative bieten? Kann sie vielleicht sogar den Süchtigen helfen?

Der dänische Psychotherapeut Arne Meander, der die zerstörerischen Folgen der Tranquilizersucht untersucht, überließ mir den folgenden Bericht. Im Jahre 1986 behandelte er 16 Menschen, die zwischen sechs Monaten und zwölf Jahren Tranquilizer genommen hatten, mit einer kombinierten Aroma- und Megavitamintherapie. Meander konzentrierte sich auf die Hauptgruppe der »schwächeren Tranquilizer«, die Benzodiazepine, zu denen Diazepam gehört:

Es ist offensichtlich, daß diese Tranquilizer das Gehirn und seine Funktionen stark beeinträchtigen. Nach einigen Jahren

Abhängigkeit waren einige der 16 Patienten nicht mehr zu alltäglichen Verrichtungen oder zur Kommunikation mit anderen imstande. Es tritt ein Persönlichkeitsverlust ein, eine Herabsetzung der geistigen Wahrnehmungsfähigkeit, die man als roboterhaft bezeichnen könnte. Keinem der Patienten hatten die Mittel geholfen, vielmehr mußten sie diese immer weiter einnehmen, um Entzugserscheinungen zu vermeiden. Nach mehr als zwölf Monaten regelmäßiger Einnahme litten die Patienten unter einigen oder allen folgenden Nebenwirkungen: verminderte Libido; Rückgang des Appetits und der Fähigkeit, die Qualität der Nahrung zu erkennen; Rückgang der sozialen Kontakte; verminderte Fähigkeit, die Phantasie spielen zu lassen und kreativ zu sein; eine Einschränkung des intellektuellen Vermögens bis zu dem Punkt, daß sie keine Zeitung mehr lesen oder ihren Kindern Geschichten erzählen konnten. Die Patienten waren nicht fähig, Verantwortung zu übernehmen, und ihre Lebensqualität insgesamt war in bestürzender Weise beschnitten.

Um den Entwöhnungsprozeß zu unterstützen, verwendeten wir je nach den individuellen Beschwerden unter anderem die ätherischen Öle von Lavendel, Melisse, Majoran sowie Ylang-Ylang. In manchen Fällen waren auch sedierende Mischungen gegen Schlaflosigkeit nötig. Die Öle wurden innerlich oder durch Massage verabreicht. Zusätzlich führten wir eine Megavitamintherapie durch mit starken Dosen von Kalzium, Magnesium sowie den Vitaminen D, B^{6}, dem B-Komplex und verschiedenen Mineralstoffen. Die Patienten tranken einen Kräutertee aus Kamille, Schachtelhalm, Salbei, Eukalyptus und Hagebutten. Drei Wochen nach dieser Behandlung hören die meisten Entzugserscheinungen auf, und der Patient kann weiter durch Sauna und eine leichte Bewegungstherapie 'gereinigt', sprich entgiftet werden. Das geschieht unter genauer Kontrolle, unterstützt durch weitere aromatherapeutische Anwendungen und eine vernünftige Diät. Ich halte es für möglich, mit diesem ganzheitlichen Vorgehen jeden Menschen wiederherzustellen,

der schwere gesundheitliche Schäden durch Drogenmißbrauch, Elektroschockbehandlung oder Gehirnchirurgie davongetragen hat. Dieses Behandlungsprogramm hat sich auch bei Alkoholikern bewährt.
Meander berichtet, daß die Behandlung dieser Patienten sehr anstrengend gewesen sei und keiner von ihnen zu Anfang von der Massage profitierte, weil sie sie nicht fühlen konnten. Außerdem stellt er fest, daß ätherische Öle bei der Wiedererlangung ihrer spirituellen Wahrnehmungsfähigkeit halfen, so daß sie die ihnen innewohnende Heilkraft erneut spüren und nutzen konnten. Die kurze Dauer von Meanders Therapieprogramm ist sehr eindrucksvoll. Ich habe eine Alkoholikerin behandelt, die zwar nach sechs Monaten große Fortschritte gemacht hatte, doch keineswegs geheilt war.

Geruchsassoziationen

Die menschliche Nase steht gleichsam antennenartig aus dem Gesicht vor, sie prüft und filtert die Luft, die wir einatmen. Wir setzen den Geruchssinn ein, um unsere Nahrung zuerst zu prüfen und dann zu genießen. Wir haben Vergnügen an kulinarischen Wohlgerüchen, die sich beim Kochen entfalten, und Freude an Parfümen oder duftenden Blumen. Im Pflanzenreich erfüllen ätherische Öle zwei grundlegende Funktionen: Anziehung und Abstoßung. Die Öle wirken oft als Lockmittel für bestimmte Insekten, die für die Befruchtung notwendig sind. Die Öle schützen auch vor Bakterien und räuberischen Lebewesen. Beim Menschen beobachten wir ein sehr ähnliches Muster: Abstoßung, Abwehr ist mit Gefahr verbunden und Anziehung mit der Fortpflanzung. Doch kommt hier eine neue Dimension hinzu, nämlich eine Anziehung, die, sozusagen völlig zweckfrei, mit Vergnügen und Freude in Verbindung steht. Es lohnt sich, diese drei primitiven Reaktionen auf Gerüche genauer zu untersuchen.

Warnung vor Gefahr

Beim Menschen signalisiert eine Abwehrreaktion meist das Vorhandensein einer Gefahr. Verdorbene Lebensmittel, Krankheit, Verfall und Feuchtigkeit sind unweigerlich gesundheitsschädlich, und die damit verbundenen Gerüche werden als unangenehm oder »schlecht« empfunden. Wir alle kennen den Ausdruck »Hier liegt der Hund begraben« oder »Die Sache stinkt zum Himmel«, womit wir sagen wollen, daß etwas Übles, Unangenehmes oder Gefährliches aufgedeckt und aus der Welt geschaffen werden muß. Andere Gerüche, die der primitive Mensch wahrgenommen hat, wie der Geruch eines Feindes, eines gefährlichen Tieres oder von brennendem Holz, bedürfen heute einer bewußten Interpretation. Wir haben keine instinktive negative Reaktion auf den Geruch von brennendem Holz entwickelt, weil Feuer, obwohl es Gefahr signalisieren kann, von unseren Vorfahren viel häufiger mit »Abendessen« und »Wärme« in Verbindung gebracht wurde. Infolgedessen werden Gerüche dieser Art nicht automatisch als unangenehm wahrgenommen.

In der Welt der Insekten besitzen chemische Duftstoffe ganz bestimmte Bedeutungen und dienen der Kommunikation. Dazu gehört die stark wirksame aromatische Substanz Isoamylazetat, die als Birnengeschmack und bei einigen Parfümen verwendet wird. Der Stoff kommt in Äpfeln und Bananen vor. Dieselbe Substanz wird von einer bestimmten Bienenrasse ausgeschieden, wenn sie von einer Hornisse angegriffen wird, was wiederum andere Bienen aus dem Stock anlockt, die dann beim Kampf gegen die Hornisse helfen. Für uns bedeutet dieser Geruch »Äpfel« oder »Birnen«, für die Bienen dagegen »Achtung, Gefahr, kommt heraus und kämpft«. Laut Francis Bacon hatten Pestkranke einen ganz eigentümlichen Geruch, wie der eines »mürben Apfels«. Auch andere Krankheiten sollen ihren eigenen Geruch haben. In der traditionellen chinesischen Akupunktur gibt es eine Diagnose, bei der der *subtile* Körpergeruch des Patienten gerochen wird (nicht zu verwechseln mit seinem physiologischen Körpergeruch). Unangenehme Gerüche wurden auch schon therapeutisch verwendet. Bestimmte Schwefeldüfte können das Verlangen nach Tabak dämpfen, und Ammoniak wurde eingesetzt, um bei zwei hospitalisierten Kindern die Neigung zur Selbstverstümmelung zu unterdrücken.[5] Diese Art negativer Verhaltenskonditionierung ist kein Bestandteil der Aromatherapie, ja es gibt gar kein ätherisches Öl, das derartig unangenehm wäre. Der Erfolg solcher Maßnahmen zeigt uns aber eine der Möglichkeiten der Verhaltensbeeinflussung durch Gerüche.

Erotische Signale

Im Tierreich verströmt das Weibchen oft einen aphrodisierenden Duft, wenn es zur Paarung bereit ist. Die Entwicklung der menschlichen Gesellschaft und die vorherrschende Monogamie machen ein solches Verhalten beim Menschen überflüssig, obwohl sexuell anregende Körperdüfte noch eine aktive Rolle spielen. Parfüme verstärken diese Düfte, und manchmal unterdrücken sie sie sogar. Das scheint ganz natürlich und normal zu sein, doch wie kommt es, daß wir unsere natürlichen aphrodisierenden Körpergerüche verdecken und sie durch künstliche aphrodisierende Düfte ersetzen? Wir strömen diese Duftstoffe nicht nur im Genitalbereich aus, sondern auch mit dem Schweiß. Der Duft des Haares, der Haut und sogar des Atems kann sexuell anregend sein, eine Wirkung, die während des Geschlechtsverkehrs noch verstärkt wird. Aphrodisierende Öle werden in der Aromatherapie zur Behandlung von Impotenz, Frigidität und ähnlich gelagerten sexuellen Schwierigkeiten gebraucht. Viele dieser Öle wirken euphorisierend, antidepressiv und lösen ein Wohlgefühl aus. Im Gegensatz dazu gibt es auch Öle, die als Anaphrodisiaka (Mittel zur Dämpfung des Geschlechtstriebes) wirken, zum Beispiel das Majoranöl. Beide

Typen von Ölen finden ihre Anwendung in der Aromatherapie, ihre Wirkung ist jedoch keineswegs ausschließlich auf den sexuellen Bereich beschränkt.

Freude an Düften

Der zivilisierte Mensch hat einige der zum primitiven Überleben notwendigen Funktionen des Geruchssinns wie das Riechen eines Feindes oder das Aufspüren von Beute aufgegeben, doch dafür hat er den ästhetischen und genießerischen Aspekt sehr entwickelt. Am häufigsten gehen Geruch und Genuß bei Lebensmitteln und Duftstoffen eine harmonische Verbindung ein. Für Weinkenner ist der Duft oder das »Bouquet« von großer Bedeutung bei der Beurteilung eines edlen Weines. Tatsächlich ist es so, daß es sich bei dem, was wir als unseren Geschmackssinn bezeichnen, zu 80 Prozent um unseren Geruchssinn handelt. Wir können nur süß, salzig, sauer und bitter schmecken und müssen uns auf unsere Nase verlassen, um die unendlich vielen »Geschmacks«nuancen wahrzunehmen, die der moderne Mensch so unermüdlich entwickelt hat. Wir haben auch die Wirkung aphrodisierender Düfte und den Genuß, den wir beim Riechen einer schönen Blume empfinden, miteinander verbunden und Parfüme geschaffen, die zugleich Genuß und Anziehung symbolisieren. Dieser Aspekt ist (weitgehend aus wirtschaftlichen Gründen) immer mehr entwickelt worden, und so werden z. B. feine Duftstoffe in Raumaromen, Shampoos, Seifen und vielen anderen Artikeln des täglichen Bedarfs verwendet. Duftstoffe werden sogar zur Beeinflussung des Unterbewußtseins eingesetzt, denn man hat herausgefunden, daß Verbraucher ein wohlriechendes Produkt vorziehen, auch wenn sie diesen Geruch nicht bewußt wahrnehmen.

Konditionierung des Verhaltens durch Gerüche

Sind Gerüche im Unterbewußtsein mit bestimmten Verhaltensweisen verbunden? Im Jahr 1983 versuchte eine Untersuchung an der Warwick University diese Frage zu beantworten.[6] Das Experiment verlief in zwei Teilen, und die Versuchspersonen wußten nicht, worum es dabei ging. Im ersten Versuchsteil wurden die Probanden einer Streßsituation ausgesetzt, d. h., sie mußten in einer bestimmten Zeit eine Aufgabe erfüllen, die sowohl Geschicklichkeit als auch logisches Denken erforderte. Dabei hatte man das Instruktionspapier mit bewußt nicht wahrnehmbaren Mengen von trimethylundezyklenischem Aldehyd (TUA) imprägniert. Danach wurden sie aufgefordert, an einem weiteren Experiment teilzunehmen.

Der zweite Versuchsteil fand drei Tage später statt und bewies schlüssig, daß man bei den Probanden erhebliche Streßreaktionen hervorrufen konnte, indem man sie niedrigen Konzentrationen desselben Duftstoffes aussetzte. Als man ihnen später TUA zu riechen gab, konnten sich nur wenige an diesen Geruch erinnern.

Ich habe einmal gelesen, daß es mit der Aromatherapie nicht weit her sein könne, da die menschliche Nase sich schnell an Düfte gewöhne. Nach einigen Minuten könne man die ätherischen Öle nicht mehr riechen, und folglich hätten sie keinerlei Wirkung mehr. Wie die Warwicker Studie belegt, trifft dies absolut nicht zu. Duftstoffe beeinflussen uns, auch wenn wir sie nicht bewußt wahrnehmen. Manchmal finden es die Leute schwierig, die Vorstellung eines »therapeutischen Duftstoffes« zu akzeptieren, doch das ist nicht weiter verwunderlich, wenn wir uns so häufig des Vorhandenseins von Düften nicht bewußt sind. Selbst wenn wir diese wahrnehmen, bemerken wir oft nicht, daß sie uns beeinflussen.

In einem anderen Experiment wurden den Versuchspersonen zwei verschiedene Malerfarben gezeigt, von denen der einen ein Duftstoff zugesetzt war, ohne daß die Probanden es wußten. Diese zogen die parfümierte Farbe vor und meinten, daß sie besser decke und leichter aufzutragen sei als die andere. Einer der größten Parfümhersteller ließ Versuchspersonen zwei Räume miteinander vergleichen. Sie waren bis in jede Einzelheit identisch, nur war der eine Raum schwach parfümiert. Dieser wurde daraufhin als heller, sauberer und frischer empfunden, aber keiner der Befragten hatte den Duft bewußt wahrgenommen.[3]

In allen drei Untersuchungen waren die Duftstoffe für die menschliche Nase wahrnembar, doch unser *Bewußtsein* nimmt einen Geruch häufig erst dann auf, wenn dieser ziemlich stark ist. Wenn man die Probanden nach Beendigung des Versuchs auf den Duft hinwies, waren sie in der Lage, ihn zu riechen. Diese Art von Versuchen kann man in gewisser Weise für unfair halten, weil die Teilnehmer scheinbar dumm dastehen, doch zeigen sie, daß *ein Unterschied bemerkt*, aber nicht mit Gerüchen in Verbindung gebracht wurde. Die Warwicker Studie zeigt eine Reaktion auf den Duftstoff auf der Ebene des Unterbewußtseins.

Geruchssinn und Gedächtnis

Geruchssinn und Gedächtnis sind auf vielerlei Weise miteinander verbunden. Schon im ersten nachchristlichen Jahrhundert wußte man, daß ätherische Öle die Eigenschaft besitzen, das Erinnerungsvermögen und die Konzentration anzuregen. Zu den stärksten Ölen in diesem Zusammenhang zählen die von Basilikum, Pfefferminze und Rosmarin (siehe S. 207 ff), alles Essenzen mit einem starken, durchdringenden Geruch. Ich meine damit nicht, daß bestimmte Erinnerungen auftauchen, weil sie mit einem dieser Öle in Verbindung gebracht werden, sondern daß diese Öle die Erinnerungsfähigkeit (und Merkfähigkeit) allgemein stärken. Damit eng verbunden ist das Lernen, bei dem ja vieles von unserer Fähigkeit, sich Fakten zu merken, abhängt. Auch Konzentration steht mit Erinnerung und Lernen in Zusammenhang. Wem sie schwerfällt, wird eine Beeinträchtigung seiner Lern- und Merkfähigkeit erfahren.

Wenn wir davon ausgehen, daß einige ätherische Öle auf das zentrale Nervensystem stimulierend wirken (siehe S. 159), dann ist es nur schlüssig, daß diese unser Konzentrationsvermögen steigern. Dies könnte wiederum leicht dazu führen, daß unsere Erinnerungsfähigkeit ebenfalls verbessert wird. Bis vor sehr kurzer Zeit wurden alle diesbezüglichen Aussagen als Ammenmärchen abgetan, doch mittlerweile treffen Forscher an den Universitäten der ganzen Welt ähnliche Feststellungen. Wir wissen heute, daß das limbische System der Teil des Gehirns ist, in dem sich das Gedächtnis- und Geruchszentrum befindet. Diese Zentren liegen nicht etwa nahe beieinander, es handelt sich vielmehr um genau denselben Bereich.

Howard Ehrlichman von der City University in New York entwickelte ein Testverfahren, um den Zusammenhang zwischen Erinnerung, Gefühlen und Düften zu untersuchen. Er ließ die Versuchspersonen in einem kahlen, fast dunklen Raum allein, in dem nur ein Bild an der Wand hing. Dann wurde ein Duft verströmt, und die Probanden wurden nach ihren Assoziationen dazu befragt. Ehrlichman verwendete bewußt wohlriechende und unangenehme Duftstoffe. Wohlgerüche riefen schöne, positive Erlebnisse ins Gedächtnis, wie das Kennenlernen neuer Freunde oder einen tollen Stadtbummel. Schlechte Gerüche dagegen brachten eher Erinnerungen an unglückliche Situationen und Leidenszeiten an die Oberfläche. Es handelt sich hier um *allgemeine* und nicht um *spezifische* Erinnerungen. Diese wurden nicht direkt von den Düften angeregt, sondern unbewußt wurde eine Verbindung hergestellt zwischen Wohlgerüchen und schönen Erinnerungen sowie zwischen schlechten Gerüchen und negativen Erinnerungen.

Spezifische, bestimmte Geruchserinnerungen sind viel persönlicher, naturgemäß von Mensch zu Mensch verschieden und können sehr lebhaft sein. Man hat nachgewiesen, daß das

Geruchs-Langzeitgedächtnis stärker ausgeprägt ist als das visuelle Gedächtnis, wie die Abbildung 8[7] zeigt. Das scheint einen besonderen Grund zu haben, vielleicht dient diese Besonderheit dem Selbstschutz. Ein Tier, das etwas frißt, was es krank macht, wird dieses Futter nie mehr anrühren.

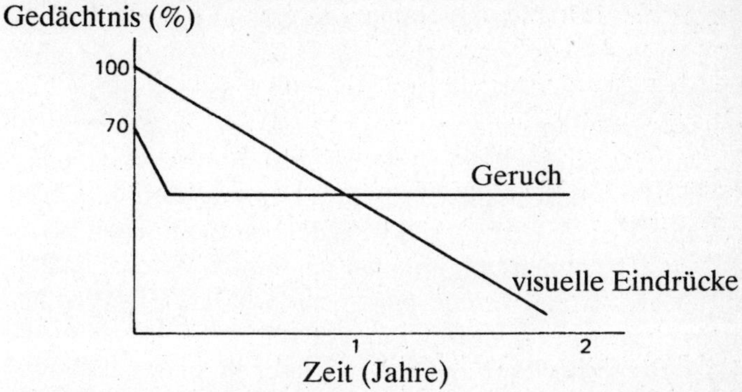

Abbildung 8: Geruchs- und visuelles Gedächtnis im Lauf der Jahre.

Unangenehme Geruchsassoziationen sind oft unwillkommen, aber hartnäckig. Das zeigt das Beispiel einer Dame, die sich in einem New Yorker Kaufhaus ein neues und teures Parfüm leistete. Noch am gleichen Tag blieb sie in einem Aufzug stecken, als in der ganzen Stadt der Strom ausfiel. Nachdem sie - zusammen mit ihrem neuen Parfüm - zwölf Stunden im Lift eingesperrt war, konnte sie seinen Duft nicht mehr ertragen: Sie bekam Platzangst. Die meisten von uns finden den Geruch von Dieselöl gewiß nicht angenehm, aber für eine bestimmte Frau ist er stets mit schönen Erinnerungen an die ersten, überaus glücklichen Jahre ihrer Ehe verknüpft: Ihr Mann arbeitete bei der Eisenbahn, und sie hieß ihn und seinen besonderen Arbeitsgeruch jeden Abend willkommen. Individuelle Geruchsassoziationen sind erlernt und im Laufe unseres Lebens erworben, für die Aromatherapie spielen sie keine große Rolle. Angenehme

Assoziationen in Verbindung mit ätherischen Ölen können die positiven Auswirkungen einer Therapie allerdings unterstützen. Bei etwaigen unerfreulichen Gedankenverbindungen dagegen (ich habe noch keine erlebt) vermeidet man das Öl, indem man es wechselt.

Ihre Fähigkeit, das Gedächtnis zu stimulieren oder sogar Erinnerungen wachzurufen, läßt ätherische Öle auch für die Behandlung von Gedächtnisstörungen wie zum Beispiel einer Amnesie geeignet erscheinen, doch fehlt es mir hierfür an Beispielen. Patienten in komatösen Zuständen könnten ebenfalls auf eine Aromatherapie ansprechen. Ein Artikel in einer Ausgabe der französischen Zeitschrift *Vogue* aus dem Jahr 1986 berichtet über eine Ärztegruppe an der amerikanischen Westküste, welche komatöse Patienten mit Duftstoffen behandelt. Im gleichen Artikel wird die Geschichte von Jeff Miles erzählt, einem ehemaligen Mitarbeiter eines Parfümerieunternehmens, dessen Großvater Parfümeur war. Dieser Mann lag fünf Wochen lang im Koma. Eine Pflegeschwester badete ihn täglich, und eines Tages erlangte er beim Baden das Bewußtsein wieder und reagierte als erstes auf die Jasminseife, mit der sie ihn pflegte. (Als Aromatherapeut frage ich mich natürlich sofort, ob nicht auch die Berührung eine Rolle bei der Gesundung dieses Mannes gespielt hat.)

Pfefferminzöl wird in einem anderen Fall das Verdienst zugesprochen, einen jungen Mann aus dem Koma geholt zu haben. Der 17jährige aus Herefordshire, England, war im Oktober 1983 in einen Fahrradunfall verwickelt gewesen. Er lag drei Monate im Koma im Krankenhaus und erwachte, nachdem er Pfefferminzöl gerochen hatte. Er leidet zwar noch unter leichten Gehirnverletzungen, ist aber ansonsten genesen, was er seinem Vater verdankt, der wußte, daß der Junge für Pfefferminzbonbons eine Schwäche hatte. Ob das Erwachen aus dem Koma ausschließlich der individuellen Geruchsassoziation zu verdanken ist oder ob das Pfefferminzöl die Gehirntätigkeit anregte, können wir nicht feststellen, doch sollte man die

Einsatzmöglichkeiten der Aromatherapie bei diesen meist hoffnungslosen Fällen weiter prüfen.

Geruchssinn und Gehirn

Wir wissen zwar nicht genau, auf welche Weise die Nase Düfte und Gerüche wahrnimmt, doch wissen wir, wo der Vorgang stattfindet. In den Nasenhöhlen auf Höhe des Nasenrückens befinden sich zwei besondere Schleimhautbereiche von der Größe eines Daumennagels. Dieses besondere Gewebe ist mit einer sehr dünnen Schleimschicht bedeckt, die man als *Geruchsepithel* bezeichnet. 20 Millionen winziger Härchen, die Enden von kleinen Geruchsnerven, ragen in diese Schleimschicht. Diese winzigen Härchen verwandeln Düfte auf eine unbekannte Weise in eine »Botschaft für die Nerven«, die an den kleinen Nerven entlang zu den zwei Hauptgeruchsnerven wandern. Der aromabeladene Duft selbst dringt nicht weiter als bis zur Nase und wird wieder ausgeatmet (einiges wird von der Lunge absorbiert). Düfte und Gerüche lösen jedoch eine Nervenreaktion aus, die komplizierte und weitreichende Auswirkungen zur Folge haben können.

Von den zwei Hauptgeruchsnerven geht die Botschaft weiter an das *limbische System* (LS, siehe Abb. 9). Diesen Teil bezeichnet man manchmal auch als das Stammhirn, es entwickelte sich als eines der ersten Gehirnteile bei unseren Vorfahren vor rund 70 Millionen Jahren. Die Großhirnrinde, der äußere Teil des Gehirns, der Funktionen des Intellekts wahrnimmt, entwickelte sich später. Die Anatomiebücher zeigen die enge Verbindung zwischen dem LS und den Geruchsnerven.[9] Der alte Name für das limbische System lautet *Rhinenzephalon*, was Riechhirn bedeutet. Wir wissen, daß das LS eine Reihe von komplexen Strukturen umfaßt; uns ist bekannt, daß eine davon, das birnenförmige Areal, mit der bewußten Geruchswahrnehmung zu tun hat, aber wie verhält es sich mit den übrigen Teilen des limbischen Systems? Nach Dr. Van Toller von der Geruchsforschungsgruppe der Warwick University umfaßt das limbische System 34 verschiedene Strukturen und 53 Übermittlungsbahnen.[10] Warum sollten die Geruchssignale, welche die Nase übermittelt, an ein derartig kompliziertes System gebunden sein, wenn es doch nur eine dieser Strukturen ist, welche die Gerüche registriert? Ist vielleicht unser Gehirn darauf angelegt, auf Gerüche und Düfte in einer komplexen und subtilen Weise zu reagieren, die bisher noch wenig erforscht ist? Etwas wissen wir jedoch über das LS: Es ist eng mit dem Bereich der Gefühle verbunden.

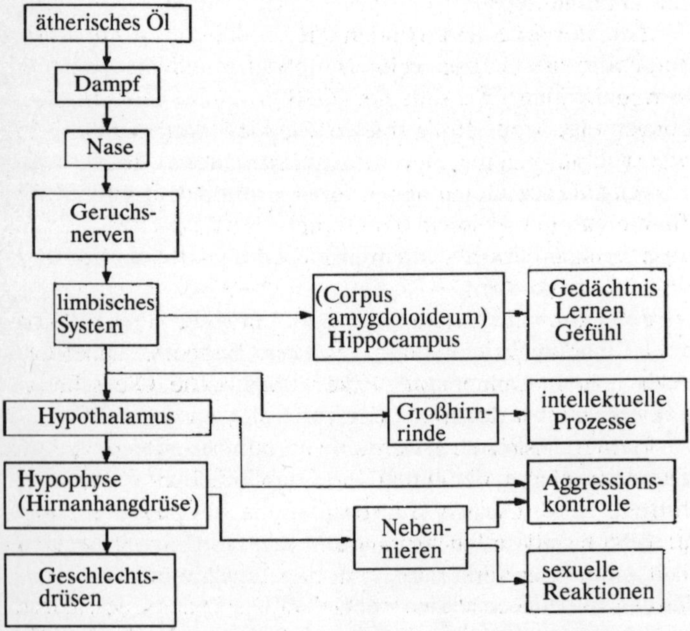

Abbildung 9: Die Beziehungen zwischen Geruchssinn, Gedächtnis, Gefühlen und Stimmungen.

Eine Stimulierung des LS bei Tieren löste je nach den stimulierten Zonen Freude oder Schmerz aus. Andere Studien stellten fest, daß die Tiere entweder sehr aggressiv oder sehr sanftmütig wurden, was wiederum gegensätzliche Reaktionen sind.[9] Valnet berichtet von einem Experiment mit Rosmarin- und Fenchelöl, das die Versuchstiere ängstlich machte, während Wermut, Ysop oder Salbei Aggressionen auslösten.[11] Wir kennen anekdotische Berichte von Hunden, die durch den Duft von Muskatellersalbei und Ylang-Ylang lammfromm wurden (siehe S. 223). Nach den Erkenntnissen der Anatomie ist das LS bei vielen Gefühlen beteiligt, wie beispielsweise Freude, Schmerz, Wut, Sanftmut, Zorn, Angst, Kummer, Zuneigung und sexuellen Empfindungen.[9]

Zwei Bereiche des LS finden öfter Erwähnung in der Literatur, und zwar der Hippocampus und der Mandelkern (Corpus amygdaloideum). Sie sollen bei Gefühls- und Erinnerungsvorgängen eine große Rolle spielen. Sie haben mit der Geruchswahrnehmung zu tun, da beide Nervenendungen der Geruchsnerven aufweisen. Hier haben wir eine anatomische Erklärung für die Art und Weise, in der Gerüche das Gedächtnis und die Erinnerungen sowie bestimmte Gefühle beeinflussen. Es hängt vom jeweiligen Duft ab, was für eine Reaktion hervorgerufen wird. So könnten ätherische Öle den Intellekt anregen (Konzentrationsfähigkeit), Gefühle erwecken (Euphorie, Zuneigung) oder sexuell stimulierend wirken. Ätherische Öle scheinen keine negativen Reaktionen auszulösen.

Meiner Ansicht nach werden synthetische Duftstoffe, die in der Natur nicht vorkommen, für paramilitärische Zwecke erforscht. Diese Duftstoffe lösen Gefühle wie Abscheu, Angst und einen starken Fluchtdrang aus. Ich hatte einmal Gelegenheit, eine dieser Substanzen in starker Verdünnung zu riechen. Zwar rannte ich nicht aus dem Gebäude, wie das schon andere taten, doch erlebte ich ein außerordentlich scheußliches Gefühl, das ich niemandem wünsche. Vermutlich ist aber ein Sieg durch Gerüche einem Triumph durch Schüsse und Bomben vorzuziehen. Im Tierreich gibt es in der Tat Geruchskämpfe. Rivalisierende Gruppen von Lemurenaffen führen einen »rituellen Stinkkampf« auf. Sie ziehen ihren Schwanz durch die Achselhöhle, drehen einander den Rücken zu und wedeln mit den Schwänzen. Die Gruppe mit dem stärksten Geruch siegt, die andere muß sich geschlagen geben.

Eine weitere Besonderheit des Geruchssinns liegt darin, daß seine Nerven nicht mit der gegenüberliegenden Gehirnhälfte verbunden sind. Unser Gehirn ist fast vollständig in zwei Hemisphären aufgeteilt, die rechte und die linke. Es gilt als gesichert, daß die linke Hemisphäre logische Denkprozesse und den Ausdruck durch Sprache regelt, während Intuition und Kreativität der rechten Gehirnhälfte zugeordnet werden. Die Tatsache ist erstaunlich, daß Geruchssignale vom linken Nasenloch durch den linken Geruchsnerv in die linke, logische Hemisphäre übermittelt werden. Gerüche, die durch das rechte Nasenloch aufgenommen werden, wirken vorwiegend auf die rechte, intuitive Gehirnhälfte.

In den Jahren 1964 und 1974 hat man Versuche mit Personen durchgeführt, bei denen kurz zuvor eine Operation zur Trennung der linken und rechten Gehirnhemisphäre durchgeführt worden war (allerdings nicht zum Zweck dieses Versuchs!).[12] Durch diesen Eingriff wird die Trennung zwischen linkem Nasenloch bzw. linker Hemisphäre und rechtem Nasenloch bzw. rechter Gehirnhälfte noch stärker. Die Versuchspersonen konnten mühelos die Gerüche benennen, die sie durch das linke Nasenloch aufnahmen, während es größte Schwierigkeiten bereitete, die durch das rechte Nasenloch gerochenen Substanzen zu erkennen. Die rechte Gehirnhälfte reagiert gefühlsmäßig auf Düfte, mit Reaktionen wie Gefallen, Abneigung oder ästhetischem Genuß, hat aber mit logischen Dingen wie der exakten Benennung der Gerüche Schwierigkeiten. Für die linke Hemisphäre ist dies kein Problem, vorausgesetzt, der Duft ist bekannt.

Man nimmt auch an, daß die rechte Gehirnhälfte mehr mit

euphorischen Zuständen, Gefühlen des Wohlbefindens und der Fähigkeit zur Imagination und Freude zu tun hat. Dies wäre eine Erklärung für die Rolle des Geruchssinns bei der Veränderung von Bewußtseinszuständen in religiösen und anderen Ritualen. Dieser wichtige Zusammenhang zwischen dem Geruchssinn und der rechten Hemisphäre erklärt auch die Fähigkeit der Aromatherapie, Wohlbefinden hervorzurufen und folglich Ängste abzubauen. Ätherische Öle bieten sich somit als ideale psychotherapeutische »Drogen« an. Im Gegensatz zu den Tranquilizern fördern sie kreative Gedankengänge und angenehme Empfindungen, anstatt sie zu dämpfen, und selbstverständlich machen die Öle nicht süchtig.

Wie wir wissen, stehen bestimmte Bereiche der Großhirnrinde mit dem Sehen, Hören, der Sprache u.s.w. in Beziehung. Bis jetzt ist von einem entsprechenden Bereich für den Geruchssinn nichts bekannt, doch haben jüngste Experimente Van Tollers gezeigt, daß die *ganze* Großhirnrinde stimuliert werden kann, wenn wir etwas riechen.[10] Die Computertechnologie ermöglicht es, ein Videobild der Großhirnrinde einer Versuchsperson zu sehen, während sie einen Duft einatmet. In weniger als einer Sekunde zeigt das Computerbild Farbsignale in den verschiedenen Bereichen der Großhirnrinde, wobei die verschiedenen Farben unterschiedliche Stimulationsgrade bezeichnen. Die Abbildung 10 zeigt eine intensivere Verfärbung der rechten Hemisphäre, was bedeutet, daß die Versuchsperson durch einen angenehmen Duft Entspannung und Genuß erlebt. Jede Verwirrung oder intensive Gedankentätigkeit hätte sich in der linken Hälfte gezeigt, die in unserem Fall sehr ruhig ist.

Wir wissen, daß Menschen sehr stark auf Duftstoffe reagieren: Entweder wir mögen sie oder nicht. Van Toller[13] wies 1983 nach, daß der Widerwille gegen einen Geruch dazu führt, daß wir ihn abweisen - wir sperren ihn aus. Seine Studie beweist, daß das Nervensystem auf unangenehm empfundene Gerüche weniger stark reagiert, und schlägt vor, positive und negative

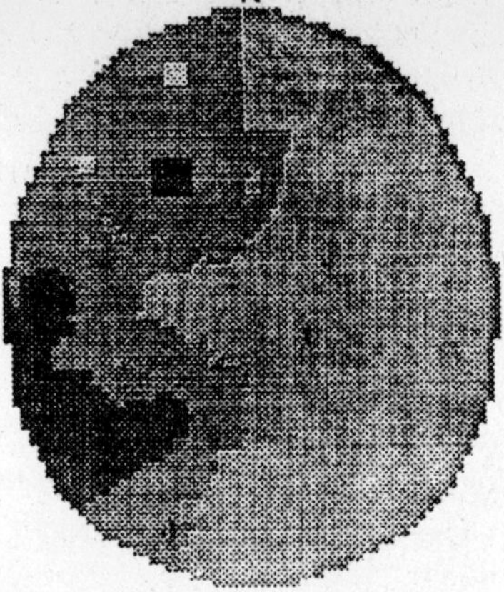

Abbildung 10: Ein computergescanntes Diagramm zeigt, von oben betrachtet, die äußeren Schichten des Gehirns, fünf Sekunden nachdem der Versuchsteilnehmer einen angenehmen Duft gerochen hat. Die rechte Hemisphäre (hellere Schattierung) zeigt eine doppelt so starke Aktivität wie die linke. (Wiedergabe mit freundlicher Genehmigung von Dr. Van Toller, Warwick Olfaction Research Group)

Reaktionen nicht als Gegensätze zu betrachten. Angenehme Düfte wirken intensiver auf das Nervensystem, weil wir sie nicht abwehren und aussperren. Dies bestätigt die Meinung, daß angenehme, wohltuende Therapien zuweilen wirkungsvoller sind als unangenehme, eine Ansicht, die Asklepiades schon vor über 2000 Jahren teilte und in der Praxis umzusetzen versuchte. Es paßt auch zu Rovestis Entdeckung, daß der Zustand von psychisch Kranken sich unter dem Einfluß von Wohlgerüchen sehr viel mehr bessert als durch unangenehme Substanzen.[14] Nach meiner Erfahrung rufen stark duftende ätherische Öle wie z. B. Rosen- oder Ylang-Ylang-Öl eher positive gefühlsmäßige Reaktionen hervor als beispielsweise Eukalyptus- oder

Teebaumöl. Trotzdem würde ich zögern, in diesem Zusammenhang synthetische Parfüme zu verwenden, obwohl ihr Gebrauch als Stimmungsauslöser sicher ganz harmlos ist.

Man kann davon ausgehen, daß unsere Reaktion auf Gerüche in mehreren Schritten oder »Schichten« verläuft. Als erstes akzeptieren wir den Duft oder lehnen ihn ab. Danach reagiert jede Gehirnhälfte: die linke intellektuell (Beschreibung und Identifizierung des Duftes) und die rechte intuitiv. Die Reaktion der rechten Gehirnhälfte geht vielleicht auf einer tieferen gefühlsmäßigen und hormonellen Ebene weiter, und hinter der Reaktion der linken mag sich eine persönliche Erinnerung verbergen. Es handelt sich hier um reine Vermutungen, und selbst wenn ein solches Muster existiert, wird es von Situation zu Situation verschieden sein. Das menschliche Gehirn hat sich über Jahrmillionen hinweg entwickelt, daher haben sich die primitiven Reaktionen auf Gerüche, die mit dem LS gekoppelt sind, nicht ganz verloren. Auch der ästhetische Genuß, den wir bei Wohlgerüchen empfinden, ist mit instinktiven Reaktionen verbunden, die selten unser Bewußtsein erreichen, und hängt mit Gefühlsreaktionen zusammen, die wir manchmal weder identifizieren noch erklären können. Um es mit Van Tollers Worten zu sagen: »Auf jeder neuen Entwicklungsstufe des Gehirns wurden die Funktionen des Gefühls und Geruchssinns weitergetragen und in die neuentstandenen Nervenstrukturen integriert, wobei jeder Entwicklungsschritt nach vorne neue Dimensionen hinzufügte und die ursprünglichen Funktionen auf subtile Weise erweiterte.«

Vor kurzem wurde behauptet, daß alle unsere Gefühle das Ergebnis gewisser chemischer Vorgänge seien, die sich in unserem Körper abspielten. Ich kann jedoch nicht umhin zu fühlen (oder sollte es denken heißen?), daß mehr als ein wenig *Phenyläthylamin* dazugehört, um romantische Gefühle auszulösen. Das Wechselspiel zwischen Denken und Fühlen ist sehr komplex, wir können hier nicht ausführlich darauf eingehen, doch Gefühle, Gedanken, Stimmungen und der Geruchssinn sind eng miteinander verbunden. Die Verbindung zwischen neurochemischen Vorgängen und Gefühlen ist inzwischen gründlich belegt worden, und deswegen sollte es nicht unerwähnt bleiben, daß ätherische Öle auch die Ausschüttung von neurochemisch wirksamen Substanzen und Hormonen auslösen können. Auch Massage erzielt ähnliche Wirkungen. Daher überrascht es nicht, daß die Aromatherapie Wohlbefinden auslöst. Die Tatsache, daß Aromatherapie fähig ist, die körpereigenen »Heilmittel« zu mobilisieren, erklärt zu einem Großteil ihre unschädliche, subtile und doch tiefgreifende Wirkung.

Aromatherapie und Gefühle

Der folgende Bericht aus dem Jahr 1985 stammt von einem Beschäftigungstherapeuten, der zu dem Zeitpunkt am Merrifield Children's Unit in Taunton, Devon, tätig war.

Ich verwende ätherische Öle in Verbindung mit Fußreflexzonenmassage (siehe S. 176) als Entspannungstherapie bei emotional gestörten Kindern. Ich versuche, sie in die Therapie einzubeziehen in der Hoffnung, daß sie ihre eigenen Gefühle anerkennen und bis zu einem gewissen Grad Verantwortung dafür übernehmen. Dabei lasse ich mich gewöhnlich von »meiner Nase«, also meinem Instinkt, leiten, besonders seit ich erlebt habe, wie ein kleines epileptisches Mädchen das einzige antikonvulsivische (entkrampfende) Öl in meinem Vorrat zu ihrem Lieblingsöl erklärte. Ich erlebte auch, daß Lavendel- und Ylang-Ylang-Öl Wunder bei einem Mädchen wirkten, die an Schulangst litt und eine mündliche Prüfung in Französisch ablegen mußte. Sie hat es dann einem Medizinstudenten weiterempfohlen, dessen Schwester Examensängste hatte. Auch ich habe es mit sehr gutem Erfolg ausprobiert.

Nach meinen Erfahrungen regen bestimmte Öle, besonders Rosmarinöl, das Erinnerungsvermögen an. Es sind schöne und auch schmerzliche Erlebnisse, die vergegenwärtigt werden, aber man kann zumindest über sie sprechen. Bei Kummer wirkt Majoranöl gut. Ein sehr heimwehkrankes Mädchen sprach darauf an, ebenso ein anderes, das um sein Lieblingstier trauerte. Geraniumöl wird am meisten von Patientinnen mit *Anorexia nervosa* (Magersucht) bevorzugt, und Lavendelöl erweist sich bei Schlaflosigkeit als sehr hilfreich: Die Kinder verlangen nach Kuscheltieren, die damit gefüllt sind. Muskatellersalbei ist bei hyperaktiven Kindern von guter Wirkung und besitzt zudem antidepressive und sedierende Eigenschaften.

Im Jahre 1923 veröffentlichten Giovanni Gatti und Renato Cayola, zwei italienische Ärzte, einen Artikel mit dem Titel »Die Wirkung von Essenzen auf das Nervensystem«[15]. Es war der erste Artikel seiner Art. Die Ärzte gaben ihren Patienten Wattebäusche zu riechen, die mit einem bestimmten ätherischen Öl getränkt waren, oder sie versprühten diese Öle in verdünnter Form im Raum. Die beiden Ärzte sprechen von Gemütszuständen der Angst und Depression sowie dem Gebrauch beruhigender bzw. anregender Öle bei diesen Störungen. In dieser Studie ging es jedoch nicht um die Behandlung solcher Erkrankungen, sondern man untersuchte lediglich die stimulierende bzw. beruhigende Wirkung bestimmter Öle. Sofort nach der Inhalation wurden Veränderungen bei der Pulsfrequenz, dem Blutkreislauf und der Atmungstiefe gemessen.

Als sedierende Öle, die hilfreich bei Angstzuständen sind, nennen die italienischen Ärzte Orangenblüten-, Orangenblätter- (Petitgrain), Melissen-, Kamillen-, Zedernholz- sowie Baldrianöl. Gegen Depressionen erwähnen sie nur Ylang-Ylang-Öl, das auch als Aphrodisiakum bezeichnet wird, ohne daß dies näher begründet wird.

Der Artikel kommt zu dem Schluß, daß ätherische Öle durch eine reflektorische Wirkung einen ungeheuren Einfluß auf das zentrale Nervensystem ausüben.

Der Italiener Rovesti[14,16] hat diese frühe Studie vor wenigen Jahren einen Schritt weitergeführt. Auch er empfiehlt die Inhalation als Anwendungsmethode, wobei er meist Räume mit aromatischen Essenzen einsprüht. Rovesti berichtet keine Einzelheiten über die Versuche, doch schreibt er: »In Nervenkliniken mit hysterischen und depressiven Patienten wurden sehr aufschlußreiche Versuche durchgeführt.« Er führt aus, daß Mischungen ätherischer Öle angenehmer und wohltuender seien als einzelne Essenzen und daher von Menschen, die an nervösen Spannungszuständen litten, besser angenommen würden. Bei Depressionen empfiehlt er Jasmin-, Sandelholz-, Orangen-, Ylang-Ylang-, Verbenen- sowie Zitronenöl; bei Angstzuständen rät er zu Bergamott-, Orangenblüten-, Zypressen-, Lavendel-, Orangenblätter, Limonen-, Rosen-, Veilchenblätter- und Majoranöl. Rovesti hat die theoretischen Erkenntnisse Gattis und Cayolas in die Tat umgesetzt, indem er psychisch Kranke aromatherapeutisch behandelte. Dazu schreibt er: »Die Patienten fühlen sich durch das ätherische Öl geradezu in eine andere, angenehme und für sie akzeptable Welt versetzt, so daß viele ihrer reaktiven Instinkte sich abschwächen und sie schrittweise in die Normalität zurückkehren.«

Wenn wir den Duft einer Blume riechen, fühlen wir uns wohl; die Aromatherapie hat denselben Effekt. Außer der ersten Reaktion - Zustimmung oder Ablehnung des Duftes - kann eine aromatische Substanz zahlreiche andere Empfindungen auslösen. Wir haben bereits die stimulierenden Eigenschaften besprochen, die bei Depressionen hilfreich sind, und die sedierende Wirkung mancher Düfte bei Angstzuständen erwähnt. Wir wissen, daß die suggestive Kraft der Düfte seit den ältesten Zeiten wohlbekannt war und bei religiösen Ritualen, in der Alchimie, der Magie und der Heilkunst eingesetzt wurde. Auch in der Kunst der Verführung waren aromatische Substanzen hochgeschätzt: Jahrhundertelang waren sie Bestandteile von Liebestränken und Aphrodisiaka. Abgesehen davon können die sexuell anregenden ätherischen Öle bei der Behandlung von Impotenz oder Frigidität hilfreich sein. Diese beiden Störungen sind bekanntlich weitgehend psychisch bedingt, und so zeigt sich auch in diesem Fall die Wirkung der Öle auf der

Gefühlsebene. Die aphrodisierende Wirkung von Ylang-Ylang haben wir schon erwähnt.

Die Empfindung von Wohlgefühl und sexueller Erregung sind zwar miteinander gekoppelt, doch gibt es Unterschiede. Wie bereits erwähnt, werden das limbische System und die rechte Gehirnhälfte, die für die Reaktion auf Gerüche zuständig sind, mit dem Gefühl der Euphorie in Verbindung gebracht. Das bedeutet einfach, daß man sich wohl fühlt, auf der Höhe ist, sich alles zutraut, und daher werden euphorisierende ätherische Öle wie Muskatellersalbeiöl bei Depressionen angewendet. Manche dieser Depressionen sind vorübergehender Natur, doch gibt es auch weit ernstere Zustände. Ich möchte keineswegs den Eindruck erwecken, daß ein bloßer Hauch von Muskatellersalbeiöl zur Heilung genügt. Andererseits hatte ich große Erfolge bei depressiven Patienten, die ich ganzheitlich nach den von mir entwickelten Prinzipien behandelte (siehe S. 163). Es ist interessant, daß einige der wirkungsvollsten euphorisierenden Öle zugleich auch Aphrodisiaka sind, darunter vor allem Jasmin-, Ylang-Ylang- und Muskatellersalbeiöl.

Anwendungsweise

Zahlreiche Untersuchungen haben ergeben, daß ätherische Öle, innerlich angewendet, eine sedierende Wirkung entfalten. Die Dosis, die erforderlich ist, um einen signifikanten Effekt zu erzielen, ist jedoch sehr hoch - im Durchschnitt 100mal höher als bei einer aromatherapeutischen Anwendung.[17] So hohe Dosierungen können gefährlich sein. Eine Beruhigung und andere psychotherapeutische Wirkungen kann man mit weit geringeren Mengen erreichen, wenn die Öle eingeatmet werden. Diese einfache Tatsache ist seit Tausenden von Jahren bekannt, doch wurde sie erst kürzlich zum ersten Mal untersucht. Macht untersuchte 1921 die Möglichkeit, daß aromatische Substanzen »ihre therapeutische Wirkung entfalten, nicht indem sie erst in den Kreislauf dringen, sondern durch eine direkte Stimulation der Geruchsnerven«. Das Ergebnis zeigte die sedierende Wirkung bestimmter aromatischer Essenzen auf Ratten, die diese inhaliert hatten.[18]

Eine ähnliche Wirkung auf den Menschen konnte eine jüngere japanische Studie belegen.[19] Professor Shizuo Torii von der Tohoer Universität wollte die unterschiedliche Wirkung sedierender und anregender ätherischer Öle im Versuch nachweisen. Als Indikator diente ihm eine bestimmte Gehirnwelle, die sogenannte Erwartungswelle (CNV, Contingent Negative Variation), welche durch Erwartungsspannung ausgelöst wird. Zunächst wurden zwei Essenzen untersucht: Jasmin als stimu-

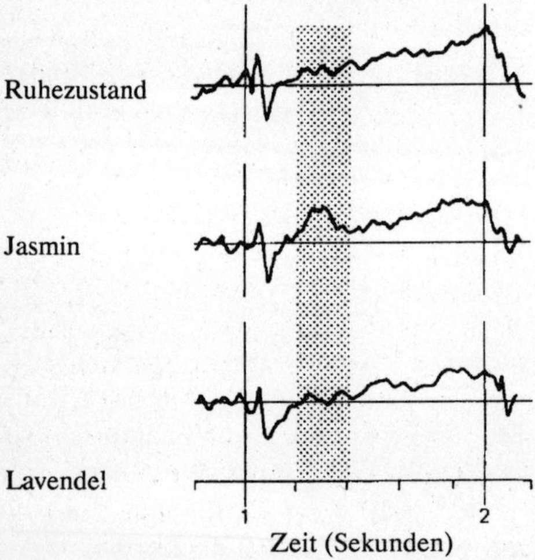

Abbildung 11: Drei CNV-Kurven. Die Reaktion erfolgt in weniger als einer Sekunde nach der Inhalation. (Grafik nach einer Fotografie von Professor Shizuo Torii, Medizinische Fakultät der Tohoer Universität)

lierende und Lavendel als beruhigende Substanz. Elektroden maßen die Gehirnwellen. Die Versuchspersonen mußten einfache Verrichtungen durchführen, was einen Zustand der Erwartungsspannung auslöste, und danach gab man ihnen ein ätherisches Öl zu riechen. Die Erwartungswelle schlug aus oder flachte ab, je nach dem verabreichten Öl, und auf diese Weise konnte die stimulierende oder sedierende Wirkung gemessen werden. Abbildung 11 zeigt die Ergebnisse. Entscheidend ist der Kurvenverlauf im gepunkteten Bereich. Die erste Kurve zeigt den Ruhezustand an, die zweite demonstriert die Stimulation durch Jasminöl und die dritte die beruhigende Wirkung des Lavendelöls.

Torii führte noch weitere Experimente mit einer Reihe ätherischer Öle durch, deren Ergebnisse zu 80 Prozent mit den Erfahrungen aus der Praxis übereinstimmten. Diese Praxis lehrt uns aber auch, daß Inhalation allein nicht so wirkungsvoll ist wie in Verbindung mit einer Beratung des Patienten, Visualisierung und Massage.

Die ursprüngliche Erinnerung

Der Duft, der sie erreichte, war wie die Erinnerung an taufrische Morgen und eine schattenlose Sonne, und unsere schöne Welt im Frühling ist nur ein schwacher Abglanz davon.

Wäre es denkbar, daß Duftstoffe die Erinnerung an Gefühle wachrufen können, da ihre Wirkung auf Gedächtnis und Gefühl so groß ist? Könnte eine Aromatherapie halbvergessene Gefühle aus der Kindheit wieder auferstehen lassen, wie die reine Empfindung von Freude, Staunen, selbstlose, unschuldige Liebe und Wärme? Vielleicht sind diese tiefen Empfindungen sogar in irgendeiner Weise mit ursprünglichen, instinktiven Gefühlsreaktionen verbunden, die sich seit Jahrtausenden der menschlichen Seele eingeprägt haben. Wenn dies der Fall ist, kann das erste Einatmen eines ätherischen Öls durchaus ein starkes Déjà-vu-Erlebnis auslösen. Das erlebe ich oft, wenn ich Seminarteilnehmern, Patienten oder Aromatherapiestudenten ätherische Öle zu riechen gebe. »Es erinnert mich an etwas, doch ich kann nicht sagen, woran« ist eine typische, enttäuschte Reaktion. Hierfür mag es auch andere Erklärungen geben, der Leser mag sich seine eigene Meinung bilden.

Es ist offensichtlich, daß natürliche Duftstoffe für unser optimales geistiges und spirituelles Wohlbefinden notwendig sind. Es ist auch eindeutig, daß angenehme Wohlgerüche an sich nicht so effektiv sind wie ätherische Öle, die in einem therapeutischen Rahmen eingesetzt werden. Man kann die Essenzen wohl in Flaschen füllen, nicht aber die Aromatherapie.

Einige Fallbeispiele

Angstzustände und Asthma

(Therapeutin: Sandra Staplehurst)

Peter war 47 Jahre alt, als er 1986 zu mir kam; er hatte seit seiner frühen Kindheit Asthma und litt an zahlreichen Allergien. Der Grund, weswegen er mich aufsuchte, waren jedoch seine »Reizbarkeit« gegen ihm nahestehende Menschen und seine Wutausbrüche. Zu dieser gereizten Stimmung gesellten sich in Streßsituationen ein entzündeter roter Fleck auf der Brust und ein Zucken der linken Schulter und des linken Auges. Er war 1970 wegen seines Asthmas psychotherapeutisch behandelt worden, hatte aber noch nie eine körperorientierte Therapie erhalten. Ich zog seinen Charaktertyp in Betracht und entschied mich für Kamillenöl. Dieses sehr »wäßrige« Öl sollte seiner meiner Ansicht nach zu ausgeprägten Sinnlichkeit entgegenwirken und ihm helfen, seine Gefühle zu entdecken. Meist kombinierte ich das Kamillen- mit Sandelholz- und Ylang-Ylang-Öl zur Entspannung und gegen seine Angstzustände. Ich massierte je einmal seine Brust und den Rücken.

Die Veränderung trat bei Peter sofort nach der ersten Behandlung ein. Er erzählte, daß Reizbarkeit und Wut wie durch Zauberhand verschwunden seien. Zu der Zeit durchlief er eine schwierige Phase in der Beziehung zu seiner Freundin. Es ging ihr nicht gut, sie litt an starken Depressionen, und trotzdem reagierte Peter nicht mehr ungeduldig, woraufhin ihr Befinden sich ebenfalls besserte. Sie benutzten die Öle als Duftzubereitungen, und Peter verwendete seine individuelle Mischung auch zu Hause. Nach einigen Monaten dieser Behandlung verkündete Peter, daß sie nun heiraten würden. Da er sich so positiv verändert hatte, konnte sie sich nun vorstellen, ständig mit ihm zusammenzuleben. Peter hatte den gleichen Wunsch, obwohl er 17 Jahre allein gelebt hatte. Vier Monate später wurde Hochzeit gefeiert, und Peter kam weiterhin einmal in der Woche zu mir.

Er fühlt sich jetzt zu einem viel leichteren Öl hingezogen. Melissenöl ist nun seine Lieblingsessenz, die drei ursprünglichen Öle werden nicht mehr verwendet. Peter betrachtet die Behandlung als eine Langzeittherapie, die ihm hilft, mit den Belastungen im Beruf fertig zu werden. Sein Gefühlsleben ist viel ausgeglichener, und Asthmaanfälle sind sehr selten geworden. Die Aromatherapie hat Peter gezeigt, auf welche Weise er auf Streß reagiert und wie er seine Gelassenheit bewahren kann. Seine allergischen Reaktionen haben sich ebenfalls gebessert, er kann manches vertragen, was er früher meiden mußte. Seit seinem ersten Besuch sind nun neun Monate vergangen. Auch Peters Frau geht es besser, und er meint, daß ich »zwei für den Preis von einem« behandle, obwohl ich sie nie sehe.

Angstzustände, Depression

(Therapeut: Robert Tisserand)

Frau W. wollte sich von mir wegen Depressionen behandeln lassen, die vor 14 Jahren nach einer Gebärmutterentfernung aufgetreten waren. Sie litt auch fast täglich unter Kopfschmerzen und Schwindelanfällen und schlief schlecht. Vier Jahre lang hatte sie Tranquilizer genommen, jedoch vor sechs Jahren damit aufgehört. Sie war Anfang vierzig, liebenswert, jedoch extrem schüchtern, war verheiratet und hatte drei Kinder. Sie besaß sehr wenig Selbstvertrauen und erzählte mir, daß ihre Mutter ihr von klein auf vorgeworfen habe, daß sie ein unerwünschtes Kind sei, und dies sogar heute noch manchmal erwähne.

Östliche Diagnosemethoden wiesen auf viele Schwächen des subtilen Energiesystems hin, vor allem im Unterleibsbereich. Ich massierte sie daraufhin einmal wöchentlich mit einer Mischung aus Basilikum-, Bergamotte-, Muskatellersalbei- und Geraniumöl und ermutigte sie auf einfache Weise, Durchsetzungskraft und Selbstvertrauen zu entwickeln. Nach einwöchiger Behandlung konnte sie schon besser schlafen, hatte nur drei Schwindelanfälle und keine Kopfschmerzen mehr gehabt.

Nach drei Wochen hatte sie nur an zwei Tagen an Kopfschmerzen und Depressionen gelitten und war allgemein energiegeladener, munterer und ein klein wenig selbstbewußter. Daraufhin änderte ich die Ölmischung, verfuhr aber sonst in der gleichen Weise. Nach sieben Wochen schien die Depressionen nur noch ein ferne Erinnerung zu sein, was ihr allein schon einen enormen Auftrieb gab. In energetischer Hinsicht war sie jedoch noch immer geschwächt, und daher riet ich ihr, auf Schokolade und Hefe zu verzichten, da sie darauf vermutlich allergisch war. Nach 16 Wochen fühlte Sie kein Bedürfnis mehr nach einer weiteren Behandlung. Sie litt nicht mehr an Depressionen und Schwindelanfällen und hatte nur noch alle zwei oder drei Wochen leichte Kopfschmerzen. Sie hatte mehr Energie und Selbstvertrauen, schlief wesentlich besser und fühlte sich viel mehr im Einklang mit sich selbst.

Depression, Alpträume
(Therapeut: Robert Tisserand)

Frau A war 72 Jahre alt, verwitwet, und eines ihrer drei Kinder war durch eine Überdosis Heroin gestorben. Sie war sehr rüstig für ihr Alter und im Grunde ein fröhlicher Mensch, doch litt sie zunehmend unter depressiven Phasen. Sie hatte seit einem Monat auch allnächtlich wiederkehrende Alpträume. Sie lebte allein und wachte jeden Morgen, in kaltem Schweiß gebadet, voller Grauen auf. Die Ursache für ihre Leiden schien der Tod des Sohnes zu sein. Sie ernährte sich sehr vernünftig und nahm jeden Abend eine Schlaftablette.

Ich gab ihr eine Ganzkörpermassage mit einer Mischung aus Weihrauch-, Bergamott-, Muskatellersalbei- und Jasminöl. In der Woche nach der ersten Behandlung hatte sie einige seltsame Träume, jedoch keinen Alptraum mehr. Darüber freute ich mich sogar noch mehr als sie, denn ich kenne kein Öl gegen Alpträume als solche, sondern hatte ihr die Essenzen den Schwächen im energetischen Bereich entsprechend verordnet. In den folgenden drei Wochen machte sie stetige Fortschritte und hatte keine Alpträume mehr. Sie fühlte sich viel wohler, und die Niedergeschlagenheit verschwand nach und nach. Schließlich konnte sie auch auf die Schlaftablette verzichten.

In die vierte Behandlungswoche fiel der Todestag ihres Sohnes, und Frau A. hatte drei Alpträume, in denen er vorkam. Trotzdem griff sie nicht wieder zu den Schlaftabletten und überstand diese wohl unvermeidliche Krise sehr gut. Nach weiteren drei Wochen hatte sich ihr Befinden sehr gebessert. Sie zeigte zwar noch energetische Schwächen, hatte aber keine Alpträume mehr und fühlte sich imstande, ohne Aromatherapie auszukommen.

Kapitel 6

Die Behandlung

Die Massage versetzt den Patienten in die Lage, seine Krankheit neu zu sehen, seinen Zustand besser zu verstehen, und erweckt in ihm den Wunsch, mehr zu seiner Genesung beizutragen.

Georg Groddeck

Wenn Sie eine Aromatherapie in Erwägung ziehen, sollten Sie sich an einen qualifizierten Therapeuten wenden. Vielleicht veranlaßt Sie das bisher Gesagte, nach einem ganzheitlich ausgebildeten Aromatherapeuten zu suchen. Es gibt in Großbritannien zwei Aromatherapie-Gesellschaften (siehe S. 235), die Empfehlungslisten führen. Sollte keiner dieser Therapeuten in Ihrer Nähe sein, empfiehlt es sich, einem Therapeuten Ihrer Wahl vor einer Behandlung folgende Fragen zu stellen:

* Besitzt er oder sie einen qualifizierten Abschluß in Aromatherapie? (Das sollte ein Diplom, kein Zertifikat sein und ist von größter Wichtigkeit.)

* Ist er oder sie ein vollwertiges Mitglied einer Aromatherapie-Gesellschaft?

* Wie lang war die Ausbildung zum Aromatherapeuten? (Wenn sie nur wenige Monate dauerte, ist der Betreffende nicht kompetent, auch wenn er medizinische Kenntnisse nachweisen kann.)

* Stellt er oder sie eigene Mischungen und individuelle Rezepturen für jeden einzelnen Patienten her? Dies ist eine wesentliche Forderung.

* Ist die Aromatherapie lediglich ein Nebengebiet, oder spezialisiert er oder sie sich darauf?

Persönliche Empfehlungen sind in der Regel zuverlässig.

Ratschläge zur Aromatherapie

Parfümallergie

Menschen, die an einer Parfümallergie leiden, bekommen fast immer einen Ausschlag, wenn ihre Haut mit Parfüm in Berührung kommt. Wenn Sie zu diesen Menschen gehören, werden ätherische Öle sehr wahrscheinlich ähnlich auf Sie wirken. Eine andere Therapie, Homöopathie oder Akupunktur, ist dann empfehlenswerter, zumindest solange die Allergie besteht. Die meisten Parfümingredienzen und ätherischen Öle können eine leichte Hautreizung verursachen. Dies bleibt für die meisten von uns ohne Wirkung, außer wenn eine Übersensibilität vorliegt.

Was von einer Behandlung zu erwarten ist

Auf keinem Gebiet der Heilkunst gibt es so etwas wie eine Erfolgsgarantie. Sensationelle Besserungen und "Wunderheilungen" kommen zwar erfreulicherweise vor, sind aber eher die Ausnahme als die Regel. Man sollte nicht vom Therapeuten erwarten, daß er genau vorhersagen kann, wie viele Sitzungen erforderlich sein werden, um eine zufriedenstellende Besserung zu erzielen. Das Wort "Heilung" wird in der alternativen Medizin sehr selten gebraucht, weil wir davon ausgehen, daß der Hintergrund bzw. die zugrunde liegenden Ursachen einer Störung kaum jemals *vollständig* beseitigt werden können, auch wenn die Symptome verschwinden. Die Besserung wird bei jedem einzelnen anders verlaufen, und in der Regel wird sie bei älteren Menschen langsamer vonstatten gehen. Die meisten Therapeuten meinen, je länger die Störung vorliegt, desto länger dauert der Heilungsprozeß.
Im Idealfall kann man eine stetige Besserung von Woche zu

Woche erwarten, und meines Erachtens sollten Sie sich schon nach der ersten Behandlung etwas besser fühlen. Was ich am Anfang einer Therapie meist zu hören kriege ist: "Ich kann viel besser schlafen" oder "Ich habe mehr Energie" oder "Mein Appetit ist größer geworden" oder "Es schmerzt nicht mehr so" oder "Meine Stimmung hellt sich auf". Dies sind die ersten Anzeichen eines Genesungsprozesses. Diese Anzeichen mögen noch so unwichtig erscheinen, doch sind sie sehr bedeutsam. Sie zeigen uns, daß die Therapie schon zu wirken begonnen hat. Falls Sie nach der ersten oder zweiten Behandlung wunderbare Wirkungen erleben, ist das sehr schön, doch sollten Sie das nicht nach *jeder* Sitzung erwarten, sonst werden Sie enttäuscht sein!

Reaktionen

Sollten sich Ihre Symptome von Woche zu Woche verschlimmern, dann stimmt etwas Grundsätzliches nicht. Es kann allerdings in manchen Fällen zu einer vorübergehenden Verschlimmerung nach der ersten oder zweiten Behandlung kommen. Das kann sich als Kopfschmerz, Abgeschlagenheit, eine Zunahme der Schmerzen oder in einer Depression zeigen. Eine solche Reaktion erfolgt in den ersten vierundzwanzig Stunden nach der Behandlung *und dauert nicht länger als ein oder zwei Tage*. Danach tritt die Gegenreaktion ein: Sie fühlen sich viel besser. Dies mag sich nicht in jedem Fall so abspielen, aber wenn Sie durch die Verschlimmerung beunruhigt sind, sprechen Sie mit Ihrem Therapeuten.

Auf lange Sicht, ob es sich um Wochen, Monate oder sogar Jahre handelt, wird sich Ihr Zustand, so hoffe ich, bessern. Um dieses Wohlbefinden zu erhalten, ist es sinnvoll, sich alle drei Monate einer sogenannten "Auffrischungsbehandlung" zu unterziehen. Menschen, die ein sehr hektisches Leben führen oder im Berufs- oder Privatleben starken Belastungen ausgesetzt sind, hilft eine wöchentliche oder monatliche Behandlung, ihre Energie zu erhalten und mit den seelischen und körperlichen Belastungen des modernen Lebens fertig zu werden. Wie Sie sehen, können Sie von einer Aromatherapie eine umfassende Besserung Ihres Befindens erwarten und nicht nur eine Linderung bestimmter Beschwerden.

Wie Sie die Behandlung unterstützen können

Aromatherapeuten haben viel Zeit und Kraft in ihre Ausbildung gesteckt und wenden für eine Behandlung, die eine einzigartige Erfahrung für beide Teile ist, viel Sorgfalt und Mühe auf. Sie können diese Bemühungen erheblich unterstützen, wenn Sie folgendes beachten.

Die Einstellung

Für manche ist dies vielleicht der wichtigste Ratschlag. Wenn Sie krank sind und wieder gesund werden wollen, müssen Sie lernen, *sich selbst zu helfen*, sich selbst zu heilen, zu lieben, und Sie müssen fest entschlossen sein, gesund zu werden. Eine negative oder gleichgültige Einstellung ist das größte Hindernis auf dem Weg zur Genesung, sowohl für Sie als auch für den Therapeuten. Im Wassermann-Evangelium spricht Jesus: "Der größte Heiler ist der, der Glauben einflößen kann" - den Glauben an sich selbst.

Das *Journal of Alternative Medicine* schildert in der Ausgabe vom August 1986 einen interessanten Fall aus den USA. Es wird von zwei Männern berichtet, die im gleichen Hospital lagen und deren Krankenblätter zufällig vertauscht wurden. Infolgedessen erzählten die Ärzte einem tödlich an Krebs erkrankten Patienten, daß es ihm bald besser gehen werde, während man dem Bettnachbarn, der nur eine harmlose Erkrankung hatte, mitteilte, daß er nur noch zwei Monate zu leben habe. Der

Krebskranke erholte sich bald und schien völlig wiederhergestellt, während der andere Patient fast genau zwei Monate später starb!

Wahr oder nicht, diese Geschichte ist recht glaubhaft und regt zum Nachdenken darüber an, ob es immer weise ist, Todkranken reinen Wein einzuschenken. Der Glaube an eine Genesung kann nur eine Hilfe sein, ist allerdings kein *Ersatz* für eine Therapie. Es wäre großartig, wenn Sie sich durch ihren Glauben allein heilen könnten, doch es ist wahrscheinlicher, daß Sie alle Hilfe brauchen werden, die Sie bekommen können.

Befolgen Sie Ratschläge

Auch das gehört zur Selbsthilfe. Vielleicht stellt Ihr Therapeut keine Forderungen, doch es ist wahrscheinlicher, daß er zu einer Änderung ihrer Ernährungsgewohnheiten rät, bestimmte Übungen, Arzneimittel, Ergänzungsmittel vorschlägt oder Ihnen empfiehlt, Alkohol, Kaffee oder Zigaretten zu meiden. Wenn Ihnen dies zuviel erscheint, sprechen Sie mit Ihrem Therapeuten darüber, und versuchen Sie, einen Kompromiß zu erreichen. Versuchen Sie aber nach Möglichkeit, die Ratschläge zu befolgen, es geschieht schließlich zu Ihrem Besten.

Parfüm

Sie können - falls Ihr Therapeut nichts dagegen hat - jederzeit Parfüms, Kölnisch Wasser, Aftershaves oder andere Duftessenzen benutzen - *außer* am Tag der Behandlung. Ein starkes Parfüm verträgt sich kaum mit der Mischung ätherischer Öle, die Ihr Therapeut vorbereitet hat, und wird sehr wahrscheinlich die Wirkung der Öle auf das Nervensystem beeinträchtigen. Wenn Sie Massage- und Badeöle zu Hause verwenden, sollten Sie auf andere Duftnoten verzichten. Wenn Sie dadurch Schwierigkeiten bekommen, reden Sie mit Ihrem Therapeuten darüber.

Baden

Nehmen Sie vor einer Behandlung ruhig ein Bad oder eine Dusche, vermeiden Sie dabei jedoch stark parfümierte Seifen. Ihr Therapeut wird Ihre Reinlichkeit besonders zu schätzen wissen, und Sie werden sich entspannen können. *Nach* der Behandlung sollten Sie allerdings mindestens sechs Stunden lang weder baden noch duschen, da Sie dadurch genau die Öle abwaschen würden, die Ihr Körper braucht. Nach einer aromatherapeutischen Behandlung ist die Haut von einem sehr feinen Ölfilm überzogen, der langsam in den Körper eindringt. Vor der Behandlung sollten Sie außerdem kein Körperpuder oder ähnliches verwenden, da das Puder die Poren verstopft und so eine Aufnahme der ätherischen Öle erschwert.

Sonnenbaden

Aus zwei Gründen ist das Sonnenbaden nach einer Behandlung nicht ratsam. Zunächst ist es sehr kräftezehrend, und gerade das können Sie zu diesem Zeitpunkt nicht gebrauchen. Zweitens könnte es zu einer Reaktion zwischen dem Sonnenlicht und den Ölen auf Ihrer Haut kommen. Aus diesem Grund sollten Sie auch nie Parfüm auftragen, wenn Sie ins Solarium gehen. Auch das Solarium sollten Sie nach einer Behandlung meiden. Am Tag danach können Sie sich dann wieder nach Herzenslust sonnen.

Alkohol

Sie werden die gute Wirkung einer Behandlung beeinträchtigen, wenn Sie an diesem Tag viel Alkohol trinken. Etwas Alkoholgenuß in Maßen schadet nichts, doch bleiben Sie nüchtern.

Ruhen Sie sich aus

Schieben Sie eine Behandlung nicht zwischen zwei Termine an einem hektischen Tag. Arbeiten Sie ruhig vorher, aber nehmen Sie sich nach der Behandlung frei. Sie sind dann in einer empfindlichen Verfassung. Es können körperliche und/oder seelische Probleme aufgerührt worden sein, und das Beste, was Sie tun können ist zu entspannen und die Dinge ruhig auf sich zukommen lassen. Es kann sein, daß Sie sich kurze Zeit desorientiert fühlen und einige Stunden danach noch müde sind. Rechnen Sie mit einer "Reaktion" und tun Sie daher nichts, was große Anforderungen an Ihre Energie stellt. Sie brauchen diese Zeit für sich selbst, entweder um sich von der Behandlung zu "erholen" oder einfach, um Ihre neugewonnene Energie zu genießen.

Die Konsultation - die Erstbefragung

Wenn Sie das erste Mal einen Aromatherapeuten aufsuchen, wird er eine Konsultation oder Befragung durchführen, auch wenn Ihnen nicht viel fehlt. Diese Fragen gehören zum Repertoire der Naturheilkunde. Nach den persönlichen Daten wie Name, Adresse, Alter, Beruf usw. wird sich der Therapeut nach Einzelheiten über Ihre Erkrankung erkundigen: wann die Beschwerden begannen, wann und wie sie sich bemerkbar machen, ob eine andere Therapie versucht wurde usw. Außerdem wird er sich nach Unfällen, Operationen, ernsten Erkrankungen erkundigen und Ihren allgemeinen Gesundheitszustand in Erfahrung bringen wollen. Dazu gehören Fragen über Ihre Ernährungsgewohnheiten, ob Sie sich Bewegung verschaffen, über ihren Tabak- und Alkoholkonsum, Allergien und weitere Beschwerden. Er wird auch nach geistigen und seelischen Belastungen in Ihrem Leben fragen, obwohl Sie darüber nicht sprechen müssen, wenn Sie nicht wollen. Die meisten Menschen leiden jedoch unter irgendwelchen Belastungen, sei es in Beziehungen, wegen Geldsorgen, der Arbeit oder etwas Ähnlichem. Ob es sich um seelische, geistige, körperliche, durch Ernährung oder Umwelt bedingte Belastungen handelt, sie haben alle ihre Auswirkungen auf unsere Gesundheit und unser Wohlbefinden.

In der Regel sind Aromatherapeuten keine ausgebildeten Diagnostiker. Wenn eine Diagnose gestellt werden muß, wendet man sich an einen Arzt für Allgemeinmedizin oder beispielsweise an einen Heilpraktiker. Eine klinische Diagnose wird anhand der Symptome und eventuell mit Hilfe von Urin- oder Bluttests gestellt. Dazu gehört auch Blutdruckmessen, das Abhören des Herzens, die Untersuchung der Ohren und des Halses. Doch auch der Allgemeinmediziner wird nicht immer sofort zu einem eindeutigen Ergebnis kommen und die Meinung eines anderen Arztes oder Spezialisten einholen. Wie wir wissen, sind Ärzte außerdem auch nur Menschen und können manchmal die falsche Diagnose stellen.

Es gibt jedoch eine andere Art der Diagnose, die ich als ganzheitlich bezeichnen möchte und die in der Naturheilkunde gelehrt und praktiziert wird. Man geht dabei im wesentlichen vom Begriff einer Schwächung bestimmter Körperregionen aus und nicht von spezifischen Krankheiten. Die klinische Diagnose stellt beispielsweise eine "chronische Bronchitis" fest, während die ganzheitliche Analyse von einer Schwächung der Lungen, des Dickdarms und der Nieren spricht. Ein anderer Patient mit chronischer Bronchitis kann ein ganz anderes Bild zeigen, so können bei ihm z. B. Herz und Lunge geschwächt sein. Aufgrund der offensichtlichen physischen Symptome gehen wir stets davon aus, daß die Lunge in Mitleidenschaft gezogen ist. Doch müssen die anderen betroffenen Körperregionen, die in einer klinischen Analyse nicht erscheinen, ebenfalls mitberücksichtigt werden. Das meinen wir, wenn wir von einer Behandlung des ganzen Menschen sprechen. Diese "sekundären Schwächungen" werden von einer klinischen Diagnose übrigens erst dann erfaßt, wenn das jeweilige Organ stark genug angegriffen ist. Ein Schwäche ist besonders im Anfangsstadium so subtil, daß sie sich nicht in einer faßbaren körperlichen Störung niederschlägt; in diesem ganzheitlichen Sinne wäre eine "Schwäche des Herzens" noch kein Grund zur Sorge.

Auf welche Weise stellt man eine ganzheitliche Diagnose? Zahlreiche Techniken fallen unter diesen Begriff, von denen ich einige beschreiben möchte:

Östliche Diagnoseverfahren

Diese werden gewöhnlich nicht von Aromatherapeuten angewendet, ich erwähne sie aber, weil sie mit dem nächsten Begriff, der Kinesiologie, in Zusammenhang stehen. Die östlichen Diagnoseverfahren lassen sich nicht einfach zusammenfassen und sind sehr vielschichtig. Sie werden in der Regel von Akupunkteuren verwendet und beruhen auf der Theorie von den fünf "subtilen Elementen" Feuer, Erde, Metall, Wasser und Holz. Jedes Ungleichgewicht im Energiefluß zwischen den einzelnen Elementen hat eine gesundheitliche Störung zur Folge. Die Diagnose setzt sich aus einer Untersuchung der Stimmklangs, der Färbung des Gesichts und des "subtilen Geruchs" des Patienten - nicht zu verwechseln mit dem Körpergeruch - zusammen. Zudem werden an jedem Arm sechs Stellen oder "Pulse" getastet, die mit den zwölf Hauptmeridianen in Zusammnehang stehen. Meridiane sind subtile Energieströme, die unseren Körper durchziehen und die jeweils einem wichtigen Organ zugeordnet sind, wie beispielsweise dem Herzen, dem Magen oder der Leber. In der Akupunktur werden Nadeln in spezifische Akupunkturpunkte gesetzt, die an den einzelnen Meridianen liegen. Das Vorhandensein dieser Punkte läßt sich durch Messungen nachweisen, die eine subtile Veränderung des elektrischen Hautwiderstands zeigen. Diese Art der Diagnose ist für einen Fachmann schwierig genug; eine Selbstdiagnose ist praktisch nicht möglich.

Kinesiologie

Hierbei wird die Kraft einzelner Muskeln geprüft, wobei meist ein Arm oder Bein als "Hebel" benutzt wird. Dieses Verfahren wurde zuerst in der Physiotherapie in Krankenhäusern angewendet, bevor es von den Naturheilverfahren übernommen wurde. Amerikanische Chiropraktiker vermuteten zunächst einen Zusammenhang zwischen bestimmten Muskelreaktionstests und einzelnen Meridianen, den sie schließlich auch beweisen konnten. Es handelt sich dabei um eine vereinfachte Form der östlichen Diagnose und zeigt an, welche der Hauptorgane "geschwächt" sind. Dieses Verfahren ist viel leichter zu erlernen, doch dauert es immerhin einige Wochen, bis man allein die Grundtechniken beherrscht. Kinesiologie wird von vielen alternativen körperorientierten Therapeuten, darunter manche Aromatherapeuten, angewendet. Eine Selbstdiagnose ist nicht möglich, doch können auch Laien dieses Verfahren erlernen.

Fußreflexzonenmassage

Fußreflexzonenmassage kann allein für Diagnosezwecke, aber auch als Behandlungsform eingesetzt werden. Diesem Verfahren liegt die Theorie zugrunde, daß der ganze Körper sich in den

Füßen, besonders der Fußsohle, aber auch an der Oberseite des Fußes, spiegelt. Der linke Fuß steht in Verbindung mit der linken Körperseite und der rechte Fuß mi der rechten Körperhälfte. Die Füße werden, beginnend bei den Zehen, sanft mit Daumen oder Fingern gedrückt. Wenn man dabei an bestimmten Stellen nadelspitze Schmerzen oder unangenehme Empfindungen hat, deutet das auf entsprechend "geschwächte Stellen" im Körper hin. Dieses Verfahren zeigt allerdings eher die rein physische Schwächung eines bestimmten Körperbereichs oder Organs an und nicht eine Störung der subtilen Energie.

Aromatherapeuten verwenden diese Methode gern zur Diagnose und zuweilen auch zur Therapie. Diese Art der Behandlung kann sehr schmerzhaft sein, scheint jedoch durch die guten Ergebnisse gerechtfertigt. Eine Selbstdiagnose und sogar Selbstbehandlung ist mit Hilfe einer geeigneten Tabelle durchaus möglich. Auch die Fußreflexzonentherapie kann von Laien erlernt werden, erfordert aber einige Übung.

Weitere Reflexe

Wir beginnen zu erkennen, daß es viele Teile des Körpers gibt, welche als Spiegel wirken und den Zustand von Organen des Körpers anzeigen. Neben den bereits erwähnten Methoden gibt es ebenso differenzierte Verfahren, die auf der sorgfältigen Untersuchung der Augen, Ohren, des Dickdarms, des ganzen Gesichts oder des Rückgrats beruhen. Vielleicht birgt unser Körper noch weitere unentdeckte Geheimnisse. Manche dieser Methoden mögen Ihnen unglaublich vorkommen, bis Sie ihre Aussagekraft und Genauigkeit selbst erlebt haben.

Die individuelle Mischung

Wenn nach der Befragung und der ganzheitlichen Analyse nichts gegen eine Aromatherapie spricht, ist die Zusammenstellung der individuellen Öle der nächste Schritt. Dabei wird eine Mischung ätherischer Öle in Pflanzenöl gegeben, die zugleich auf den Körper, den Geist und der energetischen Ebene heilend einwirken soll. Dies ist nicht so schwierig, wie es klingt: Die richtige Mischung ätherischer Öle wird auf allen Ebenen wirksam sein, denn sie ist genau das, was Sie als Gesamtpersönlichkeit benötigen. Es kann jedoch vorkommen, daß ergänzende Maßnahmen wie Inhalationen oder Bäder nötig sind.

Ein Aromatherapeut der Tisserand-Schule wird zuerst eine Muskelprüfung vornehmen, um sich über die Wahl der Öle Klarheit zu verschaffen. Nehmen wir z. B. einen Patienten mit einer leichten Blasenentzündung. Beim Test erweisen sich die der Niere entsprechenden Muskeln als sehr schwach. Bei diesem Test wird das erhobene Bein des Patienten in einer bestimmten Art und Weise nach unten gedrückt, während er auf dem Rücken liegt. Normalerweise wundert der Patient sich nicht darüber, daß das Bein dabei nachgibt. Wenn der Kranke sich dabei aber ein Fläschchen mit Sandelholzöl ans Gesicht hält, ist der Muskel stark und bewegt sich nicht, wenn er gedrückt wird. Das deutet darauf hin, daß Sandelholzöl einer Schwäche der Nieren entgegenwirkt. Auch wenn man nicht an eine Verbindung zwischen der Muskulatur und den Organen glaubt, kann kein Zweifel daran bestehen, daß sich etwas Positives ereignet. Es ist zwar nicht beabsichtigt, doch dieses Verfahren wirkt auf die Patienten wie Zauberei: Sie können am eigenen Körper eine positive Reaktion erleben, sogar noch bevor die eigentliche Therapie begonnen hat. Das Verfahren wird auch zur Messung von Fortschritten eingesetzt. Wenn der Muskeltest nach einer Woche auch ohne ätherische Öle gut verläuft, sehen der Patient und der Therapeut, daß eine echte

Besserung eingetreten ist. Um bei unserem Beispiel zu bleiben: Wäre das Sandelholzöl wirkungslos geblieben, hätte man es mit anderen Ölen, vielleicht Rosen-, Wacholder- oder Teebaumöl, versucht, bis man das richtige gefunden hätte.

Andere Aromatherapeuten verwenden andere Methoden bei ihrer Wahl, darunter z. B. das Pendeln. Dabei werden die einzelnen Öle ausgependelt. Wieder andere verlassen sich ganz auf ihre Intuition, was nicht ganz unproblematisch ist: Manchmal führt sie in die Irre, oder der Therapeut hat gerade einen schlechten Tag, was natürlich auch die Intuition beeinträchtigt. All diese Methoden, auch die Muskelprüfung, müssen in den Rahmen von sehr soliden Kenntnissen der Aromatherapie gestellt werden und dürfen niemals als Ersatz für diese betrachtet werden.

Einige Aromatherapeuten lassen den Patienten aus einer kleinen Auswahl von Ölen aussuchen. Schon vor 2000 Jahren ging Dioscorides von einer ähnlichen Einsicht aus. Nach meiner Erfahrung sind die Geschmäcker auch auf diesem Gebiet sehr verschieden. Die meisten Menschen lieben Jasminöl, und doch gibt es Personen, die es nicht mögen, dagegen wird Patschuliöl von den meisten abgelehnt, während es andere Menschen in Begeisterung versetzt. Niemand kennt die Gründe für unsere Vorlieben und Abneigungen, doch unsere Nasen können uns sehr wohl sagen, was gut für uns ist und was nicht. Doch besteht bei dieser Methode die Gefahr, daß man sich zu sehr auf die Vorlieben des Patienten einläßt, deshalb wende ich sie nicht allzu häufig an. Nur gelegentlich, wenn ich mich nicht zwischen zwei Ölen entscheiden kann, lasse ich den Patienten wählen. Wenn Sie die gewählten Öle absolut nicht ausstehen können, sprechen Sie mit dem Therapeuten auf jeden Fall darüber. Noch etwas: erwarten Sie nicht, daß Ihre ätherischen Öle so riechen wie ein herkömmliches Parfüm. Natürliche Öle haben einen besonderen Geruch, der sich von handelsüblichen Duftnoten unterscheidet.

Allgemeine Bemerkungen

Manchmal staunen die Patienten über den Grad ihrer Verspannungen. Für diese Verspannungen gibt es viele Ursachen, wie Haltungsfehler, Sport, Gartenarbeit, ja sogar das Nähen. Geistige und seelische Spannungen, besonders unterdrückte Gefühle, können auch dafür verantwortlich sein. Indem man diese Verspannungen mit Hilfe der Massage löst, kann man helfen, die seelische Spannung abzubauen. Sie werden sich nach der Behandlung verändert fühlen. Manche Menschen fühlen sich leicht desorientiert oder als hätten sie einen leeren Kopf, während andere energiegeladener oder entspannter sind. Die Mobilisierung von Toxinen und die Ausschüttung neurochemischer Substanzen in den Blutkreislauf sind für die meisten dieser Empfindungen verantwortlich. Vielleicht erleben Sie auch eine kurze Phase, in der es Ihnen schlechter geht, darüber haben wir schon gesprochen. Auf jeden Fall sollte es Ihnen innerhalb von zwei Tagen nach einer Behandlung besser gehen. Eine Aromatherapiesitzung dauert gewöhnlich eine Stunde - mit Ausnahme der ersten Konsultation. Die Behandlungen werden zunächst wöchentlich, dann vierzehntägig und schließlich monatlich durchgeführt. Viele Patienten kommen gern einmal im Monat oder im Vierteljahr, um ihr Wohlbefinden zu erhalten. Das kann in Fällen nötig sein, denen ein chronischer Zustand zugrunde liegt. Die Dauer einer Therapie ist von vielen Faktoren abhängig und kann daher nicht vorhergesagt werden: Sie kann sich zwischen drei Wochen und drei Jahren bewegen. Auch wenn Ihnen nichts Gravierendes fehlt (ich selbst kenne keinen vollkommen gesunden Menschen), kann die Aromatherapie eine wunderbare Art der Entspannung hervorrufen, die gleichzeitig ihre Gesundheit verbessert oder erhält. Aromatherapeuten sind Experten für all die kleineren Störungen, mit denen Ihr Arzt nicht behelligt werden will und die sich dennoch mit der Zeit zu etwas Ernstem entwickeln können, wenn man sie nicht rechtzeitig beachtet.

Kapitel 7

Ätherische Öle

Wie man aus jedem Kraut eine Essenz gewinnt

Nimm das vorerwähnte Wasser, und destilliere es in einen Glaskolben, ... es werden sich Wasser, und Öl bilden. Das Öl scheide nun vom Wasser und bewahre es gesondert auf ... Auf diese Weise wird eine höchst subtile Essenz gewonnen. Hält man diese über einem sanften Feuer, verflüchtigt sie sich im Glase und stellt die vollkommene Idee der Pflanze dar, deren Essenz sie ist.

John French, *The Art of Distillation*, 1651

Ätherische Öle sind Produkte der Natur. Sie sind zwar für das pflanzliche Leben an sich nicht notwendig, doch findet man sie in allen duftenden Blumen und Kräutern. 20 Prozent aller Heilkräuter verdanken ihre heilenden Eigenschaften den ätherischen Ölen. Die ätherischen Öle sind es, die Rose und Lavendel ihren Duft verleihen und Muskatnuß und Zimt ihren besonderen Geschmack geben. Viele Pflanzen enthalten Öle, die nicht kommerziell genutzt werden, wie z. B. Flieder, Gardenie, Maiglöckchen und Zuckererbse. Sollten Sie einmal auf die Bezeichnung »ätherisches Öl der Gardenie« stoßen, können Sie sicher sein, daß es sich um ein synthetisches Parfüm handelt. Wir kennen die Öle exotischer Pflanzen wie Narzissen-, Tuberose-, Kassie- und Hyanzinthenöl, doch sind sie außerordentlich teuer und kaum im Laden an der Ecke erhältlich. Man bezahlt dafür ca. 300 DM für eine 10-ml-Flasche.

Heute werden weltweit rund 200 ätherische Öle kommerziell gewonnen, von denen wiederum 50 bis 100 in der Aromatherapie Anwendung finden. Sie kommen aus allen Weltgegenden und werden aus den unterschiedlichsten Pflanzenteilen gewonnen (siehe Tabelle 3). Die meisten von ihnen werden noch im Ursprungsland destilliert.

Tabelle 3: Die fünfzig gebräuchlichsten Öle in der Aromatherapie.

ätherisches Öl	verwendetes Pflanzenteil	Ursprungsland
Angelika	Wurzeln	Deutschland
Basilikum	Kraut	Italien
Bergamotte	Fruchtschale	Italien
Cajeput	Blätter des Baumes	Australien
Eukalyptus	Blätter des Baumes	Spanien
Fenchel	Samen	Italien
Galban(um)	Baumharz	Iran
Geranium	Blätter	Ägypten
Grapefruit	Fruchtschale	USA
Immortelle	Blüten	Italien
Ingwer	Wurzeln	Indien
Jasmin	Blüten	Marokko
Kamille (Deutsche)	Blüten	Deutschland
Kamille (Römische)	Blüten	Ungarn
Kampfer	Holz	Japan
Kardamom	Samen	Indien
Koriander	Kraut	UdSSR
Lavendel	Blüten	Frankreich
Majoran	Kraut	Ungarn
Melisse	Kraut	Frankreich
Muskatellersalbei	Kraut	Frankreich
Myrrhe	Baumharz	Somalia
Nelke	Knospen	Madagaskar
Orange	Fruchtschale	Brasilien

Orangenblüte	Blüten	Tunesien
Patschuli	Blätter	Indonesien
Petitgrain	Blätter des Baumes	Paraguay
Pfefferminze	Kraut	USA
Pinie	Holz	UdSSR
Rose	Blüten	Bulgarien
Rosenholz	Holz	Brasilien
Rosmarin	Kraut	Spanien
Salbei	Kraut	Jugoslawien
Sandelholz	Holz	Indien
Schafgarbe	Blüten	Deutschland
Schwarzer Pfeffer	Frucht	Indien
Teebaum	Blätter des Baumes	Australien
Thymian	Kraut	Spanien
Veilchen	Blätter	Ägypten
Verbene	Blätter	Algerien
Vetiver	Wurzeln	Réunion
Wacholder	Frucht	Jugoslawien
Weihrauch	Baumharz	Somalia
Ylang-Ylang	Blüten	Madagaskar
Ysop	Kraut	Frankreich
Zedernholz	Holz	USA
Zimt	Blätter	Sri Lanka
Zitrone	Fruchtschale	Brasilien
Zitronengras	Gras	China
Zypresse	Blätter des Baumes	Frankreich

Bei einer zarten pflanzlichen Struktur wie etwa der Blüte verflüchtigt sich das ätherische Öl sehr leicht, und der Duft ist gut wahrnehmbar. Das ätherische Öl muß sofort nach der Ernte gewonnen werden. Mancherorts finden sich noch in den Feldern primitive Destilliergeräte, und das ätherische Öl wird an Ort und Stelle gewonnen. Bei festeren Pflanzenteilen wie Rinde, Wurzel oder Samen verflüchtigt sich das Öl nicht so rasch und ist nicht so leicht wahrnehmbar. Diese Pflanzenteile müssen nicht sofort destilliert werden, sie können im Rohzustand exportiert oder für eine spätere Weiterverarbeitung gelagert werden. Große Mengen Vetiverwurzeln aus Haiti oder Réunion und Iriswurzeln aus Italien werden erst in Südfrankreich destilliert. Das führt zu einiger Verwirrung wegen des Ursprungslands. Das Öl der Iriswurzel, auch als Iriswurzelzement oder Iriswurzelbutter bekannt, wird in der Aromatherapie nicht verwendet. Es ist einmalig wegen seines hohen Preises und seiner festen Beschaffenheit und löst sich in Pflanzenöl nicht auf.

Das ätherische Öl befindet sich in kleinen Säcken bzw. Kügelchen an der Pflanze. Bei flachen Blättern wie Eukalyptus- oder Orangenblättern kann man sie gegen das Licht sehen. Die französische Bezeichnung für Orangenblätteröl (Petitgrainöl) leitet sich daraus ab: Das Wort bedeutet »kleines Körnchen«. Die meisten ätherischen Öle werden durch Destillation gewonnen. Die Zitrusöle Bergamotte, Orange, Grapefruit dagegen erhält man durch einfaches Auspressen. Harte Substanzen wie Gummi(harze), Wurzeln oder Hölzer müssen vor der Destillation zerkleinert oder sogar pulverisiert werden. Die frischen oder getrockneten Pflanzenteile werden in den Destillationsapparat gefüllt, der wie ein riesiger Druckkochtopf wirkt (siehe Abbildung 12). Dampf wird unter Druck durch die Pflanzenteile gejagt. Die Hitze läßt die Kügelchen mit dem ätherischen Öl aufplatzen, das schnell verdampft. Der Wasserdampf und das verdampfte ätherische Öl steigen aus dem Apparat in eine wassergekühlte Röhre auf. Dabei werden die Dämpfe wieder in ihren flüssigen Zustand überführt. Danach ist es ein leichtes, das Wasser und die Öle zu trennen, da sie sich nicht mischen und die Pflanzenessenz oben schwimmt.

Der durchschnittliche Ertrag an ätherischem Öl beträgt 1,5 Prozent, das heißt, es werden durchschnittlich etwa 70 kg pflanzliches Material benötigt, um 1 kg ätherisches Öl zu gewinnen. Bei manchen Pflanzen ist der Ertrag auch viel höher, bei

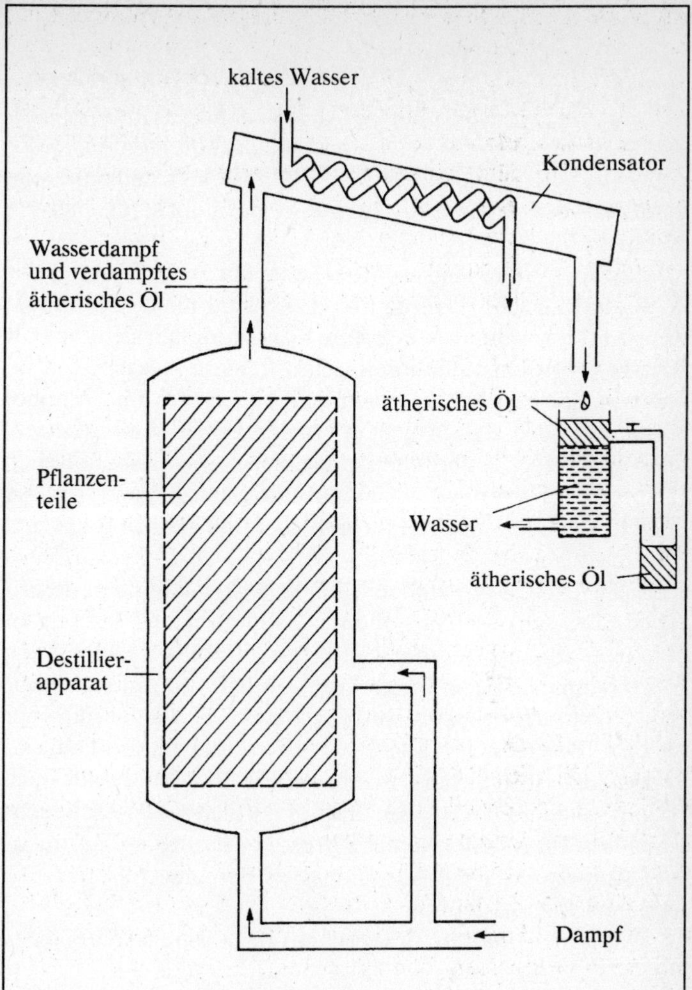

Abbildung 12: Destillierung ätherischer Öle.

Weihrauchharz zum Beispiel beläuft er sich auf zwischen 5 - 10 Prozent. Rosenblätter dagegen liefern nur 0,015 Prozent Essenz, so daß über 6600 kg Rosenblätter gesammelt werden müssen, um 1 kg ätherisches Öl zu gewinnen. Man hat errechnet, daß nicht weniger als *8 Millionen* Jasminblüten ein Kilogramm Jasminöl ergeben. Rosen- und Jasminöl sind daher die teuersten Essenzen und kosten rund 50mal mehr als die meisten anderen.

Ätherische Öle sind wohlriechend und sehr flüchtig, das heißt, daß sie schnell verdampfen. Sie sind nicht fett, ähneln fettigen Ölen in keiner Weise; ihre Konsistenz läßt sich eher mit Wasser vergleichen. Sie lösen sich in reinem Alkohol, jedoch nicht in Spirituosen, die nie mehr als 50 Prozent Alkohol enthalten. Sie lösen sich nicht in Wasser, jedoch in allen Fetten, Ölen und Wachsen tierischen, pflanzlichen oder mineralischen Ursprungs. Sie verbinden sich gut mit pflanzlichen Ölen wie Oliven-, Mandel-, Sojaöl usw. und auch mit Bienenwachs und Vaseline.

Licht, Hitze, Sauerstoff sowie *Feuchtigkeit* kann den ätherischen Ölen schaden. Sie sollten stets in dunklen Flaschen an einem schattigen Ort aufbewahrt werden. Kälte schadet ihnen nicht; wenn man sie im Kühlschrank aufbewahrt, sollten sie vor dem Gebrauch erwärmt werden, damit sie wieder flüssiger werden. Bei richtiger Lagerung halten sich ätherische Öle mindestens ein Jahr lang, manche sogar fünf Jahre oder noch länger. Andere Öle dagegen erschöpfen sich schon nach sechs Monaten. Dazu gehören alle Zitrusöle - Orangen-, Zitronen- und Grapefruitöl - mit Ausnahme des Bergamottöls, das eine längere Lebensdauer hat.

Was man beim Kauf ätherischer Öle beachten sollte:

* Der Preis ist stets eine gute Qualitätsanzeige. Wenn das Produkt sehr billig ist, ist es wahrscheinlich von minderer Qualität. Übertrieben hohe Preise allerdings sind auch keine Empfehlung.

* Kaufen Sie am besten bei einem Fachhändler, der auf ätherische Öle spezialisiert ist.
* Die Flasche sollte stets aus undurchsichtigem Glas und braun, blau oder von einer anderen dunklen Farbe sein. Sie sollte einen Tropfenspender haben.
* Kaufen Sie nach Möglichkeit unverdünnte Öle. Manche Hersteller verdünnen ihre Öle, ohne darauf hinzuweisen. Einige sehr teure Öle werden nur in der Verdünnung verkauft, damit sie erschwinglich sind. Verdünnungen sind jedoch für viele aromatherapeutische Zwecke nicht geeignet, wie z. B. Kompressen, Duschen und Inhalationen und sie erschweren eine exakte Dosierung.

Es ist von entscheidender Bedeutung, daß nur reine ätherische Öle von guter Qualität in der Aromatherapie Verwendung finden. In den letzten Jahren herrschte einige Verwirrung, da neben den reinen ätherischen Ölen sogenannte »Duftöle« oder »aromatische Öle« auftauchten, die häufig nichts anderes als verdünnte Parfüms waren. Wie die menschliche Natur nun einmal ist, wird man vermutlich immer versuchen, synthetische Parfüme als »natürlich« zu verkaufen. Das geschieht meist durch den Hinweis auf das Fehlen tierischer Bestandteile sowie durch eine ansprechende »natürliche« Verpackung und ein entsprechendes Firmenimage. Heutzutage ist der Anteil natürlicher Parfüme am Markt gleich Null, und diese Situation wird sich kaum ändern. Reine ätherische Öle sind zu teuer und bieten auch nicht die Duftskala, die in der modernen Parfümindustrie verlangt wird.

Früher enthielten Parfüms ausschließlich natürliche Substanzen - aus dem einfachen Grund, daß es hierfür keine Alternative gab. Vor 150 Jahren bestand ein Parfüm zu 85 % aus natürlichen und zu 15 % aus synthetischen Stoffen. Seither bewegte sich der Trend stetig von den natürlichen zu den synthetischen Stoffen, so daß wir heute eine regelrechte Umkehrung des Verhältnisses haben: moderne Parfüms bestehen zu 85 % aus synthetischen und nur zu 15 % aus natürlichen Ingredienzen. Hier können Sie die Rezeptur für das einfache Rosenparfüm *Rose Fleurs* nachlesen, entnommen einem klassischen französischen Werk zur Parfümherstellung aus dem Jahre 1931 von Felix Cola:[1]

reines Rhodinol	50 Gramm
Phenyläthylalkohol	10 Gramm
Ionon Alpha	15 Gramm
bulgarisches Rosen *otto*	10 Gramm
Geraniol	10 Gramm
Rhodinylazetat	5 Gramm
	100 Gramm

Als einzigen natürlichen Bestandteil sehen wir hier das Rosen *otto* mit 10 Prozent, einer Menge, die heute wegen zu hoher Kosten unmöglich wäre: Ein teures modernes Parfüm enthält vielleicht höchstens 1 Prozent natürliches Rosenöl. Der einzige Grund, weshalb so teure natürliche Öle wie Rosen- oder Jasminöl überhaupt noch hergestellt werden, ist der, daß man diese Substanzen nicht im Labor nachmachen kann. Natürliches Rosenöl besteht aus rund 500 Substanzen, von denen 490 in Mengen von weniger als einem Prozent vorkommen. Bis heute haben Parfümeriechemiker es nicht geschafft, Rosenöl erfolgreich nachzubilden. Die gleichen chemischen Stoffe in der gleichen Zusammensetzung ergeben einfach nicht das Gewünschte, die erzeugte Flüssigkeit riecht nicht wie das echte Rosenöl. Die Natur birgt offensichtlich noch manches Geheimnis.

Die meisten Geschmacksstoffe und Parfüme sind heute zwar synthetisch, dennoch ist die Produktion ätherischer Öle sehr hoch. So beträgt beispielsweise die Weltproduktion von Pfefferminzöl jährlich 4,5 Millionen Kilogramm. Das meiste davon wird in den USA gewonnen und als Geschmackszusatz für Kaugummi, Minzbonbons und andere Süßigkeiten verbraucht. Die Weltproduktion von Rosen *otto* beträgt dagegen nur 3000 kg, wovon das meiste in der Parfümherstellung gebraucht wird. Hier macht sich allmählich die Nachfrage aus der Aromatherapie bemerkbar. Der Ertrag an Rosen *otto* ist zwar 1500mal geringer als der an Pfefferminzöl, der Umsatz ist wegen des hohen Preises jedoch nur zehnmal kleiner. Eukalyptusöl, das heute vorwiegend aus Spanien und Portugal und nicht aus Australien stammt, wird vorwiegend für pharmazeutische Zwecke verwendet.

Abbildung 13 zeigt eine Aufschlüsselung des weltweiten Verbrauchs an ätherischen Ölen. Diese Aufgliederung basiert auf den Daten einiger Großhändler und Lieferanten der Aromatherapie-Branche. Die 2 Prozent beziehen sich nicht auf *alle* ätherischen Öle, sondern nur auf die, welche in der Aromatherapie am gebräuchlichsten sind. Da hierzu jedoch viele relativ teure Essenzen gehören, denke ich, daß diese Zahl in finanzieller Hinsicht als relativ genau betrachtet werden kann. Vor zehn Jahren lag der Verbrauch von ätherischen Ölen zu aromatherapeutischen Zwecken bei schätzungsweise 0,2 Prozent, war also zehnmal geringer. In den kommenden fünf Jahren könnte er auf 10 Prozent steigen.

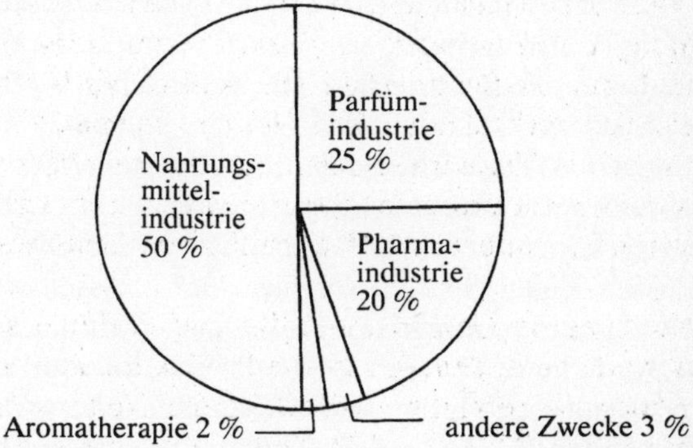

Abbildung 13: Aufschlüsselung des Verbrauchs ätherischer Öle

Ein reines ätherisches Öl ist eine schwingungsgeladene, dynamische Flüssigkeit, die fast ein Eigenleben zu besitzen scheint. Für die Aromatherapie sollte ein ätherisches Öl aus biologischem, sorgfältig überwachtem Anbau kommen, und auch die Destillation sollte nach bestimmten Kriterien erfolgt sein. Dies ist das Ideal, die Realität sieht leider anders aus. Da aber die Bedeutung der Aromatherapie zunimmt, werden ihre Wünsche von den Herstellern ätherischer Öle stärker berücksichtigt. Eine Reihe von Anbauern, Destillateuren und auch Großhändlern kennt inzwischen unsere Forderung nach reinen, sorgfältig gepflegten und korrekt gewonnenen ätherischen Ölen.

In manchen Fällen sind Öle aus biologisch-organischem Anbau besonders schwer erhältlich. Dies gilt besonders für die Zitrusöle; daher sollten Behauptungen wie: »Alle unsere ätherischen Öle stammen aus organischem Anbau« mit gesundem Mißtrauen aufgenommen werden. Viele Pflanzen, aus denen Öl gewonnen wird, wurden seit jeher auf diese Weise angebaut, wie z. B. Lavendel, der Teebaum und der Weihrauchbaum, doch Zitruspflanzen kommen kaum ohne Spritzen aus. Aromatherapie legt weniger Wert auf Duft und Geschmack sondern vor allem auf Reinheit. Während der Trend in der Parfümindustrie sich weiterhin von natürlichen Ingredienzen wegentwikkelt (obwohl vor kurzem eine Trendwende stattgefunden hat), wird die Pharmaindustrie vermutlich verstärkt darauf zurückgreifen und einige ätherische Öle in manchen Arzneimitteln verwenden.

Im folgenden werde ich acht der bekanntesten ätherischen Öle beschreiben. Da dies kein aromatherapeutisches Lehrbuch ist, gebe ich keine lückenlose Beschreibung der Öle und ihrer heilenden Eigenschaften, sondern habe Wissenswertes und Anekdotisches gemischt. Der Abschnitt über Teebaumöl ist eine Ausnahme: Dieses Öl ist erst seit kurzem in Europa bekannt und wurde bisher noch nicht in Büchern zur Aromatherapie behandelt. Da es sich dabei zudem um ein besonders wirkungsvolles Öl handelt, möchte ich die Gelegenheit ergreifen und seine therapeutische Wirkung etwas ausführlicher schildern.

Lavendel

Botanischer Name: *Lavandula officinalis*
Familie: *Labiatae (Lippenblütler)*
Essenz: aus den Blüten
Herkunftsland: Frankreich, Tasmanien
Duft: krautartig und blumig
Häufigste Anwendungsbereiche:

- Bisse und Stiche
- Verbrennungen
- Ekzeme/Dermatitis
- Schlaflosigkeit
- nervöse Spannung (Angstzustände)
- Läuse
- Asthma
- Immunschwäche (hartnäckige Infektionen)

Es waren vermutlich die Römer, welche den Lavendel nach England brachten, der in ihrer Badekultur eine Rolle spielte: Der Name leitet sich vom lateinischen *lavare* ab, was waschen bedeutet. Die alten Griechen, Römer und Perser räucherten ihre Krankenzimmer und bei Epidemien ihre Häuser mit Lavendel. Das gleiche taten die Europäer in Pestzeiten. Bereits 1694 sprach John Pechey von Lavendelöl als Mittel gegen Kopfläuse: »Das Öl tötet Läuse auf Kinderköpfen, wenn man diese damit einreibt.«

Lavendelöl ist eines der mildesten und doch wirksamsten ätherischen Öle. Es gehört in jede Hausapotheke. Verbrennungen, Kopfschmerzen, Verdauungsstörungen, Insektenbisse und -stiche, Infektionen, Schlaflosigkeit, Wunden, Ekzeme - alle

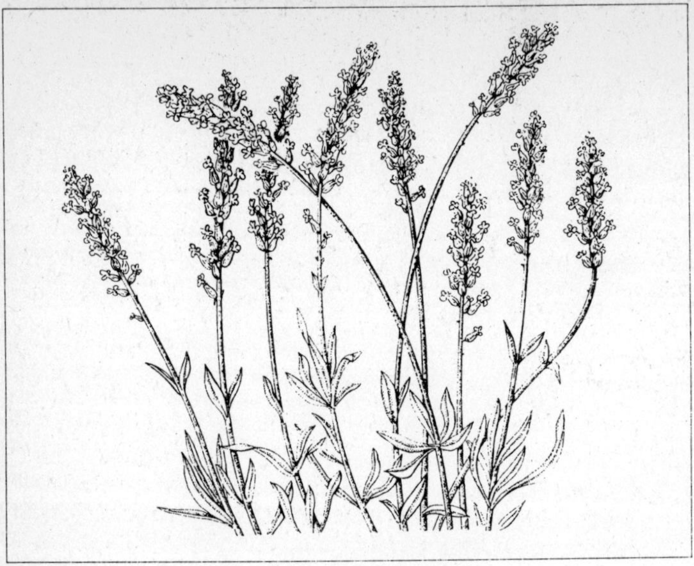

Abbildung 15: Lavendel (Lavandula officinalis)

diese Beschwerden weichen der sanften Heilkraft dieses wunderbaren Öls. Es ist antiseptisch, entspannend, schmerzlindernd und von großer Heilwirkung.[2] Bis auf den heutigen Tag bringt man Damen eines gewissen Alters mit Lavendelwasser in Verbindung. Tatsächlich war es im 17. und 18. Jahrhundert eines der beliebtesten Parfüms, mit dem sich die Damen damals schier übergossen, um sich gegen üble Gerüche und Ohnmachten zu schützen. Ich zitiere John Gerarde, der 1633 schrieb: »Wenn man am destillierten Lavendelwasser riecht oder Schläfen und Stirn damit abreibt, ist es erfrischend für den, der unter Katalepsie (Starrsucht), einer leichten Migräne oder an Ohnmachtsanfällen leidet.« Es ist merkwürdig, wie Ohnmachtsanfälle und mit ihnen das Lavendelwasser aus der Mode gekommen sind. An ihre Stelle sind heute meiner Ansicht nach die Kopfschmerzen getreten. Lavendelöl hilft in beiden Fällen, und wie schon Gerarde bemerkte und eine Dame aus Birmingham erlebte, ist es bei Migräne hilfreich:

»Meine Schwester leidet von Zeit zu Zeit unter einer »Spannungs«migräne. Vor einigen Tagen kündigte sich wieder ein schwerer Anfall an. Ich gab ihr drei Tropfen Lavendelöl auf einem Zuckerstück. Innerhalb weniger Minuten verschwanden zu ihrer großen Überraschung und Freude die Augensymptome. Etwas später hatte sie auch keine Kopfschmerzen mehr. Sie fühlte sich den Rest des Tages müde, wie es stets nach einer Migräne der Fall ist, war aber außerordentlich froh darüber, daß sie sich so gut und schnell erholt hatte.«

Beachten Sie aber bitte, daß das Lavendelöl an sich kein Migränemittel ist, doch manchmal große Erleichterung bringen kann.
Die Wirkung von Lavendelöl bei Verbrennungen ist wahrscheinlich das dramatischste und beweiskräftigste Phänomen in der Aromatherapie. Man muß es erlebt haben, so unglaublich erscheint es. Valnet schreibt dazu:

»Ein Kollege von mir war ein Mann, der nicht viel Zeit verlor, wenn es darum ging, sich über die heilenden Eigenschaften einer gegebenen Substanz ein Urteil zu bilden. So verbrannte er sich einmal absichtlich zwei Finger der linken Hand. Den einen behandelte er sofort mit einer Mischung ätherischer Öle, den anderen überließ er sich selbst. Innerhalb von Minuten fühlte er am behandelten Finger keine Schmerzen mehr, und am nächsten Tag sah man keine Spuren einer Verbrennung mehr. Der andere Finger jedoch war sehr wund und voller Blasen, und so hatte der Kollege genug Zeit, den Unterschied zu beobachten - und zu fühlen ...[4]«

Die Mischung, von der hier die Rede ist, besteht aus Lavendel-Geranium-, Thymian-, Rosmarin- und Salbeiöl. Ich finde das

Lavendelöl am wirksamsten. In meinem Buch »Aromatherapie - Heilung durch Duftstoffe« schreibe ich über eine ernste Verbrennung mit heißem Dampf, die auch durch Lavendelöl auf spektakuläre Weise geheilt wurde. Einen Teil seiner Wirksamkeit verdankt das Lavendelöl seiner Eigenschaft, den Heilungsprozeß anzuregen, so daß die Bildung neuer, gesunder Haut richtiggehend beschleunigt wird. Hier besteht eine Verbindung zum Immunsystem: Das Lavendelöl regt die Bildung und die Aktivität bestimmter weißer Blutkörperchen an. Lavendelöl scheint das Zellwachstum zu stimulieren und kann in diesem Sinn als »verjüngend« bezeichnet werden.

Ich bin schon mehrmals gefragt worden, ob das Öl nicht Krankheiten wie Leukämie verschlimmern oder sogar verursachen könne, da es doch die Vermehrung der weißen Blutkörperchen anregt. Die Antwort darauf ist ein klares Nein! Leukämie ist die Unfähigkeit der weißen Blutkörperchen, ihren Reifegrad zu erreichen. Während die Krankheit fortschreitet, verdrängen diese nutzlosen Zellen die normalen, gesunden Zellen. Lavendelöl könnte hier eher hilfreich sein, indem es das Wachstum normaler Zellen anregt. Im Jahr 1935 führte ein gewisser Herr Godissart die Aromatherapie in Los Angeles ein: Er schuf ein Medikament namens *Vita-Cell*, bei dem französisches Lavendelöl eine wichtige Rolle spielte.[5] Wie es heißt, wurde dieses Mittel erfolgreich bei bestimmten Arten von Hautkrebs eingesetzt. Fotografien, die vor und nach einer Behandlung mit diesem Mittel gemacht wurden, beweisen den Erfolg dieses Mannes, der offensichtlich die zellerneuernden Eigenschaften des Lavendels kannte. Handelte es sich um synthetisches Lavendelöl, würde es vermutlich das Zellwachstum wahllos vermehren, doch natürliche Öle scheinen mit wenigen Ausnahmen nur im Einklang mit dem Körper zu wirken und sein Gleichgewicht wiederherzustellen.

Es besteht zwar die Wahrscheinlichkeit, daß Lavendelöl bei bestimmten Krebserkrankungen hilfreich sein kann, doch gibt es dafür keinerlei Beweise. Ich rate niemandem - weder Fachmann noch Laien - Lavendelöl in diesem Zusammenhang zu verwenden.

Godissart stellte eine weitere sensationelle, allerdings unbewiesene Behauptung auf: »Der Biß einer Schwarzen Witwe (einer Spinne), der bisher als tödlich galt, wird durch die antitoxischen Eigenschaften des Lavendels in seiner Wirkung neutralisiert.« Das mag stimmen oder auch nicht, ich jedenfalls habe nicht die Absicht, dies in natura nachzuprüfen. Gesichert ist hingegen die Tatsache, daß Lavendel bei vielen Insektenbissen und -stichen hilft, weil es diese Giftstoffe neutralisieren kann. Ich habe dies selbst oft erlebt und kenne viele andere, die diese Erfahrung teilen. Die Stiche von Bienen, Wespen, Stechmücken und Moskitos, aber auch der Nesselgiftstoff unserer einheimischen Arten wird durch Lavendelöl neutralisiert, das man direkt aufträgt. Lavendelöl weist zwar keine Insekten ab, ist jedoch sehr nützlich, wenn Sie in wärmere Gefilde reisen.

Muskatellersalbei

Botanischer Name: *Salvia sclarea*
Familie: *Labiatae (Lippenblütler)*
Essenz: aus Kraut und Blüten
Duft: krautig und blumig
Herkunftsland: Frankreich
Häufigste Anwendungsbereiche:

- Depression
- Frigidität
- Regelschmerzen
- prämenstruelles Syndrom
- Halsschmerzen

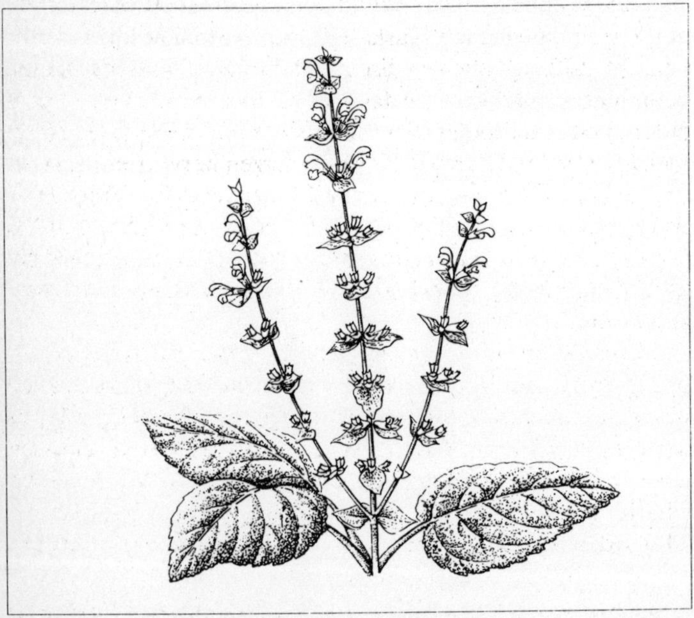

Abbildung 14: Muskatellersalbei (Salvia sclarea).

Muskatellersalbei ist mit dem gewöhnlichen Salbei zwar botanisch verwandt, doch sind die beiden ätherischen Öle sehr unterschiedlich und sollten nicht miteinander verwechselt werden.*

Muskatellersalbei wächst in England und wird in Südrußland intensiv angebaut, der französische ist jedoch von besserer Qualität. Die Pflanze war im Altertum wohlbekannt und besitzt eine lange Tradition als Heilkraut. Im Zeitalter der Tudors tauchte man die Blätter in Teig, frittierte sie und servierte sie zusammen mit Fleischgerichten oder Omeletts. Man mischte sie auch in Duftsäckchen und *Potpourris*[20] und setzte sie Fruchtgelees zu. Im Jamaika wurden die Blätter des Muskatellersalbeis in Kokosöl gekocht und so ein Mittel gegen Skorpionstiche gewonnen.

In Deutschland setzten Weinhändler ihn dem Rheinwein zu, um den Geschmack von Muskatellerwein zu erzielen. Ein Autor schreibt 1822, daß auch englische Bierbrauer eine Verwendung dafür hatten, nämlich »um das Bier zu verändern, es besonders bitter und berauschend zu machen, was übermäßige Heiterkeit und anschließend schwere Kopfschmerzen hervorrief«. Ergänzend dazu ein Bericht aus dem 17 Jahrhundert: »Einige Ale- und Bierbrauer geben Muskatellersalbei in ihr Gebräu, um es berauschender zu machen und die Trinker zu erfreuen, welche, je nach ihrer Natur, stockbetrunken, blöde oder rasend betrunken werden.«[2]

Muskatellersalbei ist sicherlich eines der mächtigsten euphorisierenden Öle, und soweit mir bekannt ist, wirkt es auch von allen Ölen am stärksten wie eine Droge. Dabei genügt es nicht, kurze Zeit am Öl zu riechen, man muß es verdunsten lassen oder in der Massage verwenden. Das erste Mal benutzte ich Muskatellersalbei bei einer Massage, und der Patient und ich wurden davon recht benommen. Diese Erfahrung verblaßt

*Das Öl des gewöhnlichen Salbeis ist leicht giftig und eignet sich nicht für den Hausgebrauch.

allerdings angesichts der Erlebnisse des Aromatherapeuten Gordon Haddock, der mir folgendes schrieb:

»Sie fragten nach meinen therapeutischen Erfahrungen mit ätherischen Ölen. Die dramatischste Wirkung habe ich einmal mit Muskatellersalbei erlebt. Es war das erste Mal, daß ich das Öl benutzte, und ich es habe daraufhin nie mehr verwendet.

Mein Patient litt an einer akuten Depression. Im Lauf der Behandlung hatte er das Gefühl zu schweben und öffnete immer wieder die Augen, weil er Angst hatte, sich den Kopf an der Decke zu stoßen! Kaum war die Massage zu Ende, mußte ich buchstäblich wegkriechen und mich auf den Boden legen, wo ich dann »weggetreten« war.

Eine Stunde später kam ich wieder zu mir und weckte meinen Patienten mit Kaffee. Die Behandlung war ein voller Erfolg, er verließ mich leicht »high« und entrückt. Wenn es mir gelingt, eine Schutzmaske dafür zu entwickeln, setze ich vielleicht das Öl wieder ein!«

Ich fragte Herrn Haddock, ob er nicht etwas übertrieben habe, woraufhin ich einen Brief des Patienten erhielt: »Ich kann bestätigen, daß das Behandlungsergebnis wirklich überwältigend war ... Nach der einstündigen Massage dösten wir beide eine weitere Stunde lang unter dem Einfluß der Dämpfe. Die starke Wirkung dauerte drei Stunden nach der Massage noch an.« Ich habe diesen Bericht aufgenommen, weil er anschaulicher, als ich es könnte, die euphorisierende Wirkung der Aromatherapie charakterisiert. Ich versichere jedoch, daß eingebildete Levitationen und starke narkotisierende Wirkungen wie die hier beschriebenen sehr ungewöhnlich sind. Muskatellersalbei gehört zu den wirksamsten Ölen bei Depressionen jeder Art.

Muskatellersalbei gilt auch als Aphrodisiakum. Rovesti schreibt: »Der moschusartige Geruch der Blüten und des Öls rechtfertigen seinen Einsatz als sehr wirksames Aphrodisiakum.« Zweifellos hängen die euphorisierenden und aphrodisierenden Eigenschaften irgendwie zusammen. Man vermutet, daß das Öl die Adrenalinausschüttung anregt, und mit Sicherheit wirkt es auf die Sexualhormone und regt die Östrogenausschüttung an. Damit hängt seine aphrodisierende Wirkung zusammen, aber auch sein Erfolg bei vielen Menstruationsstörungen, darunter die häufigsten, wie Regelbeschwerden und das prämenstruelle Syndrom. Bei letzterem sind auch die euphorisierenden Eigenschaften des Öls von großem Wert. Muskatellersalbeiöl wirkt sedierend und blutdrucksenkend[3].

Pfefferminze

Botanischer Name: *Mentha piperita*
Familie: *Labiatae (Lippenblütler)*
Essenz: aus den Blättern
Herkunftsländer: USA, Brasilien, Europa
Duft: minzenartig
Häufigste Anwendungsgebiete:

- Schwindel
- Verdauungsstörungen
- Kolik
- Diarrhöe
- Flatulenz (Blähungen)
- Kopfschmerzen
- Schmerzen
- geistige Erschöpfung
- Grippe
- Erkältung
- Nebenhöhlenentzündung

Nach der griechischen Mythologie war Pluto in Liebe zu der jungen Nymphe Mentha entbrannt. Persephone, Plutos vor

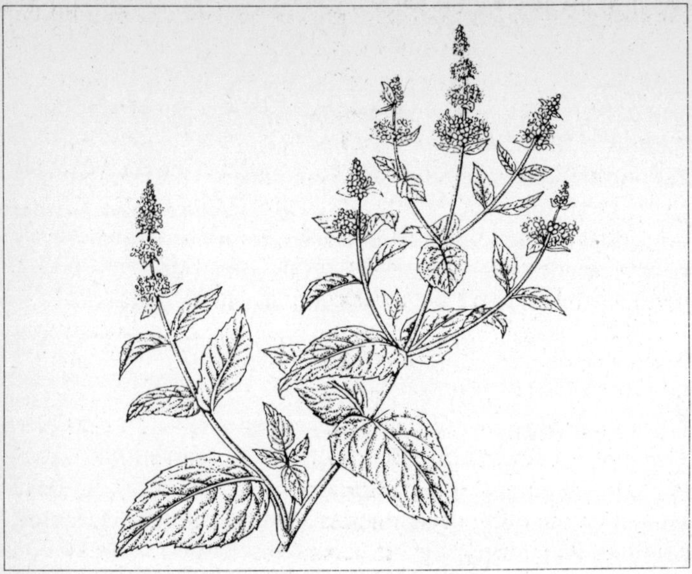

Abbildung 16: Pfefferminze (Mentha piperita).

Eifersucht rasende Gattin, verfolgte die Nymphe und trat sie erbarmungslos zu Tode. Daraufhin verwandelte Pluto Mentha in ein köstliches Heilkraut. Pfefferminze wird schon seit Hunderten von Jahren als Heilmittel gebraucht und ist besonders wegen ihrer hervorragenden einmaligen Wirkung bei Verdauungsstörungen hochgeschätzt. Die Heilkräfte dieser Pflanze liegen ausschließlich in ihrem ätherischen Öl, dessen Duft von einem Bestandteil bestimmt wird, dem *Menthol*. Menthol macht ein Drittel des ätherischen Öls aus und ist in seiner reinen Form ein klarer, fester Kristall. Es wird häufig für Salben, Inhalationspräparate und starke Minzbonbons verwendet. Pfefferminze wird in den USA extensiv angebaut, ihr Öl steht an dritter Stelle in der Produktion ätherischer Öle. Derzeit werden jährlich rund 4,5 Millionen Kilogramm gewonnen. Das meiste davon wird als

Geschmackszutat verarbeitet. Es besteht ein riesiger Bedarf nach Zahnpasten, Kaugummi, Bonbons, Schokolade, Mundwässern und Zigaretten mit Minzgeschmack, doch so gut wie keine Nachfrage nach Pfefferminzöl in der Parfümindustrie. Menthol (aus natürlichen Quellen oder synthetisch) wird oft gebraucht, um die kühlende Wirkung des Öls zu verstärken. Für sich allein wird Menthol hingegen kaum verwendet, weil sein Geschmack dem des natürlichen Öls deutlich unterlegen ist. Erfreulicherweise stammen die meisten Pfefferminzölzusätze aus natürlichen Quellen, und das wird sich kaum ändern.

Pfefferminzöl ist das Mittel *par excellence* bei Verdauungsbeschwerden und ist ein ausgezeichnetes und sicheres Hausmittel, das man äußerlich allerdings mit Vorsicht anwenden sollte. Es ist gut gegen Schwindel, Verdauungsprobleme und Koliken, verhindert Flatulenz und Blähungen und ist ein ausgezeichnetes Erste-Hilfe-Mittel bei Durchfall. Es hilft auch bei Reisekrankheit und der morgendlichen Übelkeit in der Schwangerschaft. Pfefferminzöl regt die Verdauung an und entfaltet eine ausgezeichnete antiseptische Wirkung im Darmtrakt. Im November 1979 erschien in der Arztkolumne einer großen Sonntagszeitung ein Loblied auf das Pfefferminzöl als Mittel bei einem Reizkolon, einer sehr verbreiteten Störung.[6] Der Arzt erklärte, daß die Wirksamkeit des Öls hauptsächlich auf seine krampflösenden Eigenschaften zurückzuführen ist - es entkrampft die Darmmuskulatur. Der Arzt zitiert auch eine Doppelblindstudie, bei der man Patienten mit häufig wiederkehrenden Koliken Pfefferminzkapseln verabreichte. Diese Kapseln hatten alle denselben Geruch und das gleiche Aussehen, doch nicht alle enthielten das natürliche Öl, das sich als einziges längerfristig als wirksam erwies. Der Arzt schreibt auch, daß er lieber Pfefferminzöl anstatt Beruhigungsmitteln oder eine ballaststoffreichere Diät verordnet. (Hier sei angemerkt, daß ein Reizkolon oft mit bestimmten Lebensmittelallergien einhergeht.) Im September 1980 wurde ein europäisches Patent angemeldet für ein Medikament »zur Behandlung des Reizkolons, gastrischer Beschwerden und von Blähungskoliken«. Das Mittel basiert auf ätherischen Ölen, vor allem Pfefferminzöl. Ein Versuch mit 32 Reizkolonpatienten wird erwähnt, die Kapseln mit zweieinhalb Tropfen Pfefferminzöl dreimal täglich vor den Mahlzeiten einnehmen mußten. 25 sprachen darauf gut bis sehr gut an. Man kann vermuten, daß die restlichen 7 auf ein anderes ätherisches Öl besser reagiert hätten oder daß sie an einer Nahrungsmittelallergie litten.

Pfefferminzöl hat entzündungshemmende Eigenschaften, doch muß es sehr sorgfältig verdünnt werden, sonst erreicht man die gegenteilige Wirkung. Außerdem ist es ein mildes Schmerzmittel und bessert zuweilen Kopf- und Nervenschmerzen. Das Menthol entfaltet bei Inhalationen und innerlicher Einnahme des Öls seine kühlende Wirkung, zudem übt es eine leicht betäubende Wirkung auf den Trigeminusnerv aus, der an der Schläfe verläuft. Kleine Mengen Pfefferminzöl wirken anregend, in großen Dosen hingegen ist es sedierend. Es gehört zu den Ölen, die die Gehirntätigkeit anregen und, zumindest für kurze Zeit, die Konzentrationsfähigkeit und das Gedächtnis stärken. Als Inhalation bei Erkältungen, Grippe und Nebenhöhlenentzündungen leistet die Essenz ebenfalls wertvolle Dienste, wobei man mit der Dosierung vorsichtig sein muß: Allzuviel ist ungesund und reizt die Nase. Für Inhalationen und zur innerlichen Anwendung sind ein bis drei Tropfen vollauf genug. Mein Vorschlag: Versuchen Sie Pfefferminzöl als Alternative zu Aspirin.

Rose

Botanischer Name: *Rosa damascena*
Familie: *Rosaceae (Rosengewächse)*
Essenz: aus der Blüte
Herkunftsländer: Bulgarien, Türkei, Marokko
Duft: blumig
Häufigste Anwendungsgebiete:

- Angstzustände
- Verstopfung
- Depression
- zahlreiche emotionale Störungen
- Gallenblasenbeschwerden
- Katerzustände
- Menstruationsstörungen
- prämenstruelles Syndrom
- sexuelle Störungen (Impotenz, Frigidität)
- Hautpflege (empfindliche und alternde Haut)

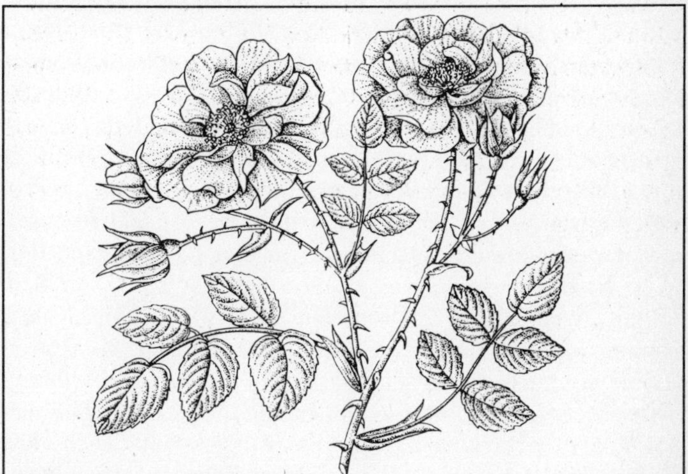

Abbildung 17: Rose (Rosa damascena).

Es ist sehr bedauerlich, daß Rosenöl so teuer ist, gehört es doch meiner Meinung nach zusammen mit Lavendel- und Teebaumöl zu den drei wertvollsten ätherischen Ölen. Es gibt zwei unterschiedliche Extrakte: Das farblose ätherische Öl oder Rosen *otto* und das »Absolue«, das eine orangerote Farbe hat. Das »Absolue« ist zwar billiger, aber immer noch sehr teuer und wird gemeinhin als »Rosenöl« verkauft. In der Aromatherapie ist allerdings das ätherische Öl sehr viel wirksamer, das ich im folgenden beschreibe.

Der Grund für den hohen Preis liegt in der sehr geringen Ausbeute an ätherischem Öl: Mit nur 0,015 % liegt sie genau *100mal* niedriger als durchschnittlich. Wenn man diese Tatsache in Betracht zieht, erscheint der Preis, der 50mal über dem der meisten anderen Öle liegt, durchaus angemessen. Die Essenz ist für den Normalverbraucher unerschwinglich, und doch ist sie für den Aromatherapeuten und den Meisterparfumhersteller unverzichtbar.

Von allen Blumen ist die Rose diejenige, über die am meisten geschrieben wurde; man liebte und pries sie, und ihr Duft ist der begehrteste unter allen Düften. Die alten Perser nannten sie »Gul«, was Blume bedeutet - mit anderen Worten, sie galt als *die* Blume überhaupt. Die Kunst der Rosenöldestillation stammt ebenfalls aus Persien, obwohl damals das Rosenwasser höher geschätzt wurde als das ätherische Öl. Im Zeitraum zwischen 810 und 817 nach Christus entrichtete die Provinz Faristan einen jährlichen Tribut von 30 000 Flaschen Rosenwasser an das Schatzamt von Bagdad. Faristan exportierte zu dieser Zeit Rosenwasser auch nach China, Indien, dem Jemen, Ägypten und Spanien. Die Rose wurde zum Symbol Persiens und schmückte die Schilde seiner Krieger. Mit Rosenwasser wurden (und werden) Gäste zum Zeichen des Willkommenseins besprengt. Man nahm es, mit Zucker und Zimt gewürzt, als Erfrischung zu sich und würzte damit auch viele andere Köstlichkeiten. Heutzutage werden praktisch jedes Rosenkonfekt, Rosenparfüme und sogar Rosenwasser mit synthetischen Substanzen hergestellt. Rosenwasser und Rosenöl wurden als erste in Persien destilliert, und die Stadt Schiraz am Persischen Golf entwickelte sich zum Mittelpunkt dieser Industrie. Kaempfer beschrieb auf einer Persienreise 1684, was er dort sah: »Die Rosen von Schiraz sind bekannt für die butterartige, fette Substanz namens *Aettr Gyl* (Rosen *otto*), die man durch Destillation gewinnt und welche kostbarer ist als Gold. Nichts auf der Welt besitzt einen so wohlriechenden und süßen Duft.«

Im 17. Jahrhundert begann die kommerzielle Rosenölproduktion in Bulgarien, wo eine Redensart lautet »so unbezahlbar teuer wie Rosenöl«.

Jahrelang war Bulgarien der Hauptexporteur für Rosenöl, doch nun machen die Türkei und Marokko mit guten Qualitäten aus der Damaszener Rose den Bulgaren starke Konkurrenz. Das Hauptanbaugebiet liegt in Zentralbulgarien nahe der Stadt Kasanlak im Vorgebirge des Mittelbalkans. Die Rosen blühen nur dreißig Tage lang und werden im Juli und August in den Morgenstunden rasch von Hand gepflückt. Wenn die Sonne nämlich zu hoch steht, geht das ohnehin spärlich vorhandene ätherische Öl in der Pflanze durch Verdunstung erheblich zurück. Ein erfahrener Pflücker kann bis zu 50 kg täglich ernten, was 7,5 ml der kostbaren Essenz erbringt. Die Ernte muß innerhalb von vierundzwanzig Stunden weiterverarbeitet werden, die verbrauchten Pflanzen verwendet man zum Düngen der Rosenfelder oder als Futtermittel.

In China kannte man eine andere Art, die *Rosa rugosa*, schon seit frühester Zeit als Heilmittel. Nach Shih-Chen verwendete man die Blüten »bei allen Erkrankungen der Leber, zum Aufbrechen von Abszessen und allgemein bei Erkrankungen des Blutes«[7]. Er schreibt, daß das ätherische Öl dieser Rose auf »die Leber, den Magen und das Blut« wirkt. »Es vertreibt die Melancholie.« Auch Culpeper bemerkt, daß rote Rosen »die Leber stärken«, und im 18. Jahrhundert war in Bulgarien »frischer Rosensaft« als Mittel gegen Gelbsucht bekannt. Moderne

Untersuchungen bestätigen die gute Wirkung auf Leber und Gallenblase. Im Jahr 1972 kam ein russischer Versuch mit Ratten zu dem Ergebnis, daß Rosenöl die Produktion und Sekretion der Galle erhöhte.[8] In Bulgarien hat man es bei Entzündungen der Gallenblase und anderen Störungen erfolgreich verwendet. Da Rosenöl eine günstige Wirkung auf die Leber entfaltet, waren schon die alten Römer gut beraten, die Rosenwasser tranken, um einem Kater vorzubeugen. Nach meinen Erfahrungen ist Rosenöl hilfreich bei der Behandlung von Alkoholismusschäden und wirkt negativen Gefühlen wie Neid, Eifersucht und Groll entgegen, die in der klassischen östlichen Medizin alle der Leber und der Gallenblase zugeordnet werden.

In Bulgarien wird Rosenwasser traditionell bei Verbrennungen angewendet, und jüngste Studien wiesen nach, daß Rosenöl sowohl antihistaminisch (entzündungshemmend) wie auch antiseptisch (keimtötend) wirkt. Bulgarische Forscher haben es bei Lungenabszessen hilfreich gefunden und festgestellt, daß Rosenöl ein harntreibendes Mittel (Diuretikum), ein Abführmittel (Laxans), ein Madenwurmmittel und ein mildes lokales Betäubungsmittel ist.[9]

Rosmarin

Botanischer Name: *Rosmarinus officinalis*
Familie: *Labiatae (Lippenblütler)*
Essenz: aus den Blättern
Herkunftsland: Tunesien
Geruch: kampferartig
Häufigste Anwendungsgebiete:

- Haarausfall
- geistige Erschöpfung
- körperliche Erschöpfung
- Rheumatismus
- Muskelschmerzen
- Leber- und Gallenleiden

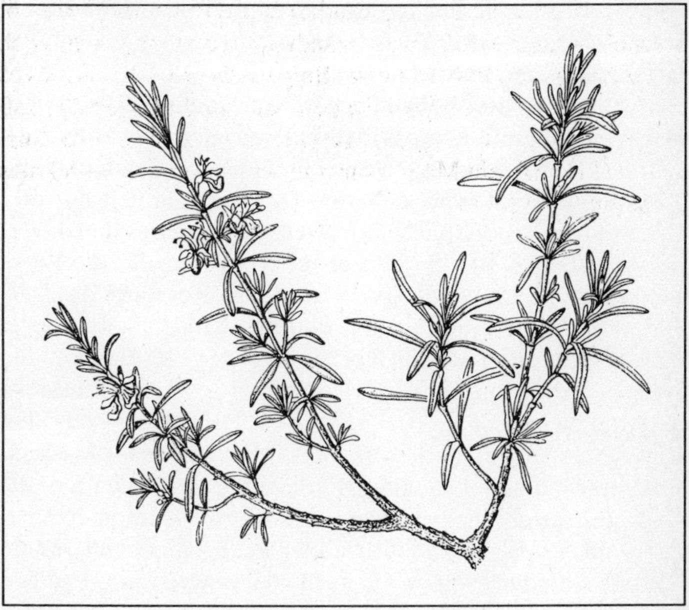

Abbildung 18: Rosmarin (Rosmarinus officinalis).

Rosmarin war der Hauptbestandteil des »Ungarischen Wassers«, des ersten Toilettenwassers, das 1370 in Europa Furore machte. Eine Reklame aus den zwanziger Jahren in den USA lautete wie folgt: »Nun gilt als gesichert, daß Rosmarin das Gedächtnis und das Gehirn anregt ... es überrascht uns daher nicht, daß Redner, Kirchenmänner, Prediger, Schriftsteller und Dichter das Ungarische Wasser besonders schätzen.« Das *Grete Herbal* konstatiert 1516, daß Rosmarin »bei einer Schwäche des Gehirns« hilfreich sei, und Shakespeare läßt Ophelia sagen: »There's rosemary, that's for remembrance.« Beruhten all diese Aussagen auf einem weitverbreiteten Irrtum, wiederholten sie nur gedankenlos eine unsinnige Behauptung, oder regt Rosmarin die geistigen Fähigkeiten und das Gedächtnis wirklich an?

Im Jahr 1976 behandelte ich auf Wunsch der Mutter einen elfjährigen Jungen, der in der Schule große Konzentrationsschwierigkeiten hatte. Dieser Zustand hatte sich erst in den letzten Monaten entwickelt, war also kein lang andauerndes Problem. Nach drei Behandlung mit verdünntem Rosmarinöl in Verbindung mit einer Wirbelsäulenmassage besserten sich sein schulischen Leistungen erheblich, er war außerdem insgesamt aufgeweckter und lebhafter. Der Junge erhielt nur drei Behandlungen, doch auch nach zwei Jahren ging es ihm unverändert gut. Dies ist ein weiterer Indizienbeweis für die Wirksamkeit des Rosmarinöls. Wir wissen, daß Rosmarin das Nervensystem anregt; verschiedene Untersuchungen beweisen die Wirkung auf die Herztätigkeit, die Atmung, Verdauung, die Nieren-, Leber- und Gallenblasenfunktion sowie den Blutkreislauf und die Nebenniere. Rosmarin ist das stärkste unter den stimulierenden ätherischen Ölen. Sollten Sie jemals dabeisein, wenn jemand einen Herzanfall erleidet, dann reiben Sie den Betreffenden oberhalb des Herzens mit unverdünntem Rosmarinöl ein. Es ist unschädlich und könnte ein Leben retten. Selbstverständlich sollten Sie auch alle weiteren notwendigen Maßnahmen ergreifen.

Wir wissen, daß Rosmarinöl ein unvergleichliches Anregungsmittel ist und seine Wirkung vor allem über das Nervensystem entfaltet; die Annahme liegt daher nahe, daß es auch auf das Zentrum der neuralen Steuerung, das Gehirn selbst, wirkt. Zudem ist uns bekannt, daß zwischen Düften und Gedächtnis eine enge Verbindung besteht. All dieses bestätigt, was schon seit Jahrhunderten bekannt ist. Damals konnte man zwar noch nicht auf alle Erkenntnisse zurückgreifen, über die wir heute verfügen, doch Conrad Gesner machte schon 1559 folgende zutreffende Beobachtung: Rosmarin »stärkt das Herz, das Gehirn, die Muskeln und den ganzen Körper«. Ergänzend könnte man anmerken: Rosmarin regt die Körperteile an, die von anderen Ölen nicht erreicht werden.

Rosmarinöl regt den Blutkreislauf und die Lymphtätigkeit an, wenn es auf die Haut aufgetragen wird, und ist daher bei vielen Schmerzzuständen von Nutzen, sei es Rheumatismus, eine Verstauchung oder einfach eine Überdehnung der Muskulatur.[2] Auch auf die Kopfhaut wirkt Rosmarinöl stimulierend und soll an kahlen Stellen wieder Haare wachsen lassen. Das ist weder ganz richtig noch ganz falsch. Ich kenne Fälle, wo es in dieser Weise gewirkt hat, aber man kann das nicht verallgemeinern. Vor einigen Jahren brachte der Londoner *Evening Standard* einen Bericht über eine Kosmetikerin und Aromatherapeutin aus Woking, die einiges Aufsehen erregte, weil sie »Glatzenbildung heilen« konnte. Zum ersten Mal war ihr dies gelungen, als sie den Spannungskopfschmerzen einer Dame mit Kopfmassagen beikommen wollte. Nach dreimonatiger Behandlung begann der Dame neues Haar zu sprießen. Die resolute Aromatherapeutin beschloß, diese Therapie an weiteren fünfzig Personen zu erproben, und hatte tatsächlich viel Erfolg, auch bei Menschen, die schon alle verfügbaren Mittel vergeblich erprobt hatten. Da war zum Beispiel der örtliche Polizeibeamte, der seit seinem 18. Lebensjahr an Haarausfall litt und dem jetzt, mit 42 Jahren, neue Haare wuchsen, was die Zeitung durch ein Foto dokumentierte. Die Aromatherapeutin gab ihr Rezept nicht preis, doch machte sie klar, daß es sich um eine Mischung ätherischer Öle handelte. Rosmarinöl erwähnte sie zwar nicht, doch bin ich mir sehr sicher, daß es dabei eine bedeutende Rolle gespielt hat.

Sandelholz

Botanischer Name: *Santalum album*
Familie: *Santalaceae (Sandelholzgewächse)*
Essenz: aus dem Holz
Herkunftsland: Indien
Geruch: üppig holzartig
Häufigste Anwendungsgebiete:
Zystitis (Blasenentzündung)
und Infektionen der Harnwege
Laryngitis (Kehlkopfentzündung)
Halsentzündungen
Hautpflege
Immunschwäche (hartnäckige Infektionen)

In China kennt man Sandelholz unter der Bezeichnung *chan-t'an*, eine Abwandlung des Sanskritwortes *chandana*. »Tan« bedeutet auch »wahrhaftig« oder »aufrichtig« und bezieht sich auf den Gebrauch von Sandelholz als Räucherwerk. In Asien wird sehr viel Sandelholzrauchwerk verbrannt, obwohl das meiste davon wenig oder gar kein echtes Sandelholz enthält. Es ist besonders in Japan, wo die Ahnenverehrung eine große Rolle spielt, als das wertvollste Räucherwerk bei Bestattungen begehrt. In China stellt man ein Bildnis des Verstorbenen auf und räuchert so lange mit Sandelholz, bis das Begräbnis stattfindet. In Indien wird es bei Totenfeiern verbrannt, und je reicher der Verstorbene war, desto größere Mengen verbraucht man. Die indische Premierministerin Indira Gandhi wurde 1984 ermordet. Wer die Bestattungsfeier im Fernsehen sah, wird sich

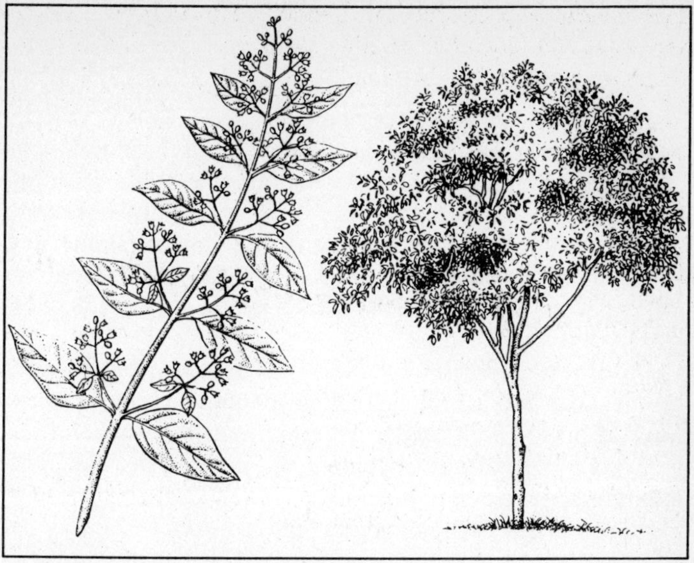

Abbildung 19: Sandelholz (Santalum album).

sicher an den riesigen Scheiterhaufen erinnern, der vorwiegend aus Sandelholz war.

In Sandelholz ist die aromatische Substanz, die in Asien traditionell am häufigsten bei religiösen Zeremonien Verwendung findet, und entspricht in dieser Beziehung unserem Weihrauch. Bei den Hindus malen sich die heiligen Männer als Symbol ihrer Spiritualität mit einer gelbgefärbten Sandelholzpaste ein Zeichen auf die Stirn. Bei hinduistischen Hochzeitszeremonien brennt Sandelholz auf dem heiligen Feuer im »Hochzeitszelt«, und sein duftender Rauch umweht das Brautpaar. Die Inder setzen Sandelholz auch seit 1000 Jahren medizinisch ein und kennen seinen Wert bei Erkrankungen des Genitalbereichs und der Harnwege. In der traditionellen chinesischen Heilkunst wird es bei Akne, Schluckauf und Erbrechen eingesetzt.

In China brannten die Mandarine, die hohen Beamten, Sandelholz als Zeichen ihrer Verehrung ab, wenn sie dem Kaiser ihre Aufwartung machten. Die Nachfrage führte zu einem Sandelholzanbau in der Lingnan-Region, der eine Zeitlang erfolgreich war. Sandelholzbäume wachsen jedoch sehr langsam (sie erreichen in dreißig Jahren eine Höhe von rund 7,5 m), und die Nachfrage überstieg das Angebot bei weitem. Heute gibt es in China nur sehr wenige Sandelholzbäume, und Indien exportiert nur sehr zurückhaltend. Dennoch werden im fernen Osten riesige Mengen sogenanntes Sandelholzräucherwerk verbraucht.

Das ätherische Öl ist wegen seines süßen, holzartigen Duftes wohlbekannt und ist, für sich allein genommen, ein angenehmes Parfüm. Es gehört zu den dauerhaftesten ätherischen Ölen und wird in der Parfümherstellung als Fixativ verwendet. Sandelholz gehört zu den entspannenden Ölen, deshalb setzt man es gerne bei Streßerkrankungen ein. Es wirkt besonders bei Halsentzündungen und Infektionen der Harnwege als hervorragendes Antiseptikum. Reibt man das Öl - verdünnt oder pur - im Nackenbereich ein, hilft es bei rauhem Hals und sogar bei Laryngitis (Kehlkopfentzündung).[2] Die Teilnehmerin eines Seminars, das ich 1984 abhielt, litt an Laryngitis und konnte nur flüstern. Ich machte mich - vielleicht etwas leichtsinnig - anheischig, ihr die Stimme wiederzugeben, und rieb ihren Hals vor fünfzig Zeugen mit Sandelholzöl ein. Zwei Stunden später konnte sie wieder normal sprechen, sehr zur Verblüffung der anderen Teilnehmer - und zu meiner großen Erleichterung.

Neben seiner Wirksamkeit bei Infektionen regt das Öl auch die Tätigkeit des Immunsystems an. Regelmäßige Bäder mit Sandelholzöl stärken Ihre Widerstandskraft gegen Infektionen. Sandelholzöl gilt bei vielen auch als Aphrodisiakum, doch ist diese Eigenschaft nicht so ausgeprägt wie bei bestimmten anderen Ölen. Meiner Meinung nach wirkt Sandelholz aufbauend und stärkend im Genitalbereich. Das Öl wird auch sehr gern zur Hautpflege bei trockener Haut und Akne benutzt.

Teebaum

Botanischer Name: *Melaleuca alternifolia*
Familie: *Myrtaceae (Myrtengewächse)*
Essenz: aus den Blättern
Herkunftsland: Australien
Duft: würzig
Häufigste Anwendungsgebiete:

fast alle Infektionen, darunter die der
Atemwege,
Harnwege,
Haut,
Vagina
Insektenbisse und Stiche
Verbrennungen
Lippenherpes
Mundgeschwüre
Hefepilzinfektionen
Läuse, Kopfflechte, Fußflechte
Furunkel

Teebaumöl läßt sich mit Lavendelöl vergleichen, nicht nur, weil es ähnliche Verwendungszwecke hat, sondern auch, weil beide Öle so zahlreiche Anwendungsbereiche abdecken, daß man nicht weiß, wo man mit einer Beschreibung beginnen soll. Versuchen wir es mit dem Anfang: Ungezählte Jahrhunderte lang machten die Bundjalung-Aborigines aus zerstampften Teebaumblättern einen Umschlag für entzündete Wunden und Hautkrankheiten. Sie leben im Teebaumgebiet, einem schmalen, sumpfigen Landstrich an der Nordküste von Neusüdwales (Australien). Captain Cooks Soldaten bereiteten sich aus den Blättern des Baumes einen »würzigen und erfrischenden Tee« und verschafften sich damit eine Abwechslung. Seither blieb es bei dem Namen Teebaum. Sie erwarten nun vielleicht, von mir zu hören, daß manche wohltätigen Eigenschaften, die dem

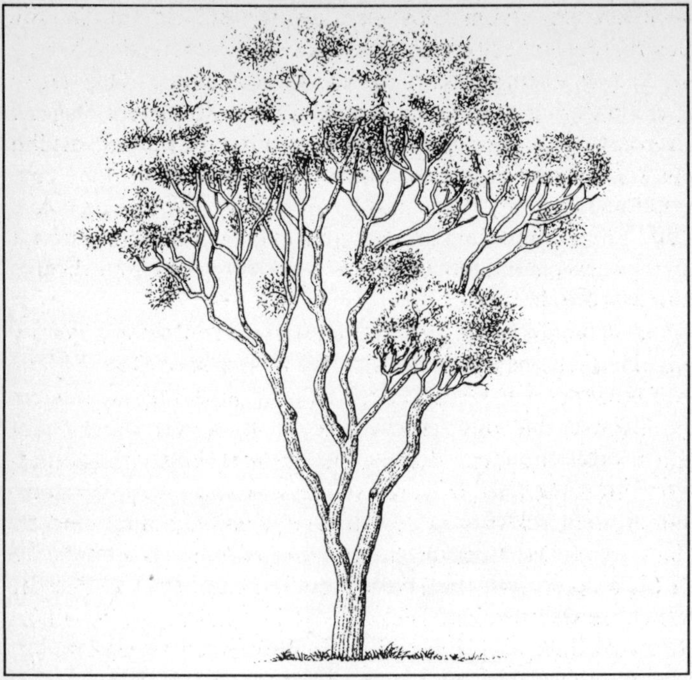

Abbildung 20: Teebaum (Melaleuca alternifolia).

Teebaum zugeschrieben werden, übertrieben sind - doch sind sie es nicht! Teebaumöl gehört zu den am gründlichsten erforschten ätherischen Substanzen, es ist ein besonders vielseitig verwendbares Antiseptikum, und doch wurde es bisher noch in keinem Buch über Aromatherapie ausführlich vorgestellt.

Die Blätter des Teebaums sehen denen der Zypresse sehr ähnlich, man beschreibt sie wohl genauer als Wedel. Zu seiner Familie der Myrtengewächse gehören auch andere bekannte aromatische Bäume wie die Myrte, Eukalyptus und Gewürznelkenbaum. Dabei kommt der Duft des Eukalyptusöls dem des Teebaumöls, das allerdings würziger und angenehmer ist, am nächsten. Der Baum selbst sieht aus wie ein Stamm, den ein Busch krönt, er besitzt nicht die schlanke Silhouette der Zypresse, doch ist er unglaublich robust und widerstandsfähig gegen Krankheiten. Jahrelang war er für die Milchbauern der Gegend ein rotes Tuch, die sich nicht anders zu helfen wußten, als ihn mit stumpf und Stiel auszurotten. Der Baum hat aber eine erstaunliche Überlebenskraft: Wenn man ihn etwa sechzig Zentimeter über dem Boden abhackt, beginnt der Stumpf schon nach eineinhalb Jahren wieder zu treiben und dichtes Laubwerk zu bilden.

Als erster erkannte der Chemiker A. R. Penfold aus Sydney die einzigartigen Eigenschaften des ätherischen Öls. Im Jahr 1925 veröffentlichte er das Ergebnis von Laboruntersuchungen, die zeigten, daß das Öl zwölfmal so stark war wie Phenol (Karbolsäure), an dem damals alle Desinfektionsmittel gemessen wurden. Daraufhin wurde weitergeforscht und das Öl fand immer mehr Anklang in der Medizin, Zahnheilkunde und als Hausmittel. Das *Medical Journal of Australia schrieb 1930 über die Ungiftigkeit gute Verträglichkeit des Teebaumöls*[10]. Der Bericht stellt begeistert fest, daß Teebaumöl Eiter auflöst, die Wundfläche sauberhält und somit seine keimtötenden Eigenschaften besser und ohne Schäden für das Gewebe entfalten kann. »Verschmutzte Wunden, wie sie bei Verkehrsunfällen häufig vorkommen, werden mit einer 10%igen Lösung des Öls gereinigt oder ausgespritzt, deren Eigenschaften den Schmutz in der Wunde auflösen und die Heilung beschleunigen.« Das gleiche Blatt berichtete 1936 von einem sehr schweren Fall von Diabetes-Gangrän (durch Diabetes bedingtes lokales Absterben von Gewebe), der durch Teebaumöl geheilt wurde. Im Jahr 1937 lenkte man die Aufmerksamkeit auf eine besondere Eigenschaft des Teebaumöls: Das Vorhandensein von Blut, Eiter oder anderen organischen Substanzen *verstärkt* die antiseptischen Fähigkeiten des Öls um 10 bis 12 Prozent.[11]

Im Zweiten Weltkrieg gehörte das Teebaumöl zur Ersten-Hilfe-Ausstattung der Armee- und Marineeinheiten, die in den

Tropen kämpften. Die Nachfrage konnte schließlich nicht mehr befriedigt werden, und so ersetzten synthetische Desinfektionsmittel das Öl. Dieser Umstand und die überschwengliche Begeisterung für Antibiotika nach dem Krieg ließ das Teebaumöl bis in die siebziger Jahre in Vergessenheit geraten. Im April 1972 erschien eine sehr gründliche Untersuchung über den Einsatz von Teebaumöl bei vielen weitverbreiteten Fußerkrankungen.[12] Die Studie befaßte sich mit 60 Patienten, von denen 58 durch das Öl geheilt wurden oder eine Besserung erfuhren. Als *ausgezeichnet* wurde der Erfolg in 38 Fällen bezeichnet. Zu den Störungen gehörten Fußflechte, Hühneraugen, Hornhaut, entzündete Fußballen, Hemmerzehen, sich ablösende Haut oder Hautrisse, Pilzinfektionen unter den Zehen sowie Bromidrosis*. Die Studie lief über einen Zeitraum von sechs Jahren, die Behandlungszeiträume schwankten zwischen drei Wochen und vier Jahren. In seiner Schlußbetrachtung merkt der Verfasser Morton Walker an, daß das beste Ergebnis bei der Behandlung der Bromidrosis erzielt wurde, »einer unangenehmen und peinlichen Erkrankung«. Als Verursacher von Fußflechte stellte man bis zu vier verschiedene Pilze (darunter *Candida albicans*) fest, die alle gut auf Teebaumöl ansprachen.

Die Kopfflechte ist eine Erkrankung, die eng mit der Fußflechte verwandt und fast so verbreitet ist. Beide werden von Pilzen verursacht. Zahlreiche Berichte bestätigen, daß Teebaumöl diesen Zustand sehr schnell heilen kann. Ich selbst hatte zwei Patienten, die beide innerhalb von 3 bis 4 Tagen mit Teebaumöl kuriert waren. In der amerikanischen Fachzeitschrift *Obstetrics and Gynecology* erschien 1962 eine Abhandlung über den Einsatz von Teebaumöl bei Trichomonaden-Vaginitis.[13] Vaginitis heißt einfach Scheidenentzündung, die in diesem Fall von winzigen Mikroben, Geißeltierchen, hervorgerufen wird

* Bromidrosis ist der medizinische Fachausdruck für »Stinkfüße«, verursacht durch eine übelriechende Schweißabsonderung infolge bakterieller Zersetzung organischer Schweißbestandteile.

und mit grünlich-gelbem, übelriechendem Ausfluß und Wundsein einhergeht. Die Studie beobachtete 130 Frauen, davon hatten 96 eine Trichomonaden-Vaginitis, der Rest eine Hefepilzinfektion bzw. eine Gebärmutterhalsentzündung. 50 Patientinnen einer Kontrollgruppe behandelte Dr. Eduardo F. Pena mit herkömmlichen Zäpfchen. Das Teebaumöl wurde verdünnt auf Tampons oder in Sitzbädern verwendet, aber nicht eingenommen. Alle 130 wurden erfolgreich behandelt, das Ergebnis ähnelte dem der Kontrollgruppe. Viele Patientinnen lobten den angenehmen Duft des Öls, seine kühlenden und beruhigenden Eigenschaften und seine Fähigkeit, unangenehme Gerüche zu bekämpfen. Keine der Patientinnen beklagte sich über eine Reizung oder ein Brennen der Vagina.

Erst kürzlich (1985) führte Dr. Paul Belaiche zwei Untersuchungen mit Teebaumöl durch. Bei der ersten handelte es sich um 28 Fälle von Hefepilzinfektionen (Befall der Vagina durch *Candida albicans*).[14] *Candida albicans* ist ein Pilz, der sich in der Scheide befindet und dessen übermäßige Vermehrung durch bestimmte Bakterien in Schach gehalten wird. Häufig wird diese Erkrankung durch eine Antibiotikatherapie hervorgerufen, die auch diese Bakterien zerstört und eine Vermehrung des *Candida*-Pilzes begünstigt. Dieses weitverbreitete Leiden zeigt sich in einem weißen Ausfluß, der oft von Juckreiz, Wundsein und Schmerzen begleitet ist. Für diese Studie wurde Teebaumöl in Kapselform jeden Abend in die Vagina eingeführt. Nach einer Woche fühlte eine Patientin ein Brennen in der Scheide und brach die Behandlung ab, doch klagte keine der übrigen Teilnehmerinnen über ähnliche Symptome. Nach dreißig Tagen wurden die 27 restlichen Patientinnen untersucht und bei 23 von ihnen eine vollständige Ausheilung konstatiert: Ausfluß und Brennen waren verschwunden. Bei den anderen 4 war eine zufriedenstellende Besserung festzustellen. Biologische Tests wiesen nach, daß 21 Frauen keinen *Candida*-Befall mehr hatten. Belaiche stellt fest, daß Teebaumöl ebenso wirksam ist wie einige andere ätherische Öle, aber bedeutend milder als diese:

»Wir sind sehr glücklich über die erzielten Ergebnisse, ... das ätherische Öl der *Melaleuca* hat sich einen Platz unter den wichtigsten ätherischen Ölen erobert und sich als erstklassige Waffe der Phyto-Aromatherapie im Kampf gegen Krankheitskeime und Pilzerkrankungen erwiesen.«

Bei Belaiches zweiter Untersuchung wurden 26 Patientinnen mit *chronischer* Zystitis sechs Monate lang mit innerlichen Gaben von Teebaumöl behandelt.[15] In dieser Doppelblindstudie erhielt die Hälfte der Patientinnen ein Placebo mit dem Duft des Teebaumöls. Nach Ablauf der sechs Monate hatte keine Patientin der Kontrollgruppe eine Besserung ihres Zustands erfahren. Von den restlichen 13 Frauen galten 7 nach sechs Monaten als geheilt, ein bemerkenswerter Erfolg bei einem chronischen Zustand. Wie viele andere vor ihm spricht Belaiche in seinem Abschlußbericht über die niedrige Toxizität und die gute Verträglichkeit des Öls.

Das Öl ist auch bei vielen anderen Krankheiten eingesetzt worden, besonders bei Infektionen und Hauterkrankungen. In Australien wird es heute mit steigender Tendenz von Pflanzenheilkundigen und Laien benutzt. Schnitte, Wunden, Geschwüre, Furunkel, Verbrennungen, Kopfflechte, Fußflechte, Psoriasis (Schuppenflechte), Impetigo (Eiterflechte), Windelekzem, analer und genitaler Pruritus (Hautjucken), Lippenherpes, Läuse, Harnwegs- und Scheidenentzündungen, Herpes genitalis, Hals- Bronchial- und Nebenhöhlenentzündungen, schlechter Atem, Mundgeschwüre, Zahnfleischentzündungen und viele andere gesundheitliche Störungen sind mit sehr gutem Erfolg mit diesem außergewöhnlichen Öl behandelt worden.

Wie Lavendel- oder Pfefferminzöl ist Teebaumöl ein ausgezeichnetes Hausmittel und hilft bei einer Reihe besonders unangenehmer Störungen, die zwar nicht gefährlich, dafür um so lästiger sind. Es ist sogar ein gutes Mittel gegen Blutegel. Untersuchungen haben erwiesen, daß das Öl vier- oder fünfmal stärker ist als die gängigen Desinfektionsmittel, und doch ist es viel hautverträglicher und selbstverständlich ein vollkommen natürliches Mittel.[16] Das Öl ist verhältnismäßig preiswert, und die Beschwerden, bei denen es angezeigt ist, sind medizinisch relativ gut erforscht. Alle diese Gründe werden dazu beitragen, daß die Nachfrage nach Teebaumöl in den nächsten Jahren wohl um das 50fache steigen wird und diese Substanz Bestand vieler naturheilkundlicher Arzneien und Patentmittel sein wird.

Teebaumöl ist kein Allheilmittel, noch ist es für jedermann geeignet. Dennoch gehört es zu den aufregendsten, interessantesten ätherischen Ölen, die in den letzten Jahren bekannt geworden sind, und lenkt, abgesehen von seinen heilenden Eigenschaften, wegen seiner antimikrobischen Eigenschaften die Aufmerksamkeit auf sich und damit auch auf die Aromatherapie als Ganze.

Zum Abschluß wollen wir noch einmal die antitoxischen Eigenschaften des Öls ins rechte Licht rücken.

Die Giftigkeit der Atrax-robustus-Spinne, die nur in Neusüdwales vorkommt, läßt sich durchaus mit der der Schwarzen Witwe vergleichen. Man hörte erstmals 1927 von ihr, als ein zweijähriger Junge innerhalb von eineinhalb Stunden an ihrem Biß starb. Seither wurde über weitere fünf Todesfälle berichtet, bei dem letzten aus dem Jahr 1970 handelte es sich um eine 17jährige Schwangere aus Sydney, die in die Brust gebissen worden war.

Der folgende Bericht vom Mai 1983 stammt von Harry H. Bungwahl aus Neusüdwales:

»Ich hatte ein wirklich außergewöhnliches Erlebnis im Zusammenhang mit Teebaumöl. Eine Atrax-robustus-Spinne hatte mich in den Fuß gebissen ... Das war um ein Uhr nachts. Der Biß war bösartig und sehr schmerzhaft ... Ich legte mich aufs Bett und überlegte, was mir helfen könnte, denn der Schmerz war sehr stark. Dann fiel mir das kleine Fläschchen mit Teebaumöl im Badezimmer ein. Meine Frau holte es und gab etwas Öl auf den Biß, und sofort ließ er Schmerz nach. Dann rief sie das Taree-Krankenhaus an, und in dieser Zeit träufelte ich noch mehr Öl auf die Stelle, mit dem Ergebnis, daß der Schmerz ganz aufhörte! Mein Sohn fuhr mich ins Krankenhaus - der Fuß schmerzte nicht mehr, doch Lippen und Finger kribbelten noch ... Die Spinne wurde einwandfrei als männliche Atrax robustus identifiziert ... Ich wurde nur noch vier Stunden zur Beobachtung dabehalten und dann heimgeschickt.«

Interessant ist die Tatsache, daß sowohl der Teebaum wie auch die Atrax-robustus-Spinne nur in Neusüdwales beheimatet sind.

Ylang-Ylang

Botanischer Name: *Cananga odorata*
Familie: *Anonaceae (Annonengewächse)*
Essenz: aus der Blüte
Herkunftsland: Madagaskar
Duft: üppig blumig
Häufigste Anwendungsgebiete:

- Depression
- Impotenz
- Frigidität

Ylang-Ylang-Öl gehört zu den Ölen, die am stärksten auf den emotionalen Bereich wirken und daher in der Aromatherapie in erster Linie zu diesem Zweck eingesetzt werden. Ylang-Ylang ist ein Baum, der in Indonesien und auf den Philippinen beheimatet ist, die größten Pflanzungen befinden sich heute jedoch auf Madagaskar. Der Name ist malaysisch und bedeutet »Blume der Blumen«. Der Baum kann bis zu 7,5 Metern hoch werden, die Blüte ist gelb und von ungewöhnlicher Form und wird zu Destillationszwecken in den frühen Morgenstunden geerntet. Der Duft ist sehr intensiv, süß und betäubend, nahezu »sahnigweich« und als Konzentrat nicht nach jedermanns

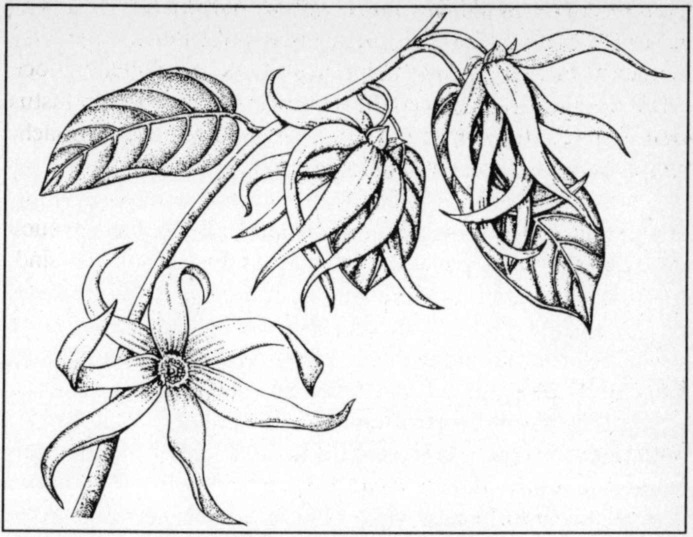

Abbildung 21: Ylang-Ylang (Cananga odorata).

Geschmack. In seiner konzentrierten, unverdünnten Form können zu große Mengen des Öls Kopfschmerzen verursachen. Verdünnt oder zusammen mit anderen Ölen finden es die meisten unwiderstehlich. Ylang-Ylang-Öl wird in der Parfümindustrie viel gebraucht, besonders für blumige und orientalische Duftnoten, und ist Bestandteil des altbewährten »Macassaröls«. In der Nahrungsmittelindustrie findet es als Geschmackszusatz Verwendung, beispielsweise bei manchen Eiskrems.

Im seinem Werk *Natural History of Simple Drugs* schreibt Guibourt 1866, daß auf den Molukken Ylang-Ylang-Blüten zusammen mit Kokosnußöl zu einer Pomade verarbeitet wurden. Mit diesem Mittel rieb man sich im Winter am ganzen Körper als Schutz gegen Fieber ein, und die jungen Frauen rieben es sich das ganze Jahr über nach der Haarwäsche ins Haar. Philippinische und malaysische Mädchen schmücken sich gern mit einer einzelnen Ylang-Ylang-Blüte. Obwohl sie ihrer chemischen Zusammensetzung nach sehr verschieden sind, hat man Ylang-Ylang häufig mit Jasmin verglichen, das ja ein wesentlich teureres Öl ist. Höchstwahrscheinlich gehören Ylang-Ylang- und Jasminöl zu den verläßlichsten unter den zahlreichen aphrodisierenden Aromen. In den zwanziger Jahren bezeichneten die italienischen Ärzte Gatti und Cayola Ylang-Ylang-Öl als Aphrodisiakum, gaben aber keine Einzelheiten oder Quellen preis.

Eine junge Frau vertraute mir an, daß sie die aphrodisierenden Qualitäten des Öls hatte erproben wollen und ihrem Freund deshalb mit verdünntem Ylang-Ylang-Öl eine Rückenmassage gab. Sie wollte nur so viel verraten, daß das Ergebnis die Erwartungen weit übertroffen habe. Eine andere Frau gab ein Paar Tropfen des Öls in das Badewasser des Freundes und folgte ihm etwas später ins Bad. Sie kam erst nach zwei Stunden und reichlich durchnäßt wieder heraus - auch sie wollte keine Einzelheiten preisgeben. Eine von mir ausgebildete Aromatherapeutin hatte ein bemerkenswertes Erlebnis, während sie einen Mann wegen Impotenz mit Ylang-Ylang-Öl behandelte. Damals (1986) war der Patient 31 Jahre alt und als Sänger einer New-Wave-Band jahrelang auf Achse gewesen. Er hatte, obwohl er verheiratet war, seine kurzlebigen Affären gehabt. Ein Jahr vor Beginn der Behandlung hatte er sich von seiner Frau getrennt und war Produzent geworden, da er dem Streß des Tourneelebens nicht mehr gewachsen gewesen war. Seitdem war er impotent und hatte jedes Interesse an Sex verloren. (Impotenz kommt oft nach einer Trennung oder Scheidung vor.) Die Therapeutin verwendete eine verdünnte Mischung von Jasmin- und Ylang-Ylang-Öl und hatte schließlich mehr Erfolg, als ihr lieb war. Der Patient drückte sein Wohlbehagen aus und machte der Therapeutin Avancen, die jedoch glücklicherweise Herrin der Lage blieb. Ich möchte betonen, daß aphrodisierende Öle nur dann in dieser Weise wirken, wenn man es wünscht, und daß diese Situation mit einem männlichen

Therapeuten sicher nicht eingetreten wäre. Ylang-Ylang-Öl wird häufig in der Aromatherapie verwendet, ohne daß es eine *unmittelbar* sexuell anregende Wirkung hat.

Zum Abschluß noch eine weitere Anekdote von Gordon Haddock:

»Während meines letzten Urlaubs in Frankreich (1986) verbrachte ich einige Wochen in der Villa eines Freundes in Cannes. Ich lernte einige Leute kennen, die mich zu einer Party einluden, und sollte zu einer bestimmten Zeit am Ort des Geschehens eintreffen, einer Villa, die ein raffiniertes Sicherheitssystem schützte. Da ich mich verspätet hatte, ... beschloß ich, über das Tor zu klettern. Leider erwartete mich ein Schäferhund und sprang mich angriffslustig an. Er fletschte die Zähne, doch statt mir an die Kehle zu fahren, begann er mich zu meiner Überraschung abzuschlecken. Das irritierte verständlicherweise den Wachmann, der den Hund weiterhin auf mich hetzen wollte. Ich überließ die beiden ihrer einseitigen Auseinandersetzung.

Mein Glück führte ich auf Ylang-Ylang-Öl zurück, das ich zuvor meinem Bad zugesetzt hatte. Dieses Öl macht mich erfahrungsgemäß anziehend - für Frauen und Hunde. Auf die ersteren wirkt es verführerisch und sinnlich und auf die letzteren beruhigend.«

Diese Wirkung des Ylang-Ylang-Öls auf Hunde haben auch andere beobachtet (auch Muskatellersalbeiöl hat einen ähnlichen Effekt). Die Tiere benehmen sich freundlich und der Duft scheint sie anzuziehen. Natürlich gibt es aber keine Garantie dafür, daß alle Wachhunde so lammfromm reagieren, daher würde ich niemandem raten, sich darauf zu verlassen.

Kapitel 8

Hausmittel

Ich geniere mich ein wenig, Sie darum zu bitten, aber könnten Sie mir bitte eine kleine Probe von Ihrem aromatischen Öl schicken. Ich heiße Leigh, interessiere mich für die Gesundheit der Leute und möchte Arzt werden, wenn ich groß bin.
Vielen Dank!
Leigh
PS: Ich bin 10 Jahre alt.
(Dies ist die vollständige, ungekürzte Wiedergabe eines Briefes, den ich 1976 erhielt.)

Dieses Buch ist nicht in erster Linie als Do-it-yourself-Anleitung zur aromatherapeutischen Selbstbehandlung gedacht, und sicher wäre der verbliebene Platz viel zu knapp für dieses Thema. Es gibt viele gesundheitliche Störungen, besonders die chronischen, die nur von einem ausgebildeten Arzt oder Therapeuten erfolgreich behandelt werden können. Andererseits sind viele weitverbreitete, weniger ernste Erkrankungen bekannt, die durch die einfache Anwendung ätherischer Öle und die Befolgung einiger guter Ratschläge wesentlich gebessert oder sogar geheilt werden können. Solange man sich an gewisse Richtlinien hält, ist dies auch mit keinerlei Gefahren verbunden. Wenn aber das Rezept für Lippenherpes beispielsweise lautet: »15 Tropfen ätherisches Öl auf 50 ml Pflanzenöl«, und Sie 50 Tropfen auf 15 ml daraus machen, wird sich Ihr Herpes verschlimmern. Befolgen Sie also die Mengenangaben sehr sorgfältig!

Wenn Sie unter Beschwerden leiden, die nicht abklingen oder sogar schlimmer werden, sollten Sie unbedingt *einen Arzt aufsuchen*, auch wenn es nur nach einer Kleinigkeit aussieht. Hinter geringfügigen Symptomen können sich oft ernsthafte Erkrankungen verbergen, und oft gehen sie ihnen voraus. Jede chronische hartnäckige Störung muß vom Fachmann untersucht werden. Sie können mit Sicherheit zwar helfen, doch versuchen Sie nicht, die Sache allein anzugehen. Es ist ein himmelweiter Unterschied, ob sie sich wegen einem Insektenstichs, einer gelegentlichen Magenverstimmung oder Muskelschmerzen selbst behandeln oder ob Sie versuchen, mit ernsten Erkrankungen wie einer chronischen Bronchitis, Herpes genitalis oder Nierensteinen fertig zu werden. Es gibt auch Ausnahmen wie Rheumatismus, der eigentlich eine chronische Erkrankung ist. Andererseits ist er sehr weit verbreitet, und es gibt eine einfache und unschädliche Methode, diesen Zustand durch eine äußerliche Anwendung ätherischer Öle zu *lindern*.

Die Arzneien und Ratschläge dieses Kapitels verstehen sich als Erste-Hilfe-Maßnahmen (bei Insektenstichen usw.) und Nothelfer bei so allgemeinen Störungen wie Regelschmerzen oder Schlaflosigkeit. Man sollte diese Arzneien eher gelegentlich als regelmäßig anwenden und nicht vergessen, daß nicht jeder immer auf sie ansprechen muß.

Die verschiedenen Arten, ätherische Öle zu verwenden

Ätherische Öle werden gewöhnlich vor dem Gebrauch verdünnt, da sie hochkonzentriert sind. Das durchschnittliche ätherische Öl ist 70mal konzentrierter, als es in der Pflanze vorkommt. Im folgenden finden Sie Rezepte für Massageöle, Inhalationen, Kompressen, Badeöle und Cremes.

Massageöle

Die Herstellungsweise eines Massageöls bleibt stets dieselbe, ganz gleich, ob es sich um ein Gesichts- oder Hautöl handelt. Sie benötigen eine absolut saubere Flasche mit 50 ml Fassungsvermögen für ein Körperöl und 25 ml für ein Gesichtsöl. Jede Apotheke führt solche Flaschen, und die meisten bieten sie gern zum Verkauf an. Wenn Sie sich über die Kapazität einer Flasche nicht im klaren sind: Das Fassungsvermögen in ml ist meist auf dem Flaschenboden eingestanzt.

Wenn Sie nun z. B. eine 50-ml-Flasche haben, geben Sie 25 Tropfen ätherisches Öl hinein; ob sie nur ein Öl oder mehrere verwenden, die Anzahl der Tropfen bleibt gleich. Haben Sie eine 25-ml-Flasche, dann benötigen Sie 12 oder 13 Tropfen, denn die Anzahl der Tropfen entspricht immer der Hälfte der Flaschenkapazität in ml. Nach dem ätherischen Öl gießen Sie gutes Pflanzenöl in die Flasche. Das müssen Sie nicht abmessen, die Flasche gibt ja schon die genaue Menge an. Die besten Pflanzenöle für diesen Zweck sind Mandel-, Pfirsichkern- und Aprikosenkernöl. Fast ebenso wertvoll sind Traubenkern-, Sonnenblumen- und Safranöl. Schütteln Sie nun die Ölmischung vorsichtig so lange, bis die Öle gut durchgemischt sind, und etikettieren Sie die Flasche. Dieses Öl hält sich bis zu drei Monaten.

GESICHTSÖL FÜR DIE NACHT
Geeignet für jeden Hauttyp, mit Ausnahme empfindlicher Haut:

Geraniumöl1	1 Tropfen
Lavendelöl	5 Tropfen
Sandelholzöl	4 Tropfen
Ylang-Ylang-Öl	2 Tropfen
	12 Tropfen

Mischen Sie das mit 25 ml Pflanzenöl, und tragen Sie es sparsam auf die saubere, trockene Haut auf, bevor Sie zu Bett gehen. Während des Schlafes dringt das Öl langsam in die Haut ein, es beginnt zu wirken und bessert fettige und trockene Haut und regt die Zellerneuerung an.

ENTSPANNENDES KÖRPERÖL

Bergamottöl	12 Tropfen
Geraniumöl	4 Tropfen
Sandelholzöl	9 Tropfen
	25 Tropfen

Mischen Sie die ätherischen Öle mit 50 ml Pflanzenöl. Benutzen Sie das Körperöl wann immer Sie wollen, zur Entspannung für sich und andere. Es bessert Spannungs- und Angstzustände, Schlaflosigkeit sowie Erwartungsängste usw. Massieren Sie damit den Nacken und die Schultern, den Bauch, den Rücken oder den ganzen Körper. Man kann das Öl auch sparsam nach einem Bad oder einer Dusche einmassieren, doch sollte Ihre Haut vorher etwas abkühlen. Sie werden sich danach entspannt fühlen und von einem angenehmen Duft umgeben sein.

SCHMERZLINDERNDES ÖL

Rosmarinöl	10 Tropfen
Zitronengrasöl	6 Tropfen
Wacholderöl	9 Tropfen
	25 Tropfen

Mischen Sie die ätherischen Öle mit 50 ml Pflanzenöl. Verwenden Sie das schmerzlindernde Öl bei Muskelschmerzen oder Gelenkarthritis sowie vor und nach Sport und Gymnastik.

Inhalationen

Inhalationen sind sehr einfach durchzuführen. Sie benötigen eine große Schüssel (je größer, desto besser), die Sie mit fast kochendem Wasser füllen. Fügen Sie 8 - 10 Tropfen ätherisches Öl hinzu, und inhalieren Sie zehn Minuten lang, über die Schüssel gebeugt, tief. Das herkömmliche Handtuch über dem Kopf ist dazu da, den Dampf besser zu leiten, kann aber entfallen. Für die Inhalation benötigen Sie:

Eukalyptusöl	2 Tropfen
Lavendelöl	2 Tropfen
Zitronenöl	2 Tropfen
Teebaumöl	2 Tropfen
	8 Tropfen

Führen Sie zwei bis drei Inhalationen am Tag durch. Diese Zubereitung bessert Nebenhöhlenkatarrh und schafft Erleichterung bei Husten, Erkältungen, Grippe und Halsentzündungen.

Keimtötende Salbe

Kaufen Sie ein 30-Gramm-Töpfchen Salbengrundlage ohne Lanolin bei Ihrem Apotheker. Fügen Sie folgende ätherischen Öle hinzu:

Lavendelöl	9 Tropfen
Teebaumöl	6 Tropfen
	15 Tropfen

Rühren Sie die Öle mit einem kleinen sauberen Gegenstand in die Salbengrundlage ein. Salbe und Öl werden gut gemischt bleiben, sollten sie sich nach einigen Tagen trennen, rühren Sie die Salbe einfach vor der Benutzung um. Diese Zubereitung eignet sich für alle Hautzustände, die von einer Entzündung begleitet sind oder wo eine solche droht, wie etwa Hautflecken, wunde Stellen, Lippenherpes, kleinere Schnittverletzungen und Abschürfungen. Auch bei Ekzemen kann die Salbe nützlich sein, doch erfordert diese Erkrankung eine ganzheitliche Behandlung. Bei Fuß- oder Kopfflechte benötigt man eine höhere Konzentration der ätherischen Öle und nimmt daher 18 Tropfen Lavendel- und 12 Tropfen Teebaumöl auf 30 Gramm Salbengrundlage.

Unverdünntes Lavendelöl

Geben Sie reines Lavendelöl auf kleinere Brandwunden, Verbrühungen sowie Insektenstiche und Bisse. Wiederholen Sie das alle ein bis zwei Minuten so lange, bis der Schmerz fast ganz abgeklungen ist, und gehen Sie dann zu viertelstündlichen Anwendungen über. Es genügt eine kleine Menge des Öls, die genau auf die betroffene Stelle aufgetragen wird. Auch Teebaumöl oder eine Mischung aus Lavendel- und Teebaumöl ist in diesen Fällen hilfreich.

Bäder

Den größtmöglichen therapeutischen Effekt erzielt man hier mit reinen ätherischen Ölen, die ins Badewasser gemischt werden. Lassen Sie das Badewasser ein, und geben Sie zwischen 3 und 6 Tropfen ätherisches Öl dazu. Bevor Sie in die Wanne steigen, rühren Sie so lange um, bis das Öl sich gleichmäßig auf der Wasseroberfläche verteilt hat. Auf diese Weise wird Ihr

Körper von einer gleichmäßigen dünnen Schicht Öl umhüllt und kommt nicht mit dem reinen Öl in Berührung, was zu einer leichten Hautreizung führen könnte. Falls Sie eine empfindliche Haut haben, verwenden Sie weniger Öl, und umgekehrt. Lehnen Sie sich nun zurück, entspannen Sie sich, und genießen Sie das Bad. Eine geringe Menge des ätherischen Öls wird durch die Haut aufgenommen, doch die Hauptwirkung kommt durch die Einatmung der Dämpfe zustande. Da sich Ihre Nase an den Duft gewöhnt, nehmen Sie ihn nach einer gewissen Zeit nicht mehr wahr. Das ist kein Grund zur Beunruhigung, denn die Essenzen wirken nach wie vor auf Ihre Geruchsnerven und das limbische System ein, auch wenn ihr Duft bewußt nicht mehr wahrgenommen wird.

EUPHORISIERENDES BADEÖL

Muskatellersalbeiöl	2 Tropfen
Ylang-Ylang-Öl	2 Tropfen
	4 Tropfen

Verwenden Sie dieses Badeöl, wenn Sie sich niedergeschlagen oder deprimiert fühlen oder einfach, wenn Sie einmal abschalten wollen.

BELEBENDES BADEÖL

Geraniumöl	1 Tropfen
Orangenöl	2 Tropfen
Rosenholzöl	3 Tropfen
	6 Tropfen

Dieses Badeöl macht Sie morgens munter, wirkt erfrischend nach einem harten Arbeitstag und belebend vor dem Ausgehen.

Kompressen

Um eine Kompresse vorzubereiten, benötigen Sie eine flache Schüssel von rund 25 cm Durchmesser, doch eignet sich auch ein sauberes Handwaschbecken. Füllen Sie die Schüssel mit wohltemperiertem Wasser, und geben Sie höchstens ein oder zwei Tropfen ätherisches Öl dazu. Rühren Sie das Wasser um, bis sich ein dünner, gleichmäßiger Ölfilm gebildet hat, und tauchen Sie ein zusammengefaltetes Taschentuch ganz oberflächlich ein. Nicht vollständig eintauchen! Auf diese Art und Weise setzt sich ein dünner, gleichmäßiger Film aus Wasser und ätherischen Ölen auf dem Taschentuch ab. Legen Sie die feuchte Seite auf die Haut auf, und bedecken Sie die Kompresse mit einem trockenen Handtuch oder Schal. Legen Sie den Umschlag zwischen einer Viertelstunde und einer Stunde auf.

KOMPRESSE BEI KATER

Fenchelöl	1 Tropfen
Wacholderöl	1 Tropfen
	2 Tropfen

Legen Sie diesen Umschlag auf Stirn und Schläfen und oberhalb der Leber auf, d. h. auf der rechten Körperseite am Ende der Rippen. Trinken Sie viel Wasser!

KOMPRESSE BEI REGELSCHMERZEN

Muskatellersalbeiöl	1 Tropfen
Zypressenöl	1 Tropfen
	2 Tropfen

Diese Kompresse wird auf den Unterbauch und den unteren Rücken aufgelegt.

Vorausgesetzt, sie ist rutschfest angebracht, kann man mit einer Kompresse unter der Kleidung auch herumgehen. Wenn Sie sich damit wohl fühlen, können Sie sie stundenlang tragen.

Warnung

Ich habe die sichere Anwendung und potentiellen Risiken der Aromatherapie gründlich erforscht und in dem Fachbuch *The Essential Oil Safety Data Manual* für Therapeuten und Wissenschaftler niedergeschrieben. Ätherische Öle sind gründlich auf ihre Giftigkeit und Verträglichkeit untersucht worden, da sie in der Parfüm- und Nahrungsmittelindustrie so häufig verwendet werden. Die meisten der gefährlichen Öle, darunter beispielsweise Senföl, Wurmsamenöl, Kalmus- und Poleiminzenöl, sind nicht jedermann zugänglich. Andererseits werden weitere Öle, die im Verdacht stehen, Nebenwirkungen erzeugen zu können, vor allem Salbei- und Thymianöl, in der Aromatherapie weiterhin allgemein benutzt.

Nichts spricht dafür, daß eine innerliche Einnahme ätherischer Öle risikoreicher ist als ihre Aufnahme über die Haut, vorausgesetzt, daß *nur wenige Gaben genommen werden*. Es ist wesentlich wichtiger, ein mit Risiken behaftetes Öl ganz zu meiden, als die innerliche Einnahme an sich zu unterlassen, die übrigens unter Aromatherapeuten in Großbritannien immer mehr aus der Mode kommt. Bei einer Aromatherapiemassage gelangt die gleiche Menge ätherischer Öle in die Blutbahn wie bei einer innerlichen Gabe. Da eine Massage einmal wöchentlich stattfindet, das Öl aber dreimal täglich eingenommen wird, rate ich dazu, letzteres nicht länger als eine Woche lang zu tun. Um ganz sicherzugehen, empfiehlt sich eine innerliche Einnahme oder die Behandlung von Kindern unter fünf Jahren nur unter der Anleitung eines Arztes, Pflanzenheilkundigen oder Aromatherapeuten.

Hier einige Hinweise für den Hausgebrauch:

Folgende Öle eignen sich nicht für die Selbstbehandlung:

Bohnenkrautöl
Oreganoöl
Salbeiöl
Thymianöl
Wintergrünöl

Während der Schwangerschaft sollten zusätzlich folgende Öle gemieden werden:

Basilikumöl
Majoranöl
Myrrhenöl
Nelkenöl
Ysopöl

Diese Öle sollten mit der Haut nicht in Berührung kommen:

Zimtöl
Nelkenöl

Bei empfindlicher Haut können die folgenden Öle eine leichte Reizung, besonders durch Kompressen oder Bäder, hervorrufen:

Basilikumöl
Fenchelöl

Rosmarinöl
Verbenenöl
Zitronengrasöl

Wenn Sie eine sehr empfindliche Haut haben, ist es möglich, daß viele oder sogar alle ätherischen Öle eine leichte Reizung zur Folge haben, daß Sie ganz darauf verzichten müßten.

Folgende Öle sollten Sie nicht vor dem Sonnenbaden oder einem Solariumbesuch auftragen:

Bergamottöl
Grapefruitöl
Orangenöl
Verbenenöl
Zitronenöl (und jedes andere Zitrusöl)

Im allgemeinen ist es am besten, sich an die veröffentlichten Rezepturen und Formeln zu halten, obwohl ich selbstverständlich nur für meine eigenen die Verantwortung übernehmen kann. Lassen Sie sich jedoch durch diese Mahnung zur Vorsicht nicht abschrecken - es hört sich vielleicht schlimmer an, als es ist, trotzdem, wir können nicht vorsichtig genug sein. Selbst die giftigsten ätherischen Öle sind unschädlich, wenn man nur ein oder zwei kleine Gaben davon nimmt, und insgesamt sind ätherische Öle weniger giftig als manche chemischen Arzneimittel. Wenn Sie die einfachen Sicherheitsmaßnahmen beachten, kann kein Schaden angerichtet werden.

Nützliche Adressen

Aromatherapie-Gesellschaften
(Hier erhalten Sie auf Wunsch Adressenverzeichnisse qualifizierter Aromatherapeuten):

The Association of Tisserand Aromatherapists (ATA)
P.O. Box 746
GB - Brighton BNI 3BN

The International Federation of Aromatherapists
46 Dalkeith Road
GB-London SE21 8LS

Kurse und Seminare in Aromatherapie

Robert Tisserand hält ein- bis zweitägige Aromatherapie-Seminare für interessierte Laien ab, die eine Anleitung für den Hausgebrauch wünschen. Einzelheiten erfahren Sie von Robert Tisserand über die ATA.
Wenn Sie sich für die Ausbildung zum Aromatherapeuten interessieren, wenden Sie sich ebenfalls an Robert Tisserand über die ATA.

The Natural Medicines Society (NMS)

Die NMS ist eine britische Organisation, die die Integration natürlicher Heilverfahren in das nationale Gesundheitswesen anstrebt. Wenn Sie dieses Ziel unterstützen möchten, schreiben Sie an die NMS, Regency House, 97-107 Hagley Road, Edgbaston, Birmingham B16 8LA, England

Ätherische Öle

Sollten Sie Schwierigkeiten haben, reine ätherische Öle zu erhalten, wenden Sie sich bitte an Robert Tisserand über die ATA.

Aromatherapie in Deutschland, der Schweiz und Österreich

Vom Verlag wird derzeit eine Liste mit Adressen praktizierender Aromatherapeuten zusammengestellt, die mit adressiertem und frankierten Rückumschlag angefordert werden kann.

Windpferd Verlagsgesellschaft
Postfach
8955 Aitrang

Quellennachweis

1. Aromatherapie heute

1. Editorial, *Journal of Alternative Medicine*, Juli 1984, S. 1.
2. »Male Chauvinism in Toxicity Testing?«, *Manufacturing Chemist*, Juli 1983, S. 3.
3. A. Guild, »Olfactory Acuity in Normal and Obese Subjects«, *Journal of Laryngology*, Bd. 70, S. 408-14.
4. H. S. Koelegea, »Extraversion, Sex, Arousal, and Olfactory Sensitivity«, *Acta Psychologica*, Bd. 34, 1970, S. 51-66.
5. C. Van Toller, G. H. Dodd und A. Billing, *Ageing and the Sense of Smell*, Springfield, MA, 1985.

2. Nichts Neues

1. P. Rovesti, *In Search of Perfumes Lost*, Venedig 1980, S. 22.
2. R. Noorbergen, *Secrets of the Lost Races*, London 1978.
3. B. Ebbel, *The Papyrus Ebers*, London 1937.
4. C. J. Thompson, *The Mystery and Lure of Perfume*, London 1927.
5. R. Genders, *A History of Scent*, London 1972.
6. E. Rimmel, *The Book of Perfumes*, London 1865.
7. R. T. Gunther, *The Greek Herbal of Dioscorides* (Übersetzung aus dem Jahr 1655 von John Goodyer), New York 1959.
8. G. E. R. Lloyd, *Hippocratic Writings*, London 1978, S. 224.
9. *The Yellow Emperor's Classic of Internal Medicine (Des Gelben Kaisers Abhandlung über die innere Medizin)*, Übersetzung von Ilza Veith, Los Angeles 1973, S. 211.
10. R. J. Forbes, *A Short History of the Art of Distillation*, Leiden 1970.
11. O. C. Gruner, *A Treatise on the Canon of Medicine of Avicenna*, New York 1970, S. 390.
12. E. S. Rohde, *The Old English Herbals*, London 1972, S. 3.
13. R. Tisserand, *The Art of Aromatherapy*, London 1977; dt. *Aromatherapie*, Bauer-Verl., 3. Aufl. 1987.
14. H. Braunschweig, *New Vollkommen Disstillierbuch*, Frankfurt 1597.
15. W. H. Ryff, *Neu Gross Destillierbucs*, Frankfurt 1545.
16. A. Lonicer, *Kräuterbuch*, Frankfurt 1550.

17. C. Gesner, *The Treasure of Euonymus*, Zürich 1559.
18. T. E. Knyght, *The Castel of Helth*, London 1541.
19. L. Shih-Chen, *Chinese Medicinal Herbs* (eine Übersetzung des 1578 erstmals veröffentlichten *Pen Ts'ao*), San Francisco 1973.
20. N. Culpeper, *The English Physitian*, London 1653.
21. J. Pechey, *The Compleat Herbal of Physical Plants*, London 1694.
22. C. J. Thompson, *Alchemy*, London 1897.
23. W. Whitla, *Elements of Pharmacy, Materia Medica and Therapeutics*, London 1882.
24. Chamberland, *Annales de l'Institut Pasteur*, Bd. 1, 1887, S. 153.
25. W. Minchin, »The Germicidal and Therapeutic Action of Garlic«, *Practitioner*, Bd. 20, 1918, S. 145; a. a. O., Bd. 21, 1918, S. 145-54.
26. R. M. Gattefossé, *Aromathérapie*, Paris 1937.
27. A. Couvreur, *Les Produits Aromatiques Utilisées en Pharmacie*, Paris 1939.
28. J. Valnet, *The Practice of Aromatherapy*, Saffron Walden 1980, dt. *Aromatherapie*, Heyne 1986
29. M. Maury, *Le Capital Jeunesse*, Paris 1961.

3. Die Wirkungsweise

1. D. L. J. Opdyke, »Inhibition of Sensitization Reactions Induced by Certain Aldehydes«, *Food and Cosmetics Toxicology*, Bd. 14 (3), 1976, S. 197-198.
2. R. Tisserand, *The Art of Aromatherapy*, London 1977, S. 146; dt. *Aromatherapie*, Bauer-Verl., 3. Aufl., Freiburg 1987.
3. J. Valnet, *The Practice of Aromatherapy*, Saffron Walden 1980, S. 23., dt. *Aromatherapie*, Heyne 1986
4. L. L. Gershbein, »Regeneration of Rat Liver in the Presence of Essential Oils and their Components«, *Food and Cosmetics Toxicology*, Bd. 15, 1977, S. 173-181.
5. P. Rovesti, *In Search of Perfumes Lost*, Venedig 1980, S. 131.
6. D. Krieger, *The Therapeutic Touch: How to Use Your Hands to Help or to Heal*, Englewood Cliffs, NJ, 1982.
7. A. Montagu, *Touching: The Human Significance of the Skin*, New York 1971.
8. F. S. Hammett, »Studies of the Thyroid Apparatus: I«, *American Journal of Physiology*, Bd. 56, 1921, S. 196-204.

9. C. M. Kuhn u. a., »Loss of Tissue Sensitivity to Growth Hormone During Maternal Deprivation in Rats«, *Life Sciences*, Bd. 25, 1979, S. 2089-2097.
10. S. M. Schanberg u. a., »Tactile and Nutricional Aspects of Maternal Care«, *Proceedings of the Society for Experimental Biology and Medicine*, Bd. 175, 1984, S. 135-146.
11. T. Kaptchuk und M. Croucher, *The Healing Arts*, London 1986.
12. S. Jourard, *The Transparent Self*, New York 1971.
13. S. Sims, »Slow Strike Back Massage for Cancer Patients«, *Nursing Times*, Bd. 82 (13), 1986, S. 47-50.
14. L. Chaitow, »The Application of Neurological Reflexes to the Treatment of Hypertension«, *Journal of the American Osteopathic Association*, Bd. 79 (4), 1979, S. 225-230.
15. C. Houseman, »Make the Most of Yourself in 1987«, *Disability Now*, Januar 1987, S. 8-9.
16. D. Macht, »The Absorption of Drugs and Poisons through the Skin and Mucous Membranes«, *Journal of the American Medical Association*, Bd. 110, 1938, S. 409-414.
17. Fr. Meyer und E. Meyer, »Percutane Resorption von ätherischen Ölen und ihren Inhaltsstoffen«, *Arzneimittel-Forschung*, Bd. 9, 1959, S. 516-19.
18. P. Weintraub, »Scentimental Journeys«, *Omni*, Bd. 8 (7), 1986, S. 48-52, 114-16.
19. L. Chaitow, *Neuro-Muscular Technique*, Wellingborough 1980, S. 39.
20. P. G. F. Nixon, »Therapeutic Balance«, Selbstverlag.
21. J. Valnet, C. Duraffourd und J. Lapraz, *Une Médecine Nouvelle*, Paris 1978.
22. F. Caujolle u. a., »Pharmacodynamic Action of Essential Oil of Hyssop«, *Comptes Rendus Société Biologique*, Bd. 139, 1945, S. 1111.
23. J. C. Maruzella und P. A. Henry, »The *in vitro* Antibacterial Activity of Essential Oils and Oil Combinations«, *Journal of the American Pharmaceutical Association*, Bd. 47, 1958, S. 294-296.
24. A. Kar und S. R. Jain, »Antibacterial Evaluation of Some Indigenous Medicinal Volatile Oils«, *Qual. Plant. Mater. Veg.*, Bd. 20 (3), 1971, S. 231-237.
25. J. Kabara, »Aroma Preservatives: Essential Oils and Fragrances as Anti-Microbal Agents«, *Cosmetic Science*, Bd. 1, 1984, S. 237-73.
26. Preservative Effectiveness Test (Australia), USP 19, 1975.
27. K. Okazaki u. a., *J. Pharm, Soc. Japan*, Bd. 73 (4), 1953, S. 344-347.
28. S. Vichkanova u. a., »Antiviral Activity Displayed by the Essential Oil of *Eucalyptus viminalis* and Some Other Frost-Hardy Eucalypti«, *Farma-*

kol. Toxikol. (Moskau), Bd. 36(3), 1973, S. 339-41.
29. S. G. Ong, »Treatment of Influenza with Volatile Oils Extracted from Chinese Plants II«, *Science Record*, neue Serie, Bd. 2 (7), 1958, S. 233-238; ebenso »III«, a. a. O., Bd. 3(3), 1959, S. 120-127.
30. M. A. Weiner, *Maximum Immunity*, Bath 1986.
31. R. Kobert, *Pharmakotherapie v. Ätherische Öle*, 1906.
32. T. Okanishi, »Some Pharmacological Action of Oils of Sandal, Pine, and Vetiver«, *Fol. Pharmacol. Japon.*, Bd. 7, 1928, S. 77-85.
33. H. M. Gattefossé, Artikel in *Perfumery and Essential Oil Record*, Dezember 1954, S. 406-409.
34. R. Tisserand, *The Essential Oil Safety Data Manual*, Brighton 1985.
35. M. K. Jain und R. Apitz-Castro, »Garlic: Molecular Basis of the Putative »Vampire Repellant« Action and Other Matters Related to Heart and Blood«, *T.I.B.S.*, Bd. 12, 1987, S. 252-254.
36. I. Janku u. a. *»The Diuretic Principle of« Juniperus communis Arch. Exptl. Pathol. Pharmakol.*, Bd. 238, 1960, S. 112-113.

5. Die Psyche

1. D. Hines, »Olfaction and the Right Cerebral Hemisphere«, *Journal of Altered States of Consciousness*, Bd. 3 (1), 1977, S. 47-59.
2. P. Weintraub, »Scentimental Journey«, *Omni*, Bd. 8 (7) 1986, S. 48-52, 114-116.
3. C. Clifford, »New Scent Waves«, *Self*, Dezember 1985, S. 115-117.
4. S. Schiffman, »Multidimensional Analysis of Odours«, *Science*, Bd. 185, 1974, S. 112-16.
5. A. Baumeister, »Suppression of Repetitive Self-injurious Behaviour by Contingent Inhalaton of Aromatic Ammonia«, *Journal of Autism and Childhood Schizophrenia*, Bd. 8, 1978, S. 71-77.
6. M. D. Kirk-Smith, C. Van Toller und G. H. Dodd, »Unconscious Odour Conditioning in Human Subjects«, *Biological Psychology*, Bd. 17, 1983, S. 221-223.
7. T. Engen u. a., »Long-term Memory of Odours with and without Verbal Descriptors«, *Journal of Experimental Psychology*, Bd. 100, 1973, S. 221-227.
8. L. Bolloré, »Special Parfum«, *Vogue*, Nr. 671, November 1986, S. 288.
9. G. J. Tortora und N. P. Anagnostakos, *Principles of Anatomy and Physiology*, New York 1984.

10. C. Van Toller, »Emotion and Brain Imaging of Reactions to Smells«, in *Perfumery: The Psychology and Biology of Fragrance*, London 1988.
11. J. Valnet, *The Practice of Aromatherapy*, Saffron Walden, 1980, dt. *Aromatherapie*, Heyne 1986
12. H. Gordon u. a., »Lateralisation of Olfactory Perception in the Surgically Separated Hemispheres of Man«, *Neuropsychologia*, Bd. 7, 1969, S. 111-120.
13. C. Van Toller u. a., »Skin Conductance and Subjective Assessments Associated with the Odour of Androstanone«, *Biological Psychology*, Bd. 16, 1983, S. 85-107.
14. P. Rovesti u. a., »Aromatherapy and Aerosols«, *Soap, Perfumery and Cosmetics*, Bd. 46 (8), 1973, S. 475-477.
15. G. Gatti und R. Cayola, »L'Azione delle essenze sul sistema nervoso«, *Rivista Italiana Essenze e Profumi*, Bd. 5 (12), 1923, S. 133-5.
16. P. Rovesti, *In Search of Perfumes Lost*, Venedig 1980.
17. R. Tisserand, »Essential Oils as Psychotherapeutic Agents«, in *Perfumery: The Psychology and Biology of Fragrance*, London 1988.
18. D. I. Macht u. a., »Sedative Properties of Some Aromatic Drugs and Fumes«, *Journal of Pharmacology*, Bd. 18 (5), 1921, S. 361-372.
19. S. Torii u. a., »Measuring the Mood of a Fragrance«, in *Perfumery: The Psychology and Biology of Fragrance*, London 1988.

7. Ätherische Öle

1. F. Cola, *Le Livre du Parfumeur*, Paris 1931.
2. R. Tisserand, *The Art of Aromatherapy*, London 1977; dt. *Aromatherapie*, Bauer-Verl., 3. Aufl. 1987.
3. S. Atanassova-Shopova und K. Roussinov, »Effects of *Salvia sclarea* Essential Oil on the Central Nervous System, *Bulletin of the Institute of Physiology, Bulgarian Academy of Sciences*, Bd. 13, 1970, S. 89-95.
4. J. Valnet, *The Practice of Aromatherapy*, Saffron Walden 1980, S. 23, dt. *Aromatherapie*, Heyne 1986
5. R. M. Gattefossé, »L'Aromathérapie en Amerique«, *La Parfumerie Moderne*, 1935, S. 409-411.
6. »All in a Doctor's Day«, *Sunday Express*, 18. November 1979.
7. L. Shih-Chen, *Chinese Medicinal Herbs* (Übersetzung des 1578 erstmals erschienenen *Pen Ts'ao*), San Francisco 1973, S. 381.
8. E. Vasileva u. a., »Choleretic Action of Rose Oil in Tests on Rats«,

Farmakol. Toxicol. (Moskau), Bd. 35 (3), 1972, S. 312-315.
9. A. Maleev u. a., »Bulgarian Rose Oil: Pharmacological and Clinical Investigations«, 1974.
10. E. Humphery, »A New Australian Germicide«, *Medical Journal of Australia*, Januar 1930, S. 417.
11. A. Penfold, »Some Notes on the Essential Oil of *Melaleuca alternifolia*«, *Australian Journal of Pharmacology*, März 1937, S. 274.
12. M. Walker, »Clinical Investigation of Australian *Melaleuca alternifolia* »Oil for a Variety of Common Foot Problems«, *Current Podiatry*, April 1972.
13. E. Pena, »*Melaleuca alternifolia* Oil: its Use for Trichomonal Vaginitis and Other Vaginal Infections«, *Obstetrics and Gynecology*, Bd. 19 (6), 1962, S. 793-795.
14. P. Belaiche, »Treatment of Vaginal Infections of *Candida albicans* with the Essential Oil of *Melaleuca alternifolia*«, *Phytothérapie*, Bd. 15, 1985, S. 13-15.
15. P. Belaiche, »Germicidal Properties of the Essential Oil of *Melaleuca alternifolia* Related to Urinary Infections and Chronic Ideopathic Colibacillus«, *Phytothérapie*, Bd. 15, 1985, S. 9-11.
16. Preservative Effectiveness Test (Australia), USP 19, 1975.

Literaturhinweise

Kaptchuk, T. und Croucher, M., *The Healing Arts*, BBC Publications, London 1986.

Krieger, D., *The Therapeutic Touch: How to Use Your Hands to Help or to Heal*, Prentice Hall, Englewood Cliffs, NJ, 1982.

Montagu, A., *Touching: The Human Significance of the Skin*, Harper & Row, New York 1971.

Tisserand, M., *Aromatherapy for Women*, Thorsons, Wellingborough 1985; dt. *Die Gehemnisse wohlriechender Essenzen*, Windpferd Verl.Ges., 9. Aufl., Aitrang 1990.

Tisserand, R. *The Art of Aromatherapy*, C. W. Daniels, Saffron Walden, 1977; dt. *Aromatherapie*, Bauer-Verl., 3. Aufl., Freiburg 1987.

Valnet, J., *The Practice of Aromatherapy*, C. W. Daniels, Saffron Walden 1980, dt. *Aromatherapie*, Heyne 1986

Van Toller, S., und Dodd, G. H. (Herausgeber), *Perfumery: The Psychology and Biology of Fragrance*, Chapman & Hall, London 1988.

Weiner, M., *Maximum Immunity*, Gateway Books, Bath (Avon) 1986.

Index

Abszeß/Furunkel 39, 205
Adrenalin 87, 137
Aids 24, 96, 97
Akne 24, 112, 211
Akupressur 34, 80
Akupunktur 16, 21, 44, 80, 121, 127, 131, 132, 141, 168, 176
Alkohol/Alkoholismus 11, 23, 41, 42, 46, 140, 171, 173, 174, 206
Allergie 25, 40, 87, 96, 123,
Alpträume 164, 165
Ambra 53
Amnesie/Gedächtnisschwund 148
Anaphrodisiakum 142
Anenzephalie/Hirnlosigkeit 135
Angelika 88, 96, 99
Angst(zustände) 123, 156, 158, 162, 163, 191, 203
Anis 46
antibakteriell 21, 57, 90, 95
Antibiotika 21, 95, 97, 102, 128, 129, 216
antidepressiv 133, 156
antimykotisch 57
Aphrodisiakum 40, 157, 158, 222
Aromatherapie - die Massage mit einer individuellen Mischung ätherischer Öle zur Heilung, Vorsorge und Pflege.
Aromatogramm 91, 93, 94
Arthritis 48, 70, 85, 99, 120
Arzneimittel 55
Asklepiades 42, 154
Association of Tisserand Aromatherapists (Gesellschaft der Tisserand-Aromatherapeuten) 103
Asthma 41, 162, 191
Atrax-robustus-Spinne 96, 219-220
Aura 71
Auszugsöle
Avicenna45, 46, 49, 50
Ayurweda 44
Ägypten 40, 41

Bakterien 92, 93, 94, 95, 97, 217
Baldrian 157
Bäder/Bad 101, 122, 123, 129, 148, 172, 212, 222, 223, 226, 230
Beifuß 43
Belaiche, Dr. Paul 95, 218
Benzodiazepine 138
Benzoin/Benzoe 53
Bergamotte 88, 91, 98, 110, 118, 123, 129, 157, 164, 165, 184, 186, 228, 235
Berührung 7, 71, 73, 76
Bilsenkraut 48
Blut-Gehirn-Schranke
Blutdruck 22, 76, 82, 88, 124
Braunschweig, Hieronymus 49
Bronchitis 124, 174, 226

Cadéac & Meunier 57
Cajeput 123, 124
Candida albicans 92
Cayola, Dr. Renato 59, 156, 157
Chaitow, Leon 98
Chamberland 57
Cicero 42
Costuswurzel (Wurzel von Saussurea lappa) 46
Couvreur, Albert 59
Culpeper, Nicholas 52, 54, 205
Cyperus 37

Depression 156, 158, 162, 163, 164, 169, 196, 198, 203, 220

Dermatitis 191
Destillation 183
Diazepam 137
Dill 46, 37
Dioscorides, Pedacius39, 41, 42, 46, 48, 279
Diuretikum (harntreibendes Mittel) 206
Duft(stoffe) 134, 135, 136
Duft/Geruch
Durchfall 40, 74, 201
Dysmenorrhöe 127

Ehrlichman, Howard 146
Ekzeme 38, 87, 108, 191, 230
Endorphin 84
Entbindung 29
Erbrechen 47, 211
Erkältung 40, 44, 74, 199, 202
Ernährung 123, 124, 126, 127
Erschöpfung 78, 86
Erwartungswelle (CNV, Contingent Negative Variation) 159
Eukalyptus 96, 100, 123, 139, 154, 184, 214, 229
euphorisch/Euphorie 151, 153, 158, 198, 199, 231

Fenchel 56, 117, 128, 131, 151, 232, 234
Fettleibigkeit 28
Fieber 44, 48, 54, 221
Forschung
Frigidität 142, 158, 196, 220
Fu Hsi 34
Fußflechte 95, 213, 216, 230

Gallenblase 206
ganzheitlich/holistisch
Gattefossé, René-Maurice 58, 98
Gatti, Dr. Giovanni 59, 156, 157
Gebärmutter/Uterus 89
Gedächtnis/Erinnerungen 145
Gehirn 135, 136, 137
geistige Erschöpfung 199, 207
Gelber Kaiser
Gelbfieber 57, 96
Geranium 88, 110, 116, 117, 125, 127, 131, 156, 164, 193, 227, 228, 231
Geschwür 70, 120
 Haut- 109
 Mund- 213
Gesner, Conrad 49, 50, 70, 209
Gicht 48, 99
Grapefruit 184, 235
Graziadei, Pasquale 137
Grippe 11, 202
Groll 11
Gurgeln 35, 101

Haddock, Gordon 198
Halsentzündung 100, 196, 210, 212
Haut 21, 60, 70, 99, 100, 103, 172, 203
Hämorrhoiden 40, 81
Hefepilzinfektion 92, 95, 129, 213, 217
Heilkunst, Heilverfahren etc. 15, 24, 68, 168
Hemisphäre/Gehirnhälfte 152, 153
Henna 37
Heroin 138, 164
Herpes 95, 218, 226
Herz 65, 125, 175, 167, 208
Hines, Dwight 134
Hippokampus 150
Hippokrates 42, 46
Homöopathie/homöopathisch 24, 168
Homöostase/physiologisches Gleichgewicht 85

Hormone 22, 26, 73
Huang Ti 43, 44
Husten 40, 124
Hyazinthe 39, 181
hyperaktive Kinder 156,
Hypnotherapie 111
Hypophyse/ Hirnanhangdrüse 150
Hypothalamus 150

iatrogene Krankheit 67
Imhotep 19, 33, 35
Immunsystem 70, 76, 82, 95, 98, 212
Impotenz 142, 158, 220, 222
Infektion/Entzündung 99, 100, 130, 191, 210, 212, 213
Ingwer 51, 119
Inhalation 98, 100, 102, 156, 157, 160, 187, 202, 226

Jasmin 11, 36, 51, 91, 148, 157, 158, 159, 160, 165, 179, 186, 188, 222

Kalmus 37, 40, 43
Kamille 46, 47, 49, 51, 56, 99, 100, 109, 110, 118, 121, 124, 127, 128, 139, 157, 162
Kardamom 40
Kassia 37, 38, 181
Kater 11,
Kinesiologie 80, 175, 176
Kinesiologie/Muskeltest
Kirlian-Fotografie 71
Knoblauch 58, 88, 100
Kolitis (Dickdarmentzündung) 87
Koma 148
Kompresse
Konzentration 78, 146
Kopfflechte 95, 213, 216, 230
Kopfschmerzen 11, 22, 82, 84, 163, 164, 169, 192, 197, 199, 221
Koriander 46
kosmetische Aromatherapie 16, 18, 27, 91
Krampfadern 21, 126
Krebs(arten) 78, 97, 170, 194
Kreislauf 87, 109
Kyphi 37, 40, 41, 133

Laryngitis (Kehlkopfentzündung) 210, 212
Lavendel 11, 49, 57, 59, 70, 72, 90, 91, 96, 98, 100, 109, 110, 118, 119, 120, 121, 123, 127, 128, 129, 132, 139, 156, 157, 159, 160, 181, 190, 191, 192, 193, 195, 204, 229, 230
Läuse 41, 96, 191, 213
Leber 11, 42, 80, 167, 202
Leukozytose/Vermehrung der weißen Blutkörperchen/Anstieg der weißen Blutkörperchen 98
Lilien 39, 40, 46
limbisches System 137, 146, 149, 150, 151, 154, 158, 231
Limone 99, 157
Lindenblüte 114, 116, 118
Lippenherpes 96. 213, 225
Lorbeer 48, 53, 56
Lotusblüte 46, 51
Lungen 100, 174, 176
Lymphe/lymphatisch 76, 116, 118, 121

Magen 176
Magersucht 156
Majoran 40, 106, 139, 142, 156, 157, 235
Mandelkern/Corpus amygdaloideum 150, 151
Marasmus/Verfall 73
Marestheus 39
Mariette, Auguste 32

Mastix 37, 52
Maury, Marguerite 60, 91
Meander, Arne 138
Melisse 49, 52, 139, 157, 163
Menstruation/Menstruationsschmerzen/Menstruationsbeschwerden/Regelschmerzen/schmerzhafte Menstruation 29, 82, 85, 127, 196, 199, 203
Migräne 109, 192, 193
Minchin, Dr. 57, 58
morgendliche Übelkeit/Übelsein 201
Moschus 198
Mundspülung 101
Muskatblüte 49
Muskatellersalbei 127, 131, 151, 158, 164, 165, 196, 197, 223, 231, 233
Muskatnuß 181
Muskelschmerzen 11, 21, 48, 82, 207, 226
Müdigkeit 122
Myrrhe 36, 37, 38, 40, 41, 42, 50, 53, 235
Myrte 53, 214

Narde 37, 46
narkotisch
Narzisse 39, 46, 181
Nebenhöhle/Sinus 21, 166
Nebenhöhlenentzündung/Sinusitis 85, 123, 199, 202
Nebenniere 87, 88, 150, 208
Nebenwirkungen 66, 67
Neid 11
Nelke 46, 49, 53, 54, 70, 90, 92, 234
nervöse Spannung 11, 86
neurochemische Substanzen 84, 88
Niaouli 123, 134
Niere 48. 80, 174, 178
Nixon, Dr. Peter 85, 86, 87
Noorbergen, Rene 31, 44
Noradrenalin 84, 88

Ohrenschmerzen 85, 131
Orange 157, 184, 231, 235
Orangenblatt 157, 184
Orangenblüte 91, 157
Organpunkte 80
Ostheopathie 121
östliche Diagnoseverfahren 175

Paracelsus 56
Parfüme 6, 9, 12, 18, 33, 46, 49, 52, 134, 142, 147, 154, 171, 188
Patschuli 179
Pechey, John 54, 191
Pendeln 179
Penfold 59, 215
Pfefferminze 46, 90, 99, 100, 145, 148, 199, 200, 201
Phenyläthylamin 155
prämenstruelles Syndrom 22, 80, 87, 128, 196, 199, 203
Psychotherapeut 18

Ra 36, 37
Räucherwerk 36
Reduktionismus/reduktionistisch 65, 66
Reflexzonentherapien 15
Reisekrankheit 202
Rheumatismus/rheumatoide Arthritis 21, 207, 209, 226
Rohde, Eleanor Sinclair 48
Rose 10, 26, 29, 42, 45, 46, 51, 53, 96, 97, 100, 157, 179, 181, 186, 188, 189, 203, 204, 205, 231
Rosenholz 231
Rosenwasser 46
Rosmarin 10, 49, 50, 52, 54, 56,

91, 99, 106, 116, 117, 119, 120, 121, 122, 123, 128, 129, 132, 145, 151, 156, 193, 207, 208, 209, 216, 228
Rovesti, Dr. Paolo 60, 70, 98, 154, 157, 198

Safran 37, 50
Salbe 35, 110, 200
Salbei 53, 139, 151, 193, 234
Sandelholz 44, 57, 92, 100, 129, 157, 162, 178, 210, 211, 212, 227, 228
Saqqara 30
Schafgarbe 97, 127, 129
Scheidenausfluß 128, 217
Scheidenentzündungen/vaginale Infektionen 105, 216, 217
Schiffman, Dr. Susan 138
Schlaflosigkeit 50, 109, 156, 191
Schluckauf 211
Schmerz(en) 76, 78, 84, 169, 199
Schuppenflechte (Psoriasis) 110
Schwangerschaft/schwanger 29, 201
Schwangerschaftsstreifen 29
Schwarze Witwe 195, 219
Schwarzer Pfeffer 96
Sedativum/Beruhigungsmittel/sedierend/beruhigend 11, 37, 39, 84, 139, 157
Serotonin 84
Shaw, George Bernard 65
Shen Nung 34
Shih-Chen 51, 205
Skabies/Krätze 96
Sonnenbad/Sonnen 172, 235
Sphinx 32
Spondylitis 121
Spülung 66
Staphylokokkus 112
Steine,
Blasen- 99
Gallen- 99
Stimmung(en) 78, 135
Stimulans/Anregungsmittel
Streptomycin 93
Streß 15, 22, 23, 82, 83, 84, 144, 162, 163
Styrax 53
subtile Energie/energetische Ebene 69, 71, 81, 108
Sztark 59

Teebaum 59, 91, 92, 96, 100, 123, 127, 130, 132, 154, 179, 190, 204, 213 - 220, 229, 236
Terebinthe 37
Theophrast 39
Thompson, C. J. 37
Thymian 49, 56, 57, 90. 92. 96, 124. 193, 234
Tisserand, Robert 163, 164, 178
Torii, Dr. Shizuo 159, 160
Toxine 70
toxisch/Toxizität/giftig/Giftigkeit 15, 68, 96, 101, 180
Tranquillizer 22, 138, 153, 163
Trichomonaden/Trichomonase 92, 216, 217
Tuberose 181
Tuberkulose
Turner, William 50
Tutenchamon 37

Universität Warwick 144, 150
Übelkeit 78

Valium 138
Valnet, Dr. Jean 59, 87, 90, 93, 151, 193
Van Toller, Dr. C. 150, 153
Veilchen 42, 46, 131. 157
Verbene 157, 235
Verbrennungen 11, 58, 59, 76,

120, 191, 193, 213
Verdauungsstörung 22, 162, 199, 201
Verhaltenskonditionierung durch Gerüche 71, 144
Verhütungsmittel 41
Vetiver 184
Vitamin(e) 139

Wacholder 40, 46, 48, 53, 56, 57, 96. 99, 100, 109, 118 - 120, 122, 125, 179, 228, 232
Warze 116
Wechseljahre 130
Weide 46
Weihrauch 37, 53, 109, 165, 186, 190
Wermut 53, 151
Whitla, Dr. William 56
Wunden 70

Ylang-Ylang-Öl 139, 151 - 158, 162, 220 - 223, 227, 231
Ysop 88, 100, 123 - 125, 151

Zahnschmerzen 54, 87
Zedernholz 38, 39, 57, 124
Zellulitis 117
Zimt 37, 46, 49, 56, 57, 92, 95, 181, 234
Zitrone 92, 89, 99, 100, 116, 123, 124, 157, 186, 229, 235
Zitronengras 67, 72, 89, 93, 282
Zoser 33, 34
Zorn 11, 151
Zypresse 36, 40, 125, 127, 128, 157, 214, 233
Zystitis 95, 210, 218

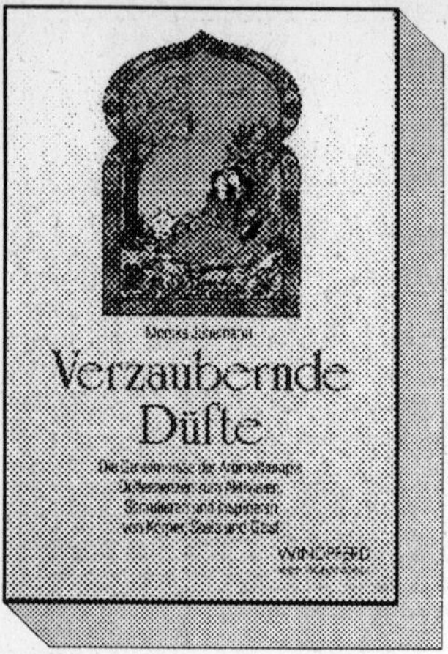

Monika Jünemann

Verzaubernde Düfte

Die Geheimnisse der Aromatherapie. Duftessenzen zum Aktivieren, Stimulieren und Inspirieren von Körper, Seele und Geist.

Gerüche beeinflussen unsere Stimmung, können stimulieren und erregen, besänftigen und harmonisieren, ja sogar heilen. Auch der moderne Mensch kann sich dem Zauber der schönen Düfte nicht entziehen. Verzaubernde Düfte ist eine Einladung ins Reich der Sinne, eine Entdekkungsreise in die Welt der Wohlgerüche und Essenzen, die mehr Einfluß auf unsere Wahrnehmung auf unsere Sicht der Welt haben, als wir zu glauben bereit sind.

128 Seiten, DM 16,80
ISBN 3-89385-017-1

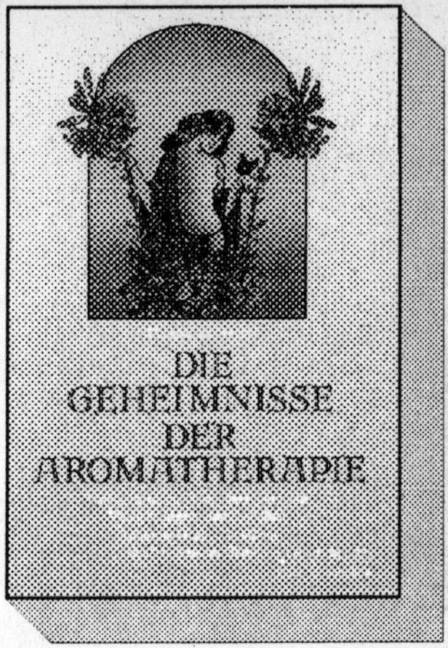

Marguerite Maury

Die Geheimnisse der Aromatherapie

Wohlgerüche für Gesundheit und Kraft, Vitalität, Jugend und Schönheit

Jugend, Gesundheit, Schönheit, Anmut, Kraft und Vitalität. Attribute, die für viele Menschen Inbegriff dessen sind, was das Leben erst lebenswert macht. Wie Sie zu erreichen und zu erhalten sind, ist zentrales Thema von Marguerite Maurys Werk. Sie gilt als die große Pionierin der modernen Aromatherapie, ihre Erkenntnisse und Erfahrungen sind grundlegend für viele Aromatherapeuten in aller Welt. In "Die Geheimnisse der Aromatherapie" gibt die Autorin ihr Wissen weiter.
Mit vielen Anregungen, Tips und Rezepten für Duftkompositionen.
256 Seiten, DM 24,80
ISBN 3-89385-056-2

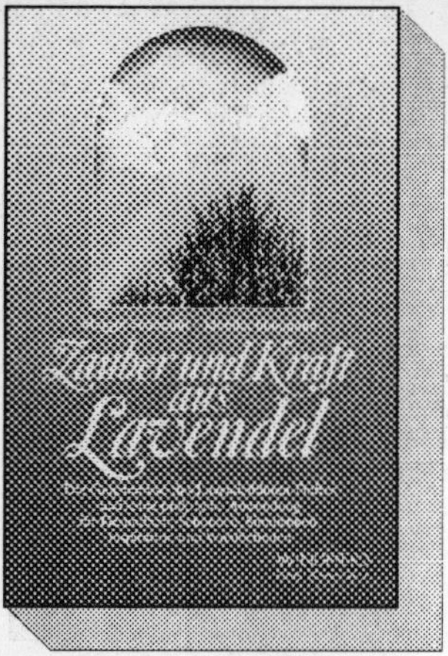

M. Tisserand/ M. Jünemann

Zauber und Kraft aus Lavendel

Die Geheimnisse des Lavendel

Die Sprache des Duftes ist universell, und tausendfache Möglichkeiten bieten sich dem, der sich in der Kunst seiner subtilen Anwendung versteht. Ätherisches Lavendelöl gehört seit Jahrhunderten zu den beliebtesten Düften. In diesem Buch/ Set werden seine Geheimnisse preisgegeben: alte Überlieferungen, beste Sorten und Anbaugebiete, seine Verwendung in der Volksheilkunde, Aromatherapie und Medizin, praktische Tips, die bewährtesten Rezepte und vieles mehr.

Buch: 128 Seiten, DM 16,80
ISBN 3-89385-054-6
Set: Buch und Lavendelöl (10 ml) in Kassette DM 24,80
ISBN 3-89385-053-8

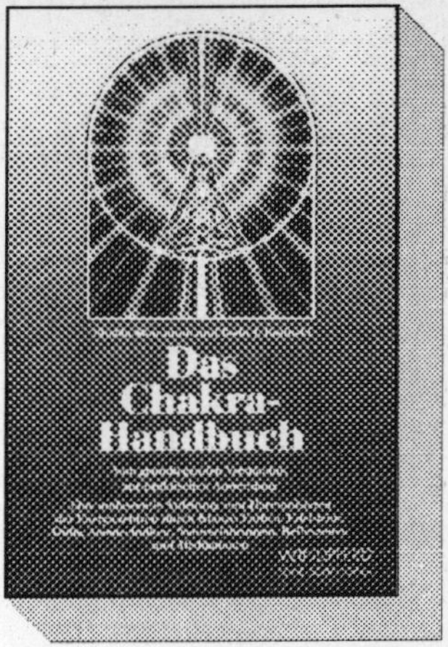

S. Sharamon / B. J. Baginski

Das Chakra-Handbuch

Vom grundlegenden Verständnis zur praktischen Anwendung

Dieses Buch bietet eine umfassende Anleitung zur Harmonisierung unserer feinstofflichen Energiezentren. Das Wissen um die Chakren vermittelt uns tiefe Einsichten über die Wirksamkeit der subtilen Kräfte im menschlichen Organismus. Zur praktischen Chakra-Arbeit beschreibt das Buch präzise eine Fülle von Möglichkeiten: die Anwendung von Klängen, Farben, Edelsteinen, Mantren und Düften mit ihren spezifischen Wirkungen auf die einzelnen Energiezentren, ergänzt durch verschiedene Meditationen, Körperübungen, Atemübungen,Naturerfahrungen
256 Seiten, DM 19,80
ISBN 3-89385-038-4